微量元素 与人体健康

Trace Elements and Human Health

徐文军 夏其英 徐 淼 主编

U0258420

化学工业出版社

·北京·

内 容 简 介

本书简要介绍了微量元素与人体健康的基本知识和基本理论；对于人体必需及可能必需的微量元素按其研究与发现的先后次序独立成章，在对微量元素进行了简要总述的基础上，主要介绍了微量元素在生物体内的含量与分布、在人体内的存在形式、生物学作用与功能、吸收与排泄、相关疾病、中毒与救治等内容；四种常见有害元素及其污染情况、在人体内的吸收与分布、毒性及中毒临床表现、防止中毒的措施等。每章后面设有"知识拓展"栏目和练习题，书末附有详细的练习题参考答案。

本书可作为各类高等院校大学生通识课教材，也可作为化学、生命科学、医学、药学、食品以及环境科学等相关专业人士了解微量元素知识的入门参考书，同时也是广大关心人体健康人士的健康知识读物。

图书在版编目（CIP）数据

微量元素与人体健康 / 徐文军，夏其英，徐淼主编
. —北京：化学工业出版社，2022.2（2024.6重印）
ISBN 978-7-122-40325-4

Ⅰ. ①微…　Ⅱ. ①徐…　②夏…　③徐…　Ⅲ. ①微量元
素–关系–健康　Ⅳ. ①R151.3

中国版本图书馆 CIP 数据核字（2021）第 239133 号

责任编辑：刘　婧　刘兴春　　　　　　　装帧设计：刘丽华
责任校对：王　静

出版发行：化学工业出版社（北京市东城区青年湖南街 13 号　邮政编码 100011）
印　　装：北京七彩京通数码快印有限公司
787mm×1092mm　1/16　印张 16½　字数 383 千字　2024 年 6 月北京第 1 版第 3 次印刷

购书咨询：010-64518888　　　　　　　　售后服务：010-64518899
网　　址：http://www.cip.com.cn
凡购买本书，如有缺损质量问题，本社销售中心负责调换。

定　　价：68.00 元

前言

　　微量元素与人体健康是生命科学的重要课题，微量元素学是现代生命科学和现代医学的前沿学科之一。人体必需微量元素在体内均具有重要的生理、生化功能，在维持机体健康方面发挥着极其重要的作用。为了培养读者尤其是当代大学生系统地理解并掌握微量元素与人体健康方面的基础知识和基本原理，培养其健康、科学的生活方式和素养，编者团队结合近 20 年的大学通识课"微量元素与人体健康"课堂教学经验和科研工作实践，编写了本书。

　　全书共分 18 章，第一章是总论，简要介绍了微量元素与人体健康的基本知识和基本理论；第二～第十七章介绍了必需及可能必需微量元素并按其研究与发现的先后次序独立成章，主要包括微量元素的简介、在生物体内的含量与分布、在人体内的存在形式、生物学作用和生理功能、吸收与排泄、相关疾病、中毒与救治等内容；常见有害元素为第十八章，主要介绍了 4 种有害元素及其污染情况、在人体内的吸收与分布、毒性及中毒临床表现、防止中毒的措施等。本书中的实验数据，除参考其他作者的文献外，有许多数据是编者亲自测试的结果，并且所有测试结果都已发表在国家正规出版的学术期刊上。

　　为既能使读者更好地学懂吃透内容，又不冲淡主题内容的完整性、系统性，对与书中内容相关的知识，如历史典故、人文传说、相关人物与事件、生物医学术语、医学生活实践经验及其他人文、社会与生活常识等内容，以"知识拓展"栏目的形式附于相关章节后面，让读者既能知其然，又能知其所以然。为便于读者巩固和检验对本书内容的理解和掌握，每章最后都设有练习题，有概念解释、选择题、填空题和简答题 4 种题型，且每个练习题都有详细的答案，这也为以本书作为大学通识课程教材使用的高校教师掌控课程学习质量提供了方便条件。

　　全书由徐文军，夏其英，徐淼主编。最后由徐文军统稿、定稿。本书在编写过程中，得到了分析化学教研室全体老师的大力支持和帮助，张素军博士对生物、医学等方面的专业知识给予了具体指导，在此一并致谢。本书编写时参考了大量文献，谨向有关作者表示衷心感谢。

　　由于编者水平有限，书中难免存在疏漏及不妥之处，恳请各位读者不吝批评指正。

编者

2021 年 4 月

目录

第二章　铁（Fe）与人体健康 / 032

第六章　硒（Se）与人体健康　/　094

第七章 钴（Co）与人体健康 / 108

第八章　锰（Mn）与人体健康　/　119

第九章　铬（Cr）与人体健康　/　128

第十章　钼（Mo）与人体健康　/　137

第十一章　氟（F）与人体健康　/　144

第十三章 钒（V）与人体健康 / 162

第十六章　锶（Sr）与人体健康　/　189

第十七章　锗（Ge）与人体健康　/　195

第一章

总论

何为健康？古人云：体壮曰健，心怡曰康。中医理论认为，能做到机体内环境稳定，同时对外界适应性良好的人，才是健康的人。传统的健康观是"无病即健康"，现代人的健康观是整体健康，即健康不仅是躯体没有疾病和不虚弱，还要具备心理健康、社会适应良好和有道德修养。1990 年世界卫生组织（WHO）在其宪章中对健康所下的定义是："一个人在躯体健康、心理健康、社会适应良好和道德健康四个方面皆健全才算健康。"

躯体健康指身体结构完好和功能正常。心理健康又称精神健康，指人的心理处于完好状态，包括正确地认识自我、正确地认识环境和及时适应环境。心情愉快是人心理健康的核心，良好的情绪和适度的情绪反应表示人的身心处于积极的健康状态。社会适应良好指每个人的能力应在社会系统内得到充分的发挥，作为健康的个体应有效地扮演与其身份相适应的角色。道德健康也是健康的一个方面，道德健康指具有良好的道德观念和行为，具有辨别是非、美丑、善恶的能力，并能控制自己的行为符合社会道德观念的要求。

1992 年，WHO 在《维多利亚宣言》中提出了健康的四大基石，即合理膳食、适量运动、戒烟限酒、心理平衡。

微量元素与健康是生命科学的重要课题，微量元素学是现代生命科学和现代医学的前沿学科之一，属于比较热门的学科领域。

要认识微量元素，必须首先了解人类的营养素，营养素的作用主要是提供生理活动和运动所需能（热）量、促进细胞构成及维持与调节代谢反应等。人类营养素分为蛋白质、脂类、碳水化合物、维生素、膳食纤维、水和矿物质七大类。矿物质又称无机盐，分为常量元素和微量元素。

人体微量元素的研究推动了植物、动物微量元素的研究，含微量元素的保健药品以及加碘、加硒、加锌等的蛋、奶、水果、饮料及其他小食品等也应运而生。

第一节　生命体内的化学元素

一、元素地球化学

研究证实，太阳由 64 种元素构成，月球岩样中含 66 种元素，地球上存在 94 种元素。地球上 20 多万种微生物、30 多万种植物及 100 多万种动物包括人类是由 4 种核苷酸和 20 种氨基酸组成的。

20 世纪 60 年代，英国地球化学家 Eric·Hamilton 研究了几种动物血液、肌肉中部分元素含量和海水、地壳中的元素丰度，发现了三者之间的相关性，见图 1-1。

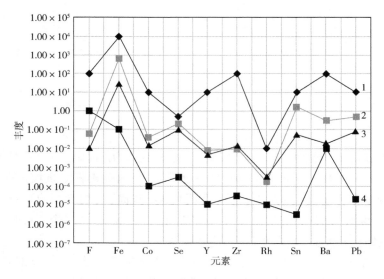

图 1-1 人体元素和地壳、海水元素的丰度相关性

1—地壳岩石中元素丰度（μg/g）；2—血液中元素丰度（μg/mL）；

3—人体肌肉组织中元素丰度（μg/g）；4—海水中元素丰度（μg/mL）

人体微量元素与地壳元素丰度呈正相关。这是生物链的传递结果，是人类在演变与进化过程中逐渐适应环境平衡的结果，也是生命延续、保持健康的基础。

地壳中的元素在流体和生物的共同作用下，被植物吸收并贮藏。草食性动物或微生物又进一步吸收和富集，最后传递到人，这就是生物链的作用，如图 1-2 所示。

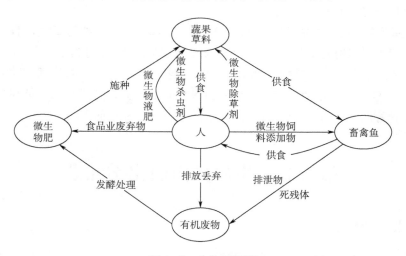

图 1-2 生物链示意

二、人体内的元素种类与含量分布

人体中已检测到 81 种元素，但这些元素在体内的分布是极不均匀的。实验检测发现，人体各脏器所含的元素种数不同，在血液中测到 70 多种元素，但在子宫、前列腺与胃肠道中只测到 30 多种元素。人体部分组织中元素种数见图 1-3。

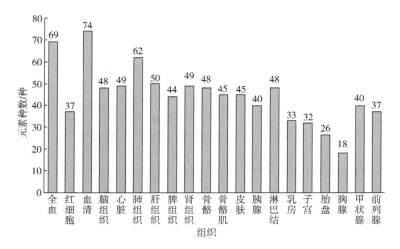

图 1-3　人体部分组织中元素种数

许多元素在人体内有其固定的高含量部位，见表 1-1。有些微量元素是脏器的组分之一，并有重要的生理功能。例如，甲状腺中的碘，红细胞内的铁，造血器官中的钴，脂肪组织中的钒，肌肉组织中的锌等。而骨内的铅、钡、金、锑、铀、铍及肾脏内的镉、汞，则被认为与器官对有害元素的解毒作用有关。

表 1-1　微量元素在人体中的主要蓄积部位

元素	比例及主要蓄积部位	元素	比例及主要蓄积部位
铁（Fe）	70.5%血色素	钼（Mo）	19.0%肝
氟（F）	98.9%骨	锶（Sr）	99%骨
锌（Zn）	65.2%肌肉	溴（Br）	60%肌肉
铜（Cu）	34.7%肌肉	钡（Ba）	91%骨
钒（V）	>90%肌肉	铝（Al）	19.7%肺、34.5%骨
锡（Sn）	25%脂肪、皮肤	镉（Cd）	27.8%肾、肝
硒（Se）	38.3%肌肉	汞（Hg）	69.2%脂肪、肌肉
锰（Mn）	43.3%骨	铅（Pb）	91.6%骨
碘（I）	87.4%甲状腺	铬（Cr）	37.0%皮肤
镍（Ni）	18.0%皮肤	钴（Co）	18.6%骨髓

三、常量元素和微量元素

在自然界中，目前已知天然存在的化学元素有 94 种，而在现代人体内已发现 81 种。其中除碳、氢、氧和氮外，还有 23 种人体必需元素，它们是钙、钾、钠、磷、镁、氯、硫、硅、铁、锌、碘、硒、铜、氟、钼、铬、镍、钒、锡、砷、钴、锰和锶。

1.常量元素

常量元素又称宏量元素，通常指含量大于体重 0.01％，每人每日需要量在 100mg 以上的元素。人体必需的常量元素有 11 种，即氧、碳、氢、氮、钙、磷、钾、硫、钠、氯和镁。这些元素中：碳、氢、氧、氮、磷和硫是蛋白质、脂肪、糖类和核酸的构成成分；钙是骨骼和牙齿的主要成分；钙、钾、镁是所有细胞的必需组分；氯和钠在体液中以盐的形式存在，是保持体液酸碱度及电解质平衡所必需的。这 11 种元素共占人体总质量的 99.95％，见表 1-2。它们是人体不可缺少的造体元素，缺少了这些元素，生命就会停止，因此，它们被称为人体必需的常量元素。

表1-2　人体必需的常量元素

单位：%

元素	数据来源	
	铃木庄亮（1971）	ICRP①-23（1975）
氧（O）	65.0	61.0
碳（C）	18.0	23.0
氢（H）	10.0	10.0
氮（N）	3.00	2.60
钙（Ca）	2.00	1.40
磷（P）	1.00	0.80
钾（K）	0.35	0.20
硫（S）	0.25	0.20
钠（Na）	0.15	0.14
氯（Cl）	0.15	0.12
镁（Mg）	0.05	0.03

① ICRP 指国际辐射防护委员会。表中数值为元素占标准人体总重量的百分比。

2.人体常量金属元素的生物功能

（1）钠和钾　钠和钾是肌肉及血液的主要成分，它们往往和氯离子一起发挥主要生理作用，是维持体液的解离平衡、酸碱平衡和渗透平衡的重要元素。

钠是人体内维持渗透压的主要阳离子。它存在于血浆、淋巴及消化液中，能够维持肌肉和神经的功能，维持肌肉的正常兴奋和细胞的通透性。

体内缺钠会使人感到疲乏、晕眩、食欲不振、心率加速、脉搏细弱、肌肉痉挛以及头痛等，长期缺钠还会导致心脏病或低钠综合征。而钠摄入过多会导致钾的不足，引起高血压和心脏病等。钠还与水肿有关，水肿组织中由于含过多的钠盐，水分就由外向内渗透，造成水肿。成年人每天摄入食盐的量，最好控制在 2～10g。

钾与细胞内液容积的维持及细胞内外体液的交换密切相关，能维持肌肉和神经的正常反应性、心脏节律和细胞内液的压力和平衡。钾对控制和维持心脏、肌肉和神经系统的活动是必需的，对血糖转换成糖原也是必需的。增加钾盐的摄取量，能使胃肠癌的发病率成比例下降。临床研究证明，在饮食中摄取部分钾盐和镁盐以取代钠盐，对糖尿病、高血压和骨质疏松症都有一定疗效。每人每日从食物中摄取的钾以 2～4g 为宜。

钾离子主要存在于细胞内液中，而钠离子主要存在于细胞间质和外液中，钠离子在血液中比钾离子多，而在乳汁中则相反。钠-钾平衡的破坏在某些情况下会影响血压。钠、钾离子还能使肌纤维松弛，这一作用与钙使肌纤维收缩呈拮抗作用，从而调节肌肉的收缩。

钠离子和钾离子的主要差别是它们的离子半径和水合能差异很大，这对于生物体系而言是至关重要的。

（2）钙 钙是构成植物细胞壁和动物骨骼的重要成分，是人体中最丰富的矿物质，对心脏、神经、肌肉、皮肤、骨骼和牙齿的健康极为重要。缺钙时，会出现月经失调、肌肉疼痛、肌肉抽搐、神经过敏、紧张、震颤或失眠。虽然人体内的钙99%存在于骨骼和牙齿中，但钙与其他矿物质的不平衡也可导致动脉和其他组织的钙沉积异常，从而引起动脉粥样硬化、腱鞘炎、滑囊炎和其他疾病。

钙最重要的生物功能是信使作用，细胞内的信号传递依靠细胞内外钙离子的浓度差。如细胞兴奋时，钙离子内流，浓度升高。当钙离子的转运调节发生异常时，就产生病理性反应。在研究硅沉着病（旧称硅肺、矽肺）的成因时，发现巨噬细胞内钙离子浓度升高和硅沉着病的发生有平行关系。钙在维持心脏正常收缩、神经肌肉兴奋性、凝血和保持细胞膜完整性等方面起着重要作用。

人体缺钙的原因主要有以下几点：①膳食中缺乏富含钙的食物；②特殊生理阶段，机体对钙的需要量增加；③膳食或机体内存在某种或多种影响钙吸收的因素。钙的每日供给量和一些食物中钙的含量分别见表1-3、表1-4。

表1-3 我国推荐的每日膳食中钙的供给量 单位：mg

组别	钙的供给量	组别	钙的供给量
婴幼儿	400～800	母乳期	1000～2000
青少年	1000～1200	绝经妇女	1200～1500
成年人（不分男女）	800	老年人	1000～1200

表1-4 一些食物中钙的含量 单位：mg/100g

食物	钙含量	食物	钙含量	食物	钙含量
稻米	9	银耳	380	芝麻酱	870
糯米	19	黑木耳	357	瘦猪肉	11
精白面	20	海带	1177	牛肉	7
标准面粉	38	紫菜	343	瘦羊肉	15
芝麻	546	琼脂	474	牛奶	120
黄豆	367	花生仁	67	全脂奶粉	1030
青豆	240	核桃仁	108	脱脂奶粉	1300
赤豆	76	西瓜子	237	鸡蛋	55
绿豆	80	松子仁	78	鸡蛋白	19
蚕豆	93	莲子	89	鸡蛋黄	134

影响人体钙吸收的因素有：①食物中的维生素D、乳糖、蛋白质有利于钙的吸收；②肠内

的酸度有利于钙的吸收；③胆汁有利于钙的吸收；④脂肪供给过多会影响钙的吸收；⑤年龄和肠道状况影响钙的吸收；⑥某些蔬菜中的草酸和谷类中的植酸不利于钙的吸收。

（3）镁　镁是在人体中与钙、磷密切相关的必需矿物质元素，其中大约有70%分布于骨骼中，30%左右储存于骨骼肌、心肌、肝、肾、脑等组织的细胞内，只有1%左右分布于细胞外液中。其中红细胞和血浆中的镁有三种存在形式，即游离型（约55%）、复合型（约13%）以及蛋白质结合型（约32%）。

镁可激活许多酶系统，参与糖、脂肪、蛋白质、核酸代谢及激素对代谢的调节。镁对心脏舒张和能量产生是必需的。镁还有助于降低血压、防止动脉痉挛、降低肾结石形成以及防止钙在动脉中沉积。因而，镁的不平衡与心血管疾病、动脉硬化、糖尿病、尿毒症、尿石症、妊高征、肝硬化及胆囊炎等有关。

钙和镁虽然同属碱土金属，又均为宏量元素，但在生物学中仍有较大差别。在血浆和其他体液中，钙离子浓度高，镁离子浓度低，而在细胞内则相反。在蛋白质的生物合成中，钙离子常常直接与酶分子结合，并引起其构象变化，如钙离子激活葡萄球菌核酸酶就是一例。而镁对酶系统的激活只是镁离子与底物作用的结果。所有这些可能是由两种离子的结构差异性引起的，钙离子的半径为99pm，比镁离子的66pm大得多，因此钙离子的电荷密度比镁离子低得多，钙离子的取代反应速率比镁离子快得多。

另一个有镁参与的重要生物过程是植物的光合作用，在此过程中含镁的叶绿素捕获光子，并利用此能量固定二氧化碳而放出氧气，植物果实的发育过程也必须有镁的存在。

人体缺镁的原因主要有以下几点：①胃肠道及营养因素，如肠道吸收不良、慢性酒精中毒、肝硬化、长期静脉输液而无镁补充、急性胰腺炎等；②肾脏因素，如长期应用利尿剂（特别是呋塞米）者、肾炎、肾功能衰竭等；③内分泌因素，如甲状腺功能亢进、甲状旁腺功能亢进（或低下）、原发性或继发性醛固酮症。

成年人镁的日需要量约为250～350mg，住在硬水地区的人，由于从饮水中已经摄取了足够的镁，从坚果类、各种种子和绿色蔬菜中也摄取了丰富的镁，因此，不必另外补镁。但是对运动员、出汗较多及经常喝酒的人来讲，应多摄取镁。因为镁可从汗中丢失，运动员及高温环境下工作者出汗较多，或用利尿剂者从尿中失镁较多，供应量应增加。经常喝酒的人，特别是容易发生酒精中毒的人，血浆镁含量较低，会出现缺镁症。

镁广泛地存在于动植物组织中，人体所需要的镁可从多种食物中得到补充。其中谷类、豆类等食物中含镁量最为丰富，见表1-5。

表1-5　食物中镁的含量　　　　　　　　　　　　　　　　　　单位：mg/100g

食物	镁含量	食物	镁含量
大豆粉	240	白玉米	95
绿豆	125	鳗鱼	52
精白面粉	36	牛奶	11
粗面粉	140	牛肉	21
小米	107	奶酪	6
干酵母	230	鸡蛋	12

人体通过食物摄取镁时，如果与含钙、磷以及维生素 A 丰富的食物一起摄取，则镁的吸收利用效果更佳。

3.微量元素

微量元素通常指含量小于体重 0.01%，每人每日需要量在 100mg 以下的元素。据机体对微量元素的需要状况可分为必需微量元素和非必需微量元素。如按照微量元素在人体生物作用过程中的影响也可分为必需的微量元素、无害的微量元素及有害的微量元素三类。常量元素以外的其余 70 余种元素都是微量元素，仅占人体总质量的 0.05%。

微量元素主要来自食物，一般情况下，动物性食物含量较高，种类也较植物性食物多。微量元素在人体中的含量虽少，但作用不可小视，它们在人体中能起到"四两拨千斤"的作用。

四、生命元素和非生命元素

生物赖以生存的化学元素称为生命元素，也称生物的必需元素。成为必需元素必须满足三个条件：①该元素直接影响生物功能，并参与代谢过程；②该元素在生物体内的作用不能被其他元素所取代；③缺该元素时，生物体会发生病变。

目前已知的人体 27 种生命必需元素是碳、氢、氧、氮、钙、钾、钠、磷、镁、氯、硫、硅、铁、锌、碘、硒、铜、氟、钼、铬、镍、钒、锡、砷、钴、锰、锶。其中有 15 种金属元素，12 种非金属元素。

五、生物体内金属元素的研究现状

对于元素在体内的功能而言，人类对金属离子的研究要比非金属多。在金属离子的功能问题研究方面，不同元素的研究深入程度也不相同：有的研究得相当精细，已经达到了分子水平，如哺乳动物血液中含铁血红蛋白的载氧机制；有些正从现象的认识阶段逐渐向理性认识过渡，如钾、钠离子的跨膜传送；有些元素甚至只知道是生命活动所必需的，而对其存在形式和生物功能都一无所知。由此看来，人类对生物体内金属元素的研究任重道远。

六、生物体内的必需微量元素

元素必需性的基本定义是：维持生命所必需的元素，其缺乏或不足会导致严重功能障碍甚至生命死亡。由此可见，必需微量元素必须满足以下条件。

（1）性状　以一定浓度普遍存在于自然界的动植物体内，其丰度落在某些已知有生物学功能的元素的丰度范围内，其化学性质与某些已知的生理功能相适应。

（2）代谢　口服时毒性很低，能透过胎盘和乳腺屏障供给胎儿，组织浓度维持不变或随衰老而降低，能刺激或促进生长发育。

（3）功能　缺乏该种元素时产生结构、功能或代谢异常，体内存在对该元素的平衡调节机制，与酶、维生素或激素的结构或功能相联系。

上述条件中，条件（1）是必需微量元素的基础，条件（2）是必需微量元素的前提，条件（3）是必需微量元素的本质。因此，满足条件（1）和条件（2）者可称为可能必需微量元素，其中能在两种以上动物和两个以上实验室证实满足条件（3）的，才可以称为必需微量元素。Frieden（1985）提出，必需微量元素要符合三个标准：①当该元素从纯化的食物中除去时会出现生理性缺陷；②添加该种元素时能缓解或减轻其缺陷；③有特异的生物化学功能。

简而言之，必需微量元素是保证生物体健康存活所必不可少的元素。但缺乏这些元素，生物体往往也能在不健康的情况下继续生存。这与有人缺乏某种维生素后，虽然身体不健康，但也能活着是一样的道理。

必需微量元素比维生素更重要，因为有些维生素能在体内合成，而微量元素在体内是不能合成的，只能从外界摄取。而它们在食物的消化、能量交换和活组织生长中都是不可缺少的元素。目前除了被公认的铁、碘、铜、锌、硒、钴、锰、铬、钼、氟、镍、钒、锡与硅等十几种必需微量元素外，砷、硼、铷、锶与锗被认为是可能必需元素，铝、钡、钛、铌与锆等被认为是可能无害元素，而汞、镉、铅、铊、铋、锑与铍则被认为是有害元素。

元素必需与非必需、有益和有害是相对的，没有绝对的界限。即使是必需元素，如果摄入过多，也会对人体造成不良甚至有害影响。众所周知，铁是人体必需的微量元素，缺铁可导致贫血等许多疾病。但若长期食用含铁丰富的食物或服用某些含铁较多的药物，则极易引起体内铁过剩，过多的铁通过血液循环到达并沉积于某些脏器，可引发血色沉着症、肝硬化、青铜色糖尿病、性腺功能不全等疾病。同样，即便是有害元素，人体也有一定的耐受量，摄入或接触不超过人体耐受阈值则不会对人体产生不良影响。因此，考虑元素的必需与否必须同时考虑到元素的摄入量问题。

另外，看问题要用发展的眼光，今天看来可能是罪魁祸首的有害元素，明天可能会发现该元素是人和动物必不可少的。人们对某种元素的必需性的判断或认识往往受测试仪器、测试技术和医学诊断水平的限制和影响。一种元素在人体内的含量比例在 10^{-5} 时是有害的，但有可能在 10^{-7} 甚至 10^{-9} 水平时是必需的，低于这一水平可能对动物生长发育造成影响。如果测试的技术水平只能测出 10^{-6} 以上，就很容易将其列为有害元素。

需要注意的是，有些元素虽然为必需元素，但由于人体需要量非常少，至今尚未发现因为缺乏这些元素而引发的疾病，反而存在不少因为摄入该元素过多而引起的疾病。如镍元素，由于人体新陈代谢对镍的需求量极微，而环境中镍的来源充足，因此目前还未发现正常饮食情况下镍缺乏而导致人体健康受影响。相反，镍摄入量过多则会给人体带来麻烦。

营养与医学界对砷和锗的有害有益的争论一直没有停止，目前大多营养与医学专家更倾向于把锗作为一种必需微量元素对待。现在认为，砷是一种动物必需元素，可能也是人体必需元素，但人体需要量极少，每天需要量不超过 1μg，又由于砷及其化合物的毒性很高，人体需要量又很少，我国环境检测中将砷列为水体污染物五大毒物之一。国际癌症研究中心确定砷为一级致癌物，并将其列在 20 种重点有害物质之中。大量研究发现锶元素有很重要的生物学功能，已基本具备了人体必需微量元素的条件，很多微量元素研究学者、一些营养与医学专家建议把锶也作为一种必需微量元素对待。还有一个重要的元素氟，1971 年就已证明氟是人体营养和代谢不可缺少的微量元素，据此 1973 年 WHO 把氟列入人体必需的 14 种微量营养元素内。此后，世界性的饮水氟化盛行，在饮水氟化盛行期间（1970～1980 年），有近 40 个国家和地区实行饮水氟化，还有牛奶氟化、食盐氟化、婴儿奶粉豆奶氟化、口香糖氟化、牙膏氟化、漱口水氟化、氟化物补充剂，以及在牙科诊所使用氟凝胶、封闭剂、洁牙剂等。饮水氟化引起"扩散"效应，使加氟区在龋病率减少的同时氟牙症也流行起来。随着时间的推移、科学的进步，工业发达的饮水氟化国家承认饮水氟化的副作用是氟牙症，也认识到人体摄氟的多源性和总摄氟量的重要性，事实面前很多人重新考虑过去对氟的定论，1996 年 WHO 专家委员会的观点也发生了很大的变化，氟不再被列入 14 种人体必需的微量元素内了。本书编者在从事近 20 年的《微量元素与人体健康》课程教学实践中，查阅了大量的国内外相关资料，再加上从事了 30 多年的微量元素测试与研究工作，决定在本书中将锗和锶与 WHO 认可的必需微量元素一并论述，并暂将砷列为有害元素系列进行讨论。由于氟是原来被认定的 14 种必需微量元素之一，是人体营养和代谢不可缺少的微量元素，氟牙症和氟骨症等氟中毒现象多是由人为加氟引起的，只要我们能够做到不乱添加，杜绝氟污染，"除氟害""行氟利"，就能让氟成为维护人类健康的元素。因此，本书仍然把氟作为必需微量元素论述。

第二节　微量元素对人体健康的影响

一、微量元素与生长发育

微量元素与儿童及青少年生长发育有着密切的联系，据上海医科大学营养卫生教研室对上海地区 7～20 岁人群所作的研究结果表明，许多元素影响人体的骨骼、肌肉、脂肪等体格发育及功能，并对智力发育产生一定的影响，见表 1-6。

表 1-6　影响儿童及青少年生长发育的微量元素

身体指标	影响身体指标的元素
身高	Cu、Sr、Zn、Mn、Ca
体重	Sr、Si、Zn、Fe、Cu、Mn
胸围	Zn、Mo、Sr
上臂围	Zn、Mn
皮脂厚度	Cu、Cr
上臂肌围	Zn、Mn、Mo、Sr
肺活量	Mn、Fe、Cu
智商	Co

由表 1-6 可见，影响儿童及青少年生长发育的主要微量元素是锌、铜、铁、锰与锶等。缺乏这些元素均会引起生长发育的停滞，而适当补充这些元素，则可以加速生长发育、增强体质。例如缺锌可发生先天性畸形，缺铜会导致小脑发育不全、大脑萎缩及贫血，缺碘可导致甲状腺肿、先天性克汀病及呆小症等。当然，微量元素在体内积累过多也会引起一些相应的疾病，部分微量元素的功能和在体内缺乏或过量引起的主要病症见表 1-7。

表 1-7　微量元素功能及在体内缺乏或过量引起的主要病症

元素	功能	缺乏时病症	积累过多时病症
Fe	携氧、电子运转	贫血	血色素沉积症，损害基因的氧化作用
I	甲状腺激素组成成分	甲状腺肿，甲状腺功能抑制，克汀病	甲亢，甲状腺结节
Cu	氧化酶的组成成分，与铁相互作用，弹性硬蛋白的交键连接	贫血，骨化的改变，血清胆固醇可能升高	精神失常，动作震荡（威尔逊病）
Zn	与能量代谢、复制、转化有关的多种酶的组成成分	发育停滞，抑制性成熟，降低免疫功能，味敏度改变	动脉粥样硬化，高血压，冠心病
Se	谷胱甘肽过氧化物酶的组成成分	地方性心肌病（克山病），大骨节病，近视	脱发，掉指甲，皮肤溃疡
Co	维生素 B_{12} 的组成成分	恶性贫血	红细胞增多症
Mn	糖胺聚糖代谢，超氧化物歧化酶的组成成分	骨骼变态，关节脆弱	运动失调，帕金森症
Cr	胰岛素的增效	糖尿病，动脉硬化	致肺癌
Mo	黄嘌呤、乙醛和硫化物氧化酶的组成成分	心肌坏死，食管癌，龋齿	痛风
F	牙齿的结构组成，可能也是骨的组成成分，可能的生长效应	龋齿，骨质疏松	氟斑牙，氟骨症
Ni	与铁吸收相互作用	血红蛋白和红细胞减少	致肺癌及鼻窦癌
V	促进红细胞生成，抑制胆固醇合成	贫血，冠心病，龋齿	头晕、头痛，自主神经功能素乱
Si	可能在结缔组织中起钙化作用	骨质发育不良，动脉硬化，冠心病	硅沉着病，肾结石

二、微量元素与内分泌、免疫和感染

微量元素能影响内分泌腺的功能、靶组织的活性及激素的生物学作用，微量元素过多（如铁、镍、钼）或过少（如锌、铜、锰），都会引起内分泌功能失常。如锌、铜缺乏会降低脑垂体与肾上腺内分泌，缺铬影响胰腺的分泌等，研究发现较多微量元素与胰岛素活性有关，见表1-8。

表 1-8　与胰岛素活性有关的微量元素

元素	生物作用
Cr	增强胰岛素活性，预防和改善糖耐量异常，控制和逆转动脉斑块
Zn	稳定胰岛素结构，增强胰岛素敏感性，预防血脂异常
Fe	参与三羧酸循环，影响糖、脂肪、蛋白质代谢
Se	发挥胰岛素样作用，抗氧化作用
Ge	抑制晚期糖基化终末产物（AGE）形成，抗氧化作用
V	类胰岛素样作用，缓解胰岛素抵抗
Mn	影响糖代谢
Ni	影响胰岛素分泌

元素	生物作用
Cu	对胰岛素和血糖起平衡作用
B	影响能量底物代谢
Li	调节内分泌功能
稀土	刺激胰岛素分泌

微量元素的含量变化既影响着人体也影响着微生物。机体内的铁、铜、锌等微量元素不足和过多，均可减弱机体免疫机制、降低机体抵抗力，从而助长细菌感染。因此，机体需要一个"营养免疫"适宜的微量元素浓度。

三、微量元素与心血管系统

微量元素是机体内环境的重要组分，影响机体的生理、病理过程。研究发现，心脏病发病与微量元素钒、钡、锶及锂等呈负相关，与铜和锰呈正相关。锂、锶、硅、钙及镁与心血管病死亡率相关；饮水中锶含量与高血压、心脏病发病率呈负相关；尿锶水平又与动脉粥样硬化呈正相关。硅可维持动脉内膜完整性、通透性及弹性。

流行病学调查证明，慢性铅中毒患者高血压发病率较高。长期饮用含铅量高的饮水，心血管病死亡率上升。职业性镉暴露可导致高血压。

锌是碳酸酐酶的组分，红细胞内锌含量增加，会使碳酸酐酶活性升高。肾小管上皮细胞富含碳酸酐酶，因而使肾钠重吸收增加，从而使血压升高。锌还可抑制磷酸二酯酶，使细胞内环磷腺苷增加，激活肾上腺素能系统，促使血压升高。缺锌病人的味觉敏感性降低，摄盐量增加，也可促发高血压。

人体微量元素铜的水平与冠心病的发生、发展有着密切关系。许多研究表明，高锌低铜膳食或锌铜比值增大，引起胆固醇代谢紊乱，产生高胆固醇血症，是冠心病发病的危险因素。已发现冠心病病人发钒含量升高，且随疾病的严重程度而增高，而锶则对心血管的功能具有保护作用。

低硒能直接促使冠心病发生与发展，是冠心病患者的死亡原因之一。研究发现，在心肌缺血、缺氧早期，硒有维护心肌细胞膜通透性的作用，保持细胞正常代谢，减少细胞内大分子物质（如乳酸脱氢酶）外渗，对心肌细胞起保护作用。也有动物研究表明，加硒可明显抑制高脂血清中小牛主动脉内皮细胞脂质过氧化物的形成，防止形成血栓。硒可使谷胱甘肽过氧化酶的活性增高，能大量破坏在血管壁损伤处集聚的胆固醇，调节体内血脂代谢，防止或逆转上述动脉硬化过程的发生。

三价铬能激活血卵磷脂胆固醇酰基转移酶、肝内皮细胞酯酶及脂蛋白酯酶的活性，使血脂、胆固醇下降，同时影响葡萄糖耐量因子等。补充铬可降低病人的胆固醇含量，改善动脉硬化的症状。铅、钴与镉等元素也可促进动脉粥样硬化的形成。

四、微量元素与血液系统

研究发现，白血病可能与体内多种微量元素异常有关，如锌、锡、铁、铜、钴、砷、铬与汞等。这些元素对于核酸的合成起着重要作用，可能与白血病的发病有关。微量元素可能通过参与和调控核糖核酸及组蛋白的合成而影响细胞的增殖和分化。

微量元素与血液系统肿瘤的关系报道较多的是硒元素，其次是铜、锌、钴及铬等元素。目前认为，微量元素特别是必需微量元素广泛参与细胞代谢，它是细胞内重要组成元素或组成金属酶参与细胞的生长、发育和增殖。因此，患白血病时有细胞生长、发育和增殖的异常，也必然导致微量元素的变化。白血病病人体内微量元素代谢失调及免疫功能紊乱、组织缺氧、器官衰竭而导致自由基的大量产生，会使抗氧化酶和抗氧化剂大量消耗，不能满足机体的需要而加速了病情的发生和发展。

白血病的发生与发展还与体内金属酶的变化有关，而体内金属酶的合成和调节有多种微量元素参与。白血病病人的白细胞内脱氧核糖核酸和核糖核酸的合成都存在不同程度的异常。核糖核酸酶是一种含锌酶，细胞内锌浓度的降低可改变该酶的活性，锌可通过影响该酶的活性来调控核糖核酸的合成速度。糖酵解是白细胞的主要产能途径，而此过程中的磷酸果糖激酶、甘油-3-磷酸脱氢酶和乳酸脱氢酶等都是含锌酶。细胞内锌浓度降低可使这些酶活性下降，因而乳酸生成量仅为正常细胞的33%。此外，机体内超氧化物歧化酶、谷胱甘肽过氧化物酶及过氧化物酶是体内自由基及活性氧的清除剂，而硒、铁、铜、锌、锰等微量元素是这些酶的结构成分和活性部位，在保护细胞正常结构和代谢方面起着重要作用。

再生障碍性贫血（简称再障）是由多种原因引起的骨髓造血干细胞明显减少，导致骨髓造血功能衰竭，从而造成患者全血细胞减少、进行性贫血、出血和继发感染等临床综合征。许多研究证明，再障与多种微量元素如铁、铜、锌、锂、钴、钒等有关。虽然微量元素在再生障碍性贫血中的作用尚不太明确，但深入研究微量元素与再障的关系将有助于对此病病因的认识和诊治。有资料表明，再障病人头发中铁、铜、钙及镁等含量显著低于正常人。再障病人的铜锌比值也显著低于正常人。红细胞内铜的含量也低于正常人，但血清铜则高于正常人，提示血清铜升高可能与再障时骨髓利用铜能力降低有关。还有研究表明，再障病人体内多种微量元素如钴、锂和铜等含量的异常变化可能与再障的发生、发展有关。

五、微量元素与神经系统

微量元素对后天智能的影响很大，可以涉及任何年龄的人群。微量元素对精神、智能与成长发育的影响主要是通过干扰大脑中枢神经系统的生理功能，而人体必需微量元素的缺乏和不平衡造成全面的发育障碍，尤其对处于生长发育中的儿童有着举足轻重的作用。科学家认为儿童发育不良、视力减弱、智力下降、增长缓慢、痴呆、聋哑、皮肤及毛发结构异常涉及必需微量元素的缺乏和过多的问题，已证实的与精神疾病有关的微量元素有铁、锌、铜、锰、钴、锶、锡、氟、碘、铅、镉、汞、砷、铝、锂等。

中外科学家经过多年的研究发现，人体中微量元素含量的高低影响着人的智商。例如锌、铜、铁及碘等元素偏低的人智商低下，而铅、铜、铝、镉、汞、锰、铁、氟、铊、砷、锂、碲等元素过量同样也会使人的智商低下。

研究证实，铅中毒可造成儿童多动症。一般认为，儿童铅中毒多为慢性过程，长期接触微量元素铅，可以干扰中枢神经介质乙酰胆碱和儿茶酚胺的正常代谢，可使大脑皮质兴奋和抑制过程发生紊乱。研究发现，人体内铅水平增高，与儿童智力发育迟缓和行为异常有关。

研究还发现，缺铁、缺锌与多动症也有关系。铁除具有输送和储存氧的功能外，还参与线粒体的电子传递、儿茶酚胺代谢以及核糖核酸合成等生化过程。缺铁可使多巴胺受体功能发生障碍，出现易怒、不安、注意力不集中和多动等症状。缺锌时可影响生长发育，引起心理变态等。另外，体内镁和锰减少也与多动症的发病有关。

六、微量元素与肿瘤

微量元素不能由人体组织合成，环境中微量元素的分布和含量直接影响人体对微量元素的摄入量和体内的储存量，不同的摄入量和储存量影响着人的健康状况，同样影响着肿瘤的发生和发展。目前已证实的致癌微量元素有砷、铬、镍、铍、镉、铅等。同时研究证明，铁在某些条件下也可致癌。致癌元素的致癌类型和危险性等级见表1-9。

表1-9　致癌元素的致癌类型和危险性等级

元素	病例	流行病学	动物实验	致癌类型	危险性评价 （致癌物质等级）
砷	1880	1948	1979	皮肤癌，肺癌，淋巴癌，白血病，膀胱癌	1
铬	1930	1948	1970	肺癌，纤维瘤，肉瘤	1
镉		1980	1962	前列腺癌，肺癌，泌尿系统癌	1
镍	1932	1958	1959	肺癌，鼻咽癌，白血病	2A
铍		1980	1953	腺癌，扁平上皮癌，肺癌	2A
铅	1980		1986	肾脏肿瘤	3
铁			1980	肝癌	

注：根据国际癌症研究所的分类标准，致癌物等级分为1级、2级A类（2A）、2级B类（2B）、3级、4级五个等级。其中1级致癌物代表对人类的致癌证据比较充分；2A代表对人类致癌性的证据有限，但对动物致癌性的证据比较充分；2B代表对人类致癌性的证据有限，对动物致癌性的证据也不充分；3级代表现有证据未能对人类致癌性进行分级评价；4级则代表对人类来说可能是非致癌物。

根据短测实验和辅助致癌作用推测，可能致癌的微量元素尚有铝、钴、铜、钛、锌、汞、锰等。

肿瘤发生的过程相当复杂，一般认为有启动、促癌和进展三个阶段。启动阶段是指致癌物进入人体后到达靶器官，与靶细胞的DNA以共价键形式结合，形成潜伏癌细胞的过程，这一过程只需数分钟就能完成。促癌阶段是指从潜伏的癌细胞发展到临床上可诊断的肿瘤的过程，需要数年到数十年的时间。进展阶段则是指肿瘤细胞发生恶性病变和侵蚀性，发展为癌症甚至癌转移的过程。由于癌症发生需要漫长的时间，如果能有效地延缓其进展，就能有效地预防癌症的发生。因此，促癌阶段一直是肿瘤预防的重点，而控制促癌剂的接触是预防癌症的重要措施和手段。铅和镍等微量元素具有促癌作用，是常见的促癌剂。

我国科学家对微量元素与肿瘤、癌症的关系进行了探讨。发现锡与胃癌、肝癌和食管癌呈负相关；铋与胃癌和食管癌呈负相关；砷与肝癌和胃癌呈负相关；钴、锰、钒、镍、铜与食管癌呈正相关；直肠癌与钴、锰、铜呈正相关；钼与宫颈癌、直肠癌和食管癌呈负相关。

微量元素的致癌与治癌是相对而言的。微量元素铬，六价铬是致癌因子，而三价铬则是营养素，既可预防中老年人易患的心血管疾病和糖尿病的发生，又可预防青少年近视，但是，如果体内积存过多，就能致癌。据统计，长期接触铬的人，肺癌发生率是正常人的3～30倍。镍经研究证实具有致癌性，它可以引起口腔癌、鼻咽癌、直肠癌和肺癌，其发病率与外界环境中的镍含量呈正相关。

镉是对人体健康威胁最大、影响最广的微量元素之一。人体即使长期接触低浓度的镉化合物，也会出现乏力、头痛、咳嗽与胃痛，以致全身骨骼疼痛、骨质疏松与骨质软化等。烟草中含有较多的镉，易被吸收入血液，使吸烟者易患肺癌、气管癌和食道癌。经研究发现，缺铁可能是引起某些癌症高发的原因之一，但体内过多的铁会减弱人体的免疫功能，使人易患癌症。

微量元素中虽有致癌的种类，也有防癌抗癌的生力军。科学家相继发现铂、钯、锗、钫、硒、硅、镭等元素都具有一定的抗癌作用。

七、微量元素协同与拮抗作用

协同与拮抗现象是宇宙间广泛存在的规律。正如辩证法所述，矛盾的同一性与斗争性无处不在。因此，认识事物间的协同与拮抗作用有助于深化对事物的认识。两种以上的物质合用时，倘若它们的作用方向是一致的，达到彼此增强的效果，称为协同作用；倘若它们的作用相反，达到彼此减弱或消失的效果，则称为拮抗作用。例如锰能促进铜的利用，铜能加速铁的吸收和利用，铁、锰、铜、钴有生血协同作用，镉能减少锌的吸收和生物学功能，锌能拮抗镉的毒性，铜能拮抗钼的毒性，硒能拮抗镉的毒性，砷能减弱硒的毒性，钴能增强硒的毒性，铁和锰既能相互干扰在消化道的吸收过程，又有协同生血效果。

八、微量元素与人体中蛋白质、酶及核酸

人体内的11种宏量元素质量分数达到99.95%，其中氧、碳、氢和氮共为96.6%，它们和磷、硫等元素一起组成了人体最基本的营养物质，如水、糖、蛋白质、脂肪和核酸等。其中蛋白质、酶和核酸与微量元素息息相关。

1.微量元素与蛋白质

蛋白质是体细胞中最重要的有机物质之一。凡是构成生物体的结构物质如肌肉蛋白、加速体内化学反应的生物催化剂——酶、调节生理作用的肽类激素、运输氧的载体——血红蛋白、抗体以及病菌、病毒等，其本质皆为蛋白质。可以说，没有蛋白质就没有生命。蛋白质除含有碳、氮、氧、氢元素外，还有少量的硫、磷、铁、锌、铜、锰、碘等元素。这些微量元素和蛋白质组成生物配合物后，微量元素影响蛋白质的电子结构和反应能力，尤其影响甚至决定着蛋白质的生物学功能，并对蛋白质结构起稳定作用。

2.微量元素与酶

酶是由活细胞产生的、对其底物具有高度特异性和高度催化效能的蛋白质或核糖核酸（RNA）。酶是一类极为重要的生物催化剂，由于酶的作用，生物体内的化学反应在极为温和的条件下也能高效和特异地进行。酶促作用示意见图1-4。

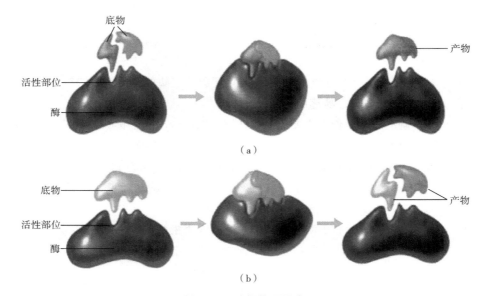

图 1-4　酶促作用示意

有金属离子参加催化反应的酶称为金属酶，现在已对锌、铁、铜、锰、钼、镁、钴、钙、钾、钠等金属离子与酶的作用进行了大量的研究。

研究证实，铁是多种酶的活性中心，机体有数十种铁酶或铁依赖酶，如过氧化氢酶、过氧化物酶和单胺氧化酶等，铁还参与血红蛋白酶和肌红蛋白酶等酶的合成，并激活一些酶活性；在脂肪的氧化中参与脱氢的酶是含铜的丁酰辅酶 A 脱氢酶，在肝细胞中的线粒体内膜中的细胞色素 c 氧化酶是一种含铜的血红素蛋白，铜还是酪氨酸酶的重要成分，如果缺铜，酪氨酸酶活性降低，就会妨碍黑色素的形成，皮肤和毛发容易脱色；大约有 160 种酶含有锌元素或与酶的活性有关；含硒酶有红细胞谷胱甘肽过氧化物酶、甲酸脱氢酶、甘氨酸还原酶、氢化酶、硫解酶和谷氨酰胺合成酶等；锰参与精氨酸酶、脯氨酸肽酶、丙酮酸羧化酶、超氧化物歧化酶、羧化酶、磷酸化酶、醛缩酶、磷酸葡萄糖变位酶和三磷酸腺苷酶等的组成及激活；钼参与哺乳动物体内黄嘌呤氧化酶、醛氧化酶和亚硫酸氧化酶的合成，它是这三种酶的构成成分。

3.微量元素与核酸

核酸是由四种核苷酸单元组成的长链分子，包括脱氧核糖核酸 DNA 和核糖核酸 RNA。DNA 是遗传物质，含有生物体发挥生物功能所必需的全部遗传信息。RNA 由信使 RNA（mRNA）、核糖体 RNA（rRNA）和转运 RNA（tRNA）组成。它们分别在传递遗传信息、蛋白质生物合成及基因表达的调控中起重要作用。

遗传信息通过转录、翻译等过程最后以蛋白质的形式表现出来。现在发现，从 DNA 的复制，RNA 的转录、翻译到蛋白质的合成都离不开金属离子的参与。同时金属离子在维持核酸的双螺旋结构与核蛋白的结构方面也具有重要作用。例如，调节基因表达的蛋白质家族的大多数成员含有"锌指结构域"，它是 Zn^{2+} 结合的超二结构（BBA）。再如，在铜传输的调控过程中，转录因子 Mac1p 与 DNA 的结合也取决于 Cu^+ 的配位。另外，二价的镁离子、锰离子也可通过酶的作用影响核酸的复制、转录和翻译过程；钴是核苷酸还原酶的成分，影响 DNA 的生物合成。

九、人体必需微量元素的生物功能简介

（1）铁（Fe）　铁在人体中分布很广，是血红蛋白的重要组成部分，是血液中输送氧与交换氧的重要元素。铁又是许多酶的组成成分和氧化还原反应酶的激活剂。缺铁可引起贫血、免疫力低、无力、头痛、口腔炎、易感冒甚至肝癌等。

（2）碘（I）　碘的生物学作用主要是通过在甲状腺内合成的甲状腺激素来体现的。甲状腺是人体最大的内分泌腺，缺碘会造成甲状腺肿、心悸和动脉硬化等病症。

（3）锌（Zn）　锌是构成人体多种蛋白质所必需的元素。锌能维持细胞膜的稳定性，能激活200多种酶，参与核酸和能量代谢，促进性机能正常，抗菌，消炎。缺锌可引起侏儒、溃疡、炎症、不育、白发和龋齿等疾病。

（4）铜（Cu）　铜广泛分布于动物组织内，参与人类生命活动。人和动物都需要铜创造红细胞和血红蛋白，铜与血的代谢有关，是血红蛋白的活化剂，参与许多酶的代谢。缺铜可引起贫血、心血管损伤、冠心病、脑障碍、溃疡和关节炎等病症。

（5）硒（Se）　硒是人体红细胞谷胱甘肽过氧化物酶的重要成分。现已发现许多疾病与自由基对机体的损伤有关。自由基毒性通过引发脂质过氧化，导致生物膜损伤，还可损伤蛋白质、酶等，甚至使DNA链断裂。硒能保护细胞，它具有清除自由基的作用。已知缺硒地区的克山病、大骨节病和某些癌症都和脂质过氧化有关。

（6）钴（Co）　钴是维生素B_{12}的组成成分，具有刺激造血的功能，能抑制细胞内很多重要呼吸酶，引起细胞缺氧，促使红细胞生成素合成增多。缺钴可造成心血管病、贫血、脊髓炎、气喘和青光眼等疾病。

（7）锰（Mn）　锰参与人体糖及脂肪代谢。凝血机制、生长发育、神经及内分泌系统等均与锰的生物学作用有关。缺锰可引起软骨、营养不良、神经紊乱、肝癌和生殖功能受抑等疾病。

（8）氟（F）　机体正常的钙、磷代谢离不开适量的氟，氟与钙和磷有协同作用，氟是生物的钙化作用所必需的物质，并且氟对造血功能有影响。缺氟可引起龋齿、骨质疏松和贫血等疾病。

（9）钼（Mo）　钼是某些酶的重要组成部分，也是酶的激活剂。在生命的发生、发展和成熟的各个阶段中，有适量钼才能保证健康。缺钼会引起心血管疾病、克山病、食道癌、肾结石和龋齿等疾病。

（10）铬（Cr）　三价铬是葡萄糖耐量因子，能发挥胰岛素样作用，能调节胆固醇、糖和脂质代谢，防止血管硬化，且能促进蛋白质的代谢，进而促进生长发育。缺铬会引起糖尿病、心血管病、高血脂、胆结石和胰岛素功能失常等疾病。

（11）镍（Ni）　镍参与细胞激素和色素的代谢，能生血、激活酶，形成辅酶。缺镍会造成肝硬化、尿毒症、肾衰、肝脂质和磷脂代谢异常等疾病。由于人体对镍的需要量很少，一般不会缺镍。相反，要警惕人体镍摄入过多而引起的危害。

（12）钒（V）　钒能刺激骨髓造血、降血压、促生长，参与胆固醇、脂质及辅酶代谢。缺钒会造成胆固醇高、生殖功能低下、贫血、心肌无力及骨骼异常等症状。

（13）锡（Sn）　锡能促进蛋白质和核酸反应，促生长，还能催化氧化还原反应。缺锡会抑制生长，引起门齿色素不全等症状。

（14）硅（Si）　硅是哺乳动物和高等有机体正常生长和骨骼钙化不可缺少的元素。硅在人的主动脉壁内含量较高，主要存在于胶原和弹性蛋白质中，其在主动脉壁内的含量随年龄增长而减少。硅的缺乏和动脉粥样硬化相关。

（15）锶（Sr）　锶为亲骨性元素，是人体骨骼及牙齿的正常组成成分。锶被人体吸收后直接参与钙代谢，起到生骨与壮骨的作用。缺锶会造成关节痛、大骨节病、贫血和肌肉萎缩等疾病。

（16）锗（Ge）　锗普遍存在于机体中，机体中的部分酶蛋白、大脑中的皮质和灰质中均含有微量元素锗。有机锗大多具有抗肿瘤、消炎、免疫复活和杀菌等生物效应。

必需微量元素一旦缺失，或者过量时都会引起人体机能的紊乱，甚至失常和产生病变。只有当它们维持在一个正常的水平时，人的生命才是健康与和谐的生命。

十、微量元素的安全范围

人体对不同微量元素的需要量有较大差异，如果某种元素缺乏或过量可能会导致疾病、中毒甚至死亡。但这种现象是随着含量的变化而逐步产生的，符合量变到质变的变化规律。必需微量元素含量与生物功能相关性见图1-5。

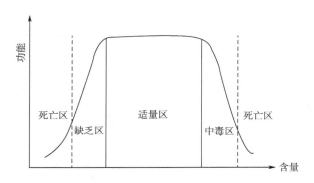

图1-5　必需微量元素含量与生物功能相关性

十一、中国人的膳食元素构成

1.必需常量元素

人体内的必需常量元素钾、钠、钙、镁、磷和氯等除了从饮水中摄取外，主要通过谷类、蔬菜、水果、肉类、薯类、豆类及水产品等膳食摄入。通过对以上膳食中的钾、钠、钙、镁、磷与氯等元素的测试研究发现，不同膳食贡献的元素含量有所不同。摄入量贡献占前5位的这些常量元素膳食构成见表1-10。

表1-10　中国人常量元素膳食构成　　　　　　　　　　　　　　　　单位：%

元素	1	2	3	4	5	合计
K	谷类（41.08）	蔬菜（28.79）	肉类（11.51）	薯类（8.21）	水果（4.49）	97.08
Na	蔬菜（37.77）	谷类（18.68）	薯类（15.75）	肉类（14.00）	水产（7.06）	93.26
Ca	蔬菜（48.34）	谷类（28.21）	水产（8.98）	薯类（3.81）	豆类（3.22）	92.56

元素	1	2	3	4	5	合计
Mg	谷类（56.16）	蔬菜（24.62）	薯类（6.59）	肉类（4.74）	水产（3.32）	95.43
P	谷类（61.48）	蔬菜（12.51）	肉类（8.27）	水产（7.07）	薯类（3.91）	93.24
Cl	蔬菜（52.61）	谷类（14.74）	肉类（11.76）	薯类（11.30）	水产（4.79）	95.20

2.必需微量元素

人体内的必需微量元素主要通过膳食摄取，通过对谷类、蔬菜、水果、肉类、薯类、豆类、蛋类及水产品等中的必需微量元素测试研究发现，不同膳食贡献的必需微量元素含量有所不同。摄入量贡献占前 5 位的大部分必需微量元素膳食构成见表 1-11。

表1-11　中国人必需微量元素膳食构成　　　　单位：%

元素	1	2	3	4	5	合计
Fe	谷类（48.11）	蔬菜（29.21）	肉类（7.23）	薯类（5.73）	水产（3.96）	94.24
I	蔬菜（52.73）	谷类（30.00）	肉类（5.00）	薯类（4.89）	水产（4.09）	96.71
Cu	谷类（69.72）	蔬菜（9.39）	薯类（8.21）	水果（4.11）	肉类（2.93）	94.36
Mn	谷类（74.87）	蔬菜（12.18）	薯类（4.85）	水产（2.94）	豆类（2.03）	96.87
Zn	谷类（62.05）	肉类（15.14）	蔬菜（11.52）	水产（3.25）	薯类（2.94）	94.90
Co	蔬菜（43.80）	谷类（33.20）	水产（9.37）	肉类（5.54）	薯类（4.38）	96.29
Mo	谷类（76.95）	蔬菜（15.10）	薯类（4.33）	肉类（1.47）	水产（0.75）	98.60
Se	谷类（50.28）	水产（20.31）	肉类（10.09）	蔬菜（9.13）	蛋类（7.34）	97.15
Cr	谷类（59.01）	蔬菜（23.35）	肉类（6.88）	薯类（4.66）	水产（2.85）	96.75
Sr	谷类（52.68）	蔬菜（34.87）	薯类（3.12）	水产（2.83）	肉类（2.52）	96.02
Ni	谷类（53.90）	蔬菜（28.29）	薯类（6.49）	水产（3.87）	肉类（3.59）	96.14

第三节　必需微量元素的一般生理功能及其代谢

一、微量元素的一般生理功能

1.在输运常量元素中起载体作用

氧不仅是构成人体的最主要物质，也是人生存或生活不可或缺的条件。人体所需要的氧需要靠含铁的血红蛋白和肌红蛋白运送和储藏；甲壳类和软体动物的载氧体则是含铜的血蓝蛋白（铜蛋白）；星虫等多种海洋无脊椎动物的载氧体是含铁的蚯蚓血红蛋白（铁蛋白）；海鞘类的载氧体是含钒的血钒素（钒蛋白）；在蛤蜊的血液里则发现了锰的蛋白质，初步证实这种含锰蛋白具有运输氧的能力。

另外，研究发现，微量元素除了有运送氧的功能外，二氧化碳和一氧化氮的运送也与微量元素有关。

2.在酶系统中起结构和催化作用

需要微量元素的酶分为两类：一类是金属酶，其中金属与酶蛋白牢固结合，这种酶蛋白只有与金属离子结合才具有酶的活性。现在已经证实，许多微量元素都是金属酶的必需成分，如细胞色素 c 中的铁，细胞色素氧化酶中的铜，碳酸酐酶中的锌，超氧化物歧化酶中的锌、铜或锰，谷胱甘肽过氧化物酶中的硒，黄嘌呤氧化酶中的钼等。微量元素在此类酶中的主要作用，一是提高酶对底物的专一性，二是直接参与氧化还原反应电子传递的催化作用。另一类是金属激活酶，其中金属与酶的结合并不牢固，可用透析法将金属析出，但酶在起催化作用时必须与金属离子结合。现已证实，许多阳离子可作为酶的激活剂，如锌、铬、铜、锰、钴及镍等。作为激活剂的微量元素影响酶活性的机制是：促进底物与酶键合；与底物或辅酶形成复合物，促进它们与酶活性中心结合；与位于活性中心外围的功能基团结合，对酶的三极、四级结构以及活性中心的空间构型起稳定作用；取代活性中心或底物功能基团中的弱反应离子，或除去酶复合物的抑制剂。

3.在激素和维生素中起特异生理作用

微量元素与激素的相互关系体现在三个方面：①微量元素直接参与激素物质的组成。最著名的例子是甲状腺激素中的碘。此外，如甲状腺激素或类固醇激素中的氢被氟取代后，其生物效能比原有激素的许多功能都高；用碘取代催产素中的硫，其活性也得到提高。②微量元素与激素的形成复合物。如锌通过组氨酸中的咪唑环与胰岛素形成复合物，可促进胰岛 B 细胞中的胰岛素与蛋白质的键合及释放；锌、铜和锰能促进性激素的释放。③激素与酶体系中的金属离子发生相互作用。例如，甲状腺激素可与铜、钴和锌离子键合，使激素成为这些离子的载体。激素也可直接影响离子的运转或改变细胞膜的通透性。

微量元素与维生素的关系表现在以下两个方面：一方面，微量元素是某些维生素的结构成分。例如，钴和维生素 B_{12}，铬和低分子量含铬物质 LMWCr。另一方面，微量元素与维生素起协同作用。例如，锌与维生素 C，硒与维生素 E，铁与维生素 C 和维生素 B_6，以及锰与维生素 B_1 等。

4.在核酸代谢及遗传信息表达中起调控作用

人们早已知道，DNA 的自我复制和蛋白质的合成需要 DNA 聚合酶和 RNA 聚合酶，而这两种酶都含有牢固结合的锌离子。锌与染色质也有重要联系，它或存在于染色质的各组分——DNA、RNA、组蛋白及其他非组蛋白中，或同这些组分相互作用。近年来发现，锌除以锌酶的形式参与生物体的各类代谢过程外，还以各种锌蛋白的结构方式包括锌指、锌纽、锌带和锌簇等参与生物体的基因转录、复制及蛋白质的合成等各种基因调节和控制过程，成为生物体生长发育的调控中心。

除锌以外，铁、铜、锰、钴、硒等元素也参与这种调控。微量元素对基因进行调控的反应体系由三种必需成分构成，即诱导金属、金属效应元件和金属效应元件结合蛋白。

5.在生物膜中起调节和保护作用

对生物膜起调节和保护作用的最重要的元素是锌。锌是细胞膜的结构成分，许多细胞膜中的锌含量显著高于整个组织。细胞膜中的一部分锌是以锌金属蛋白的形式存在的，还有一部分锌是通过细胞膜转运而暂时存在于膜上的。

细胞的基本结构是蛋白质和脂质，锌缺乏可改变细胞膜蛋白质和脂质的构成，进而影响细胞的结构。缺锌也影响血管内皮细胞膜的屏障功能和脑皮质突触膜的 NMDH 受体/钙通道。锌可作用于膜上的通道、受体和酶，从而对细胞膜功能进行调节，并对细胞膜损伤起保护作用，增强细胞膜的稳定性。

6.调节体液渗透压和酸碱平衡

在体液内，微量元素协同钾、钠、钙和镁等离子，调节渗透压和体液酸碱度，保持人体的生理功能正常进行。

7.防癌、抗癌作用

某些微量元素有一定的防癌及抗癌作用。如硒对胃肠道癌、肝癌和白血病有拮抗作用；镁对恶性淋巴病和慢性白血病有拮抗作用；锰和锌对食管癌有拮抗作用；碘对甲状腺癌和乳腺癌有拮抗作用。

二、微量元素在人体内的代谢

人体中的微量元素主要来源于食物、空气和水，胃肠道是主要的吸收部位。微量元素被机体摄入后，一部分被机体吸收成为机体所需的营养素，发挥元素应有的生物学功能和生理作用，另一部分则被排出体外。

胃肠道对各种元素的吸收率存在很大差异，如对铬元素的吸收率仅为 0.4%，而对甲基汞的吸收率则高达 70%～100%。但一般来说，对必需微量元素的吸收率高于非必需微量元素。

人体吸收的微量元素主要随血液运送到全身各个器官组织，其在体内的运送和排布在相当大的程度上取决于其在血液中的存在形式，与红细胞结合的金属向其他组织器官运输比血浆运输要慢。

生物体对必需微量元素有一套体内平衡机制以防止过量摄入，并能将已过量摄入的元素排泄到体外去，而当该元素摄取不足时又能增加吸收从而保住这些元素。平衡研究结果表明，未被吸收的金属随粪便排出，被吸收的金属元素先进入肝脏，有时也进入胰脏，然后大部分随胆汁排入肠道。

由此可见，肝脏对于许多金属元素是重要的筛选和排出体外的器官，但钴、钼、氟和碘却大部分随尿排出。微量元素也可随汗排出，如流汗过多，甚至连血清中的铁和锌也会大量损失。而对于这些金属元素，毛发则是重要通道。硒有 1/3 从尿中排出，有 1/2 由汗腺排出。对于必需微量元素而言，人体的摄入与排泄是接近平衡的。

三、人体微量元素缺乏的原因

一是膳食和饮水中供应的微量元素不足。主要指在土壤和水中缺乏某些微量元素如碘、氟和硒等，因而造成粮食、蔬菜等食物和饮水中也缺乏这些元素。如我国克山病流行地区居民的缺硒即属于此类。另外，食物越是精制，其所含的微量元素就越少，也可造成膳食微量元素供应不足。微量元素不足亦见于摄食缺乏该元素的婴幼儿和病人的配方膳食。

二是膳食中微量元素的利用率低。如有的地区人们膳食中的维生素和植酸含量很高，从而影响锌的吸收和利用，以致发生一种锌缺乏病——侏儒症。胃肠道吸收不良时，也可影响膳食中微量元素的吸收与利用。

三是需要量增加。如人体的迅速生长期，女性的妊娠、哺乳期，出汗过多以及创伤、烧伤与手术等期间均容易造成微量元素的缺乏。另外，遗传性缺陷病也是造成微量元素缺乏的原因之一。

四、人体内微量元素的平衡

人体内微量元素的平衡有两种含义：一是人体内的各种微量元素之间要有一个合适的比例才能协调工作，才会有益于健康；二是某种微量元素在人体内含量要适宜。

不同微量元素间相互作用的这种均衡是在不断打破和不断重建之中的。正常情况下，人体有一种调节作用，可以使暂时失去平衡的体系得以恢复。但由于某种疾病或者其他因素会使微量元素之间的均衡状态被打破。例如长期盲目地专门补充一种或少数几种微量元素，往往就会打乱已有的稳定，造成很坏的结果。因此，在补充微量元素和饮食时，要注意各种元素之间的平衡。

① 食物应多样化。自然界各种植物由于习性不同，生长在不同的土壤里，所以在元素组成上千差万别。即使在同一块地里生长的作物，由于作物按自己的需要有选择地吸收，在元素组成上也会很不同。如生长在同一块土地里的农作物，马铃薯含有较多的钾，豆类却含有丰富的钙和钼，茶叶又以含氟高而著称。所以只有食物多样化，不挑食，不偏食，才能既不会造成微量元素的缺乏，又不会因为长期食用单一食物而出现某些微量元素过多的情况。

② 食物不宜过于精制。天然食物成分是均衡的，但十分惋惜的是许多原先保持的良好均态，在人为的精制过程中遭到了严重的破坏和损失。例如粗盐中含碘和含氟的量要比精盐中的含量高出 $130 \sim 200$ 倍，又如糙米变成精米后，仅仅保留了米中 17% 的镁、25% 的锌、54%~60% 的锰、62% 的铬和 74% 的铜，所以吃过于精制的食物是不可取的，易导致人体微量元素的缺乏。

③ 食补应有针对性。例如在地区性碘缺乏的地方，尤其是一些山区，应多吃紫菜、海带等含碘丰富的海产品，食用含碘盐。在龋齿高发病地区可以多吃一些含氟较丰富的食物，或者提倡喝浓茶和使用含氟牙膏。相反的，若高氟地区盲目地推广使用含氟牙膏，就会如抱薪救火，适得其反。

④ 药补要考虑相互影响。例如对人体进行补铁，常常把硫酸亚铁和维生素 C 配伍，这是很有道理的，因为维生素 C 能够促进铁的吸收。又如四环素、青霉胺、多价磷酸盐和维生素 C 等药物能与锌形成配合物或不溶性化合物，这会干扰锌的吸收。而维生素 B_6 可促进锌的吸收，降低锌的排泄率，使锌在体内滞留，增加锌对人体的不良反应。而服用利尿剂和缓泻剂等药物，可以引起人体内缺锌。故在设计药物来补充微量元素时，要合理配方。因此，应该科学地补充营养，而且要长期坚持科学、平衡膳食，每天摄入多样化的食物，不挑食，不偏食，防止营养缺乏。至于是否需要补充微量元素，对于缺乏某种微量元素的地区人群和老年人、孕产妇及青少年这些特殊人群，可以遵照医嘱并根据自己的需要在特定时期内进行适量补充。

第四节　微量元素与健康的研究方法

科学技术的快速发展和各种分析检测技术的不断更新，以及分子生物学技术在生命科学领域的广泛应用，为微量元素与健康研究提供了强有力的技术支撑，为揭示微量元素在生命过程中的奥秘，推进微量元素与健康研究的深入开展提供了理论依据。

一、调查性研究

调查性研究是通过医学流行病学或卫生调查的方法，了解环境、食品和人体内微量元素与健康、疾病的关系，探索微量元素环境客观指标对人体微量元素的含量及健康的影响规律。调查性研究包括现状调查、回顾调查、对比调查和前瞻调查等。其中现状调查是国内外常用的微量元素与健康研究的主要调查研究方法。

现状调查就是通过调查一定地域人群健康状况及某种疾病发生情况，探索微量元素环境客观指标对人体微量元素的含量及健康的影响规律。如甲状腺肿病，1825年知道病因是碘缺乏并用碘预防地方性甲状腺肿及克汀病。1830年发现饮水中缺碘与上述疾病有关。1850年法国科学家Chatin证实了甲状腺肿与环境缺碘密切相关。这一系列的研究结果揭示了人类健康与环境的定性及定量关系。

二、动物实验研究

1.膳食试验法

目前公认的必需微量元素都是经过给动物以特殊膳食才得以确证的，膳食试验法是研究微量元素是否为必需微量元素的经典方法。该方法的基本实验原理是通过动物试验在饲料、饮水、笼具和空气等方面造成一种缺乏某元素的环境，然后观察实验动物是否出现该元素缺乏症，是否可以通过补充该元素使元素缺乏症得到有效恢复或者预防该元素缺乏症的发生。

2.放射性原子示踪法

目前绝大部分必需微量元素已有医用的放射性示踪同位素的原子，放射性原子示踪法是研究微量元素在体内动态变化和新陈代谢规律方面最有效的手段之一。

三、定量检测研究

定量检测包括检测各种环境样品和检测人体等生物样品中的微量元素。定量检测环境样品中的微量元素在不同环境介质中的分布、迁移及其变化规律，对于更好地利用微量元素为人类健康服务具有重要的指导意义；定量检测人体等生物样品中的微量元素，对于正确认识和分析微量元素在维持人类健康及在疾病发生及发展过程中的作用具有重要价值。

由于微量元素在环境介质和人体等生物样品中的含量甚微，而且样品处理过程中易于损耗，样品易受污染，因此要求定量检测既要有高灵敏的检测方法与手段，又要保证有较高准确度的检测结果。

四、生物大分子研究

生物体中的蛋白质和核酸等许多生物大分子的活性和正常功能的发挥都需要微量元素的参与，某些有毒的微量元素对机体的毒性也是以其对生物大分子的影响为基础的，因此研究微量元素在生物大分子中的存在形式、存在状态及氧化还原性等对于微量元素与健康研究显得越来越重要。

当前，分子生物学技术也已应用于微量元素生物学效应的研究，这对揭示某些微量元素的作用机制、相关疾病的发病原因、某些生物大分子的结构及其特征起着极其重要的作用。

第五节　微量元素研究的意义及发展历程

一、微量元素研究的意义

把生命与环境直接联系起来的是化学元素，生命与环境之间物流和能流的交换、传递都是通过化学元素变化来体现的。因此，对元素学与健康关系的研究，尤其是对微量元素与健康关系的研究，不论是在实践上还是理论上都有深远意义。

微量元素与人体关系的研究，使生命科学有了长足的进展。现已发现许多地方病、心脑血管病和肿瘤等与体内微量元素平衡失调有重要关系。因此，建立微量元素在人与生物圈中的良性循环系统，维持人体各种必需微量元素的平衡，在人体、水、土壤及农作物等一系列调查分析的基础上，采取一切有效措施，充分发挥各种微量元素对植物、动物和人体的有益作用，使失衡者恢复平衡，维护人体健康，减少疾病或提高疾病治愈率，对提高人们的健康水平有重要意义。

二、微量元素研究的发展历程

人类对微量元素的认识经历了一个漫长的过程。我国古代微量元素与健康学思想是从以预防为主到与疾病作斗争的实践中逐步发展起来的。

例如，公元前约4世纪以前，《庄子》中就有关于瘿病的记载。瘿病就是现在的地方性甲状腺肿，是饮食中缺碘所导致的一种疾病，可通过食用含碘量较高的海带、紫菜以及其他海藻等海产品防治。公元3～4世纪，葛洪著《肘后备急方》中，有用海藻治疗瘿病的记载。公元1170年开始，人们已经知道用海藻及海绵的灰分治疗瘿病。

从生命元素的研究历程来看，生命必需微量元素也是在历史发展进程中不断被认知的。铁是最早发现的必需微量元素，1832年发现了微量元素碘，18年后证明碘是高等动物必需的微量元素，其后基本以每十年发现两个必需微量元素的速度发展，自17世纪发现铁是人体必需的微量元素至1975年，人们已认识了15种对动物和人来说必需的微量元素，具体如表1-12所列。同时，人们对微量元素对生命过程的意义、微量元素缺乏和过量时的临床表现以及防治也有了更详细的了解。

表1-12　高等动物必需微量元素的证明历史

元素	发现时间	元素	发现时间	元素	发现时间
铁	17世纪	钴	1935年	钒	1971年
碘	1850年	钼	1953年	氟	1971年
铜	1928年	硒	1957年	硅	1972年
锰	1931年	铬	1959年	镍	1974年
锌	1934年	锡	1970年	砷	1975年

必需微量元素与非必需微量元素是相对的，没有绝对的界限。随着分子生物学和分子生物医学研究的深入，随着微量元素检测仪器性能及精度的进一步提高，尤其是通过大量从事营养与医学研究人员的不断实践，相信还会有一些元素被认定为人体必需微量元素，并且得到世界卫生组织的公认。

知识拓展

WHO 健康组成四要素

父母遗传（15%），社会自然环境（17%），医疗条件（8%），个人生活方式（60%）。

健康人的生理特征

眼睛有神，呼吸从容，二便正常，脉象缓匀，形体壮实，面色红润，牙齿坚固，双耳聪敏，腰腿灵便，声音洪亮，须发润泽，食欲正常，情绪稳定，记忆良好。

早衰的人及其影响因素

◆ 早衰的类型：烟民，心胸狭窄，酗酒，生活无规律，"药罐子"，欲望过度，讳疾忌医，抑郁，没朋友，不参加体育活动。

◆ 影响早衰的主要因素：社会原因，据统计有 65% 的病人与社会逆境、失业、工作不顺利、家庭不和、不良社会习俗、人与人的矛盾有关；自然环境，如空气、水污染及温度的异常等；遗传因素；七情太过；劳逸失度。

合理膳食怎么做

健康的饮食十个字：一、二、三、四、五、红、黄、绿、白、黑。一是吃粗吃杂，荤素搭配；二是 250g 碳水化合物，"饭前喝汤，苗条健康"；三是三份高蛋白；四是有粗有细，不甜不咸，三四五顿，七八分饱，"若要身体安，三分饥和寒"；五是 500g 蔬菜和水果。红是红色的蔬菜；黄是黄色的蔬菜；绿既指绿色蔬菜，也包括绿茶；白是燕麦粉、燕麦片；黑是黑木耳等黑色食品。

食物颜色与养生功效

◆ 红色食物——红色食物有助于减轻疲劳，并且有祛寒作用，能增强记忆力，对心脏健康有益。上榜食物：红辣椒、胡萝卜、苋菜、洋葱、红枣、番茄、红薯、山楂、苹果、草莓、老南瓜等。

◆ 蓝紫色食物——蓝紫色食物含丰富的芦丁和维生素C，常吃对预防高血压、心脑血管疾病有一定作用，被誉为益寿的天然良药。上榜食物：蓝莓、樱桃、茄子、李子、紫葡萄和黑胡椒粉等。

◆ 橙黄色食物——橙黄色食物含有丰富的胡萝卜素和维生素C，可以健脾，预防胃炎，防治夜盲症，护肝，使皮肤变得细嫩。上榜食物：玉米、黄豆、花生、杏、橘、橙、柑和柚等。

◆ 绿色食物——绿色的草本植物有调和身体机能的功效。能维持人体的酸碱度，提供大量的纤维质，担负肠胃"清道夫"的角色。上榜食物：生菜、油麦菜、茼蒿、豆角、西兰花和娃娃菜等所有绿色蔬菜。

◆ 黑色食物——黑色食物含有多种氨基酸及铁、锌等十余种微量元素、维生素等营养素，有提高免疫力、通便补肺抗衰老等作用。上榜食物：黑芝麻、黑糯米、黑木耳、黑豆、香菇、黑米和乌骨鸡等。

◆ 白色食物——白色食物含纤维素及一些抗氧化物质，具有提高免疫功能、预防溃疡病和胃病、保护心脏的作用。上榜食物：茭白、冬瓜、竹笋、白萝卜、花菜、甜瓜、莴笋和大蒜等。

常食低钠盐要警惕高钾血症

高钾血症：钾离子是细胞内液中含量最高的阳离子，且主要呈结合状态，直接参与细胞内的代谢活动；适当的钾离子浓度及其在细胞膜两侧的比值对维持神经-肌肉组织的静息电位的产生，以及对电兴奋的产生和传导有重要作用；也直接影响酸碱平衡的调节。钾离子紊乱是临床上最常见的电解质紊乱之一，且常和其他电解质紊乱同时存在。血钾高于 5.5mmol/L 称为高钾血症，>7.0mmol/L 则为严重高钾血症。高钾血症有急性与慢性两类，急性发生者为急症，应及时抢救，否则可能导致心搏骤停。

低钠盐比普通盐多加了氯化钾、对大多数人来说，低钠盐不会导致高钾血症，但对肾功能已经出现障碍、严重肾功能不全或尿毒症人群等要格外注意高钾血症的发生。

什么样的孩子易缺钙

①不爱喝奶。牛奶及奶制品含钙丰富且易吸收，奶量少的宝宝钙来源不足。②早产、低体重儿。先天储备不足，后天又没有及时补充。③维生素 D 不足。维生素 D 是帮助钙吸收的重要维生素，如果太阳晒得少，也没有补充维生素 D，即便摄入了足够的钙，也不可能充分吸收。

怎样补钙

◆ 一般情况下，正常膳食下的钙质补充完全可以满足人的正常生理需要。

◆ 额外补充的钙质也不一定能完全吸收，其中吸收率最高的柠檬酸钙吸收率也仅约为 35%，碳酸钙为 27%，乳钙为 29%，磷酸钙为 25%。

◆ 母乳和婴儿配方奶粉能提供足够的钙质，因此婴幼儿一般不需要单独补钙。婴幼儿过度补钙甚至会导致骨骼提前闭合，影响正常发育。成人过度补钙会增加罹患肾结石的概率，使得心脏病发生的概率提高 31%，中老年人需要适度补钙，但每日摄取量应控制在 1500mg 以下。

第一信使与第二信使

◆ 生物体内结合并激活受体的细胞外配体，包括激素、神经递质、细胞因子、淋巴因子、生长因子和化学诱导剂等物质，通常统称为第一信使，也可称为细胞外因子。

◆ 第二信使学说是 E.W.萨瑟兰于 1965 年首先提出的。他认为人体内各种含氮激素（蛋白质、多肽和氨基酸衍生物）都是通过细胞内的环磷酸腺苷（cAMP）发挥作用的。首次把 cAMP 叫作第二信使，激素等为第一信使。第二信使是指在胞内产生的非蛋白类小分子，通过其浓度变化（增加或者减少）应答胞外信号与细胞表面受体的结合，调节胞内酶的活性和非酶蛋白的活性，从而在细胞信号转导途径中行使携带和放大信号的功能。

如何调节自己的情绪

◆ 转移注意力。当情绪不好时，有意识地转移话题，或者做点别的事情，如听音乐、看电视、打球、下棋与散步等，来分散自己的注意力，这样可以使不良的情绪得到缓解。

◆ 倾诉。把自己心中的烦恼向家人或知心朋友倾诉，或用其他适当的方式，把积压在内心的烦恼宣泄出来，这样也有利于身心健康。但是，宣泄时要注意避免伤害他人。

◆ 自我安慰。当遇到失败时，为了减少内心的失望，可以找一个适当的理由来安慰自己，即学习阿 Q 精神，这样可以帮助你在挫折面前接受现实，保持较为乐观的态度。

胰岛 B 细胞

胰岛 B 细胞，即胰岛 β 细胞，是胰岛细胞的一种，属内分泌细胞，约占胰岛细胞总数的 70%，主要位于胰岛中部，能分泌胰岛素，起调节血糖含量的作用。胰岛 B 细胞功能受损，胰岛素分泌绝对或相对不足，会使血糖升高，从而引发糖尿病。

鸡蛋的营养价值

鸡蛋蛋白质的氨基酸比例能满足人体生理需要、易被机体吸收，利用率高达 98% 以上，营养价值很高。鸡蛋中钙、磷、铁和维生素 A 含量很高，B 族维生素也很丰富，还含有其他多种人体必需的维生素和微量元素。

锌指结构蛋白

◆ 一种常出现在 DNA 结合蛋白中的结构基元。由一个含有大约 30 个氨基酸的环和一个与环上的 4 个 Cys（半胱氨酸）或 2 个 Cys 和 2 个 His（组氨酸）配位的 Zn^{2+} 构成，形成的结构像手指状。

◆ 锌指结构由一个 α-螺旋和 2 个反平行的 β-折叠三个肽段组成。具有结合锌离子的功能。锌指的 N-端有一对半胱氨酸残基，C-端有一对组氨酸残基，这四个残基在空间上形成一个洞穴，恰好容纳一个 Zn^{2+}，由于 Zn^{2+} 可稳定模体中 α-螺旋结构，致使此 α-螺旋能镶嵌于 DNA 的大沟中，因此含锌指结构的蛋白质都能与 DNA 或 RNA 结合。这些具有锌指结构的蛋白质大多都是与基因表达调控有关的功能蛋白。

激素

◆ 激素是由内分泌腺以及具有内分泌功能的一些组织所产生的微量化学信息分子，它们被释放到细胞外，通过扩散或被体液转运到所作用的细胞或组织或器官（称靶细胞或靶组织或靶器官）调节其代谢作用，从而产生特定的生理效应，并通过反馈性的调节机制以适应机体内环境的变化。此外，也具有协调体内各部分间相互联系的作用。

◆ 根据激素作用的距离将其分为内分泌激素（endocrine hormones）、旁分泌激素（paracrine hormones）和自分泌激素（autocrine hormones）。内分泌激素的作用距离最远，大多数激素属于这一类，内分泌细胞将激素分泌到胞外，通过体液循环而作用于远距离靶器官、靶组织、靶细胞；旁分泌激素只作用于邻近的靶细胞；自分泌激素则作用于分泌细胞自身，也就是自身的自我调节。

练习题

一、解释概念

1. 生命必需元素；2. 常量元素；3. 微量元素；4. 地方病；5. 必需微量元素；6. 非必需微量元素；7. 调查性研究

二、选择题

1. 微量元素是指含量小于体重的0.01%，每人每天需要量在10mg以下的元素，这些元素对人体正常代谢和健康起着重要作用。下列元素中肯定不是人体中微量元素的是（　　　）

A. 碘　　　　　　　　B. 氟　　　　　　　　C. 氢　　　　　　　　D. 铁

2. 下列描述哪种是正确的（　　　）

A. 地壳中的元素在人体中基本上检测不到

B. 地壳中元素的较少部分在人体中可以检测到

C. 地壳中元素的大部分在人体中都可以检测到

D. 地壳中的所有元素在人体中都可以检测到

3. 下列哪种元素是人体中的常量元素（　　　）

A. 锌　　　　　　　　B. 铁　　　　　　　　C. 铅　　　　　　　　D. 磷

4. 下列哪种元素是人体必需微量元素　（　　　）

A. 钾　　　　　　　　B. 锌　　　　　　　　C. 钙　　　　　　　　D. 碳

5. 必需微量元素是具有明显营养作用及生理功能，维持正常生命活动不可缺少的微量元素。下面哪种说法是错误的（　　　）

A. 必需微量元素机体自身不能合成，必须从外界摄入

B. 必需微量元素的最佳摄入剂量有一定的范围

C. 必需微量元素摄入过多时，人体会出现中毒反应甚至死亡

D. 人体中某种必需微量元素缺乏时，其他元素可以替代它的作用

6. 人的健康离不开化学。下列叙述正确的是（　　　）

A. 氧、碳、氢、氮和氯都是人体所需的常量元素

B. 健康人血液的pH值范围是0.9～1.5

C. 正常人应保证每天摄入一定量的食盐来补充人体所需的维生素

D. 老年人缺钙会患佝偻病，所以应适当多补一些钙元素

7. 下列做法正确的是（　　　）

A. 碘是人体需要的微量元素，需大量补充

B. 霉变花生中含黄曲霉素，不影响食用

C. 露天焚烧废弃的塑料和橡胶等垃圾

D. 指甲油中含甲醛，青少年应尽量少用

8. 医生建议甲状腺肿大的病人多食海带，这是由于海带中含有较丰富的（　　　）

A. 钾元素　　　　　　B. 铁元素　　　　　　C. 单质碘　　　　　　D. 碘化钾

9. 医学研究表明，如果人体不缺乏微量元素而随意过量补充，不仅对健康无益，反而有害。下列元素

属于人体中微量元素的是（　　　）

    A. 钙   B. 锌   C. 钾   D. 钠

10. 下列属于人体必需微量元素的是（　　　）

    A. 氢   B. 锌   C. 钙   D. 氧

11. 下列叙述，你认为不科学的是（　　　）

A. 食用碘盐可以预防甲状腺肿大

B. 使用含氟牙膏可以预防龋齿

C. 合格的矿泉水是一种健康饮料

D. 塑料制品在土壤中会自行分解，所以不会造成污染

12. 人体健康离不开化学。下列叙述错误的是（　　　）

A. 微量元素硒对人体有防癌、抗癌的作用

B. 蔬菜和水果中含有较多的纤维素

C. 食品中的添加剂都是化学合成的

D. 人体中一些微量元素是人体非必需的，如铝等

13. 人体健康离不开化学。下列叙述正确的是（　　　）

A. 铁、锌、钙是人体所需的微量元素

B. 只要胃液的pH＜7，人体就是健康的

C. 缺少铁元素会引起缺铁性贫血

D. 为防止龋齿，应在牙膏中添加大量的氟元素

14. 人体健康离不开化学。下列叙述错误的是（　　　）

A. 铁、钴、锌、钛是人体必需的微量元素

B. 健康人体内血浆的pH范围是7.35～7.45

C. 幼儿及青少年缺钙会患佝偻病和发育不良

D. 人体中缺乏碘元素或碘元素过量都会引起甲状腺肿大

15. 人体健康离不开化学。下列叙述正确的是（　　　）

A. 铁、锌和氧是人体所需的微量元素

B. 健康人体内血浆的pH范围是0.9～1.5

C. 香烟的烟气中含有许多有毒物质，吸烟有害健康

D. 为预防甲状腺肿大，应在食盐中添加大量的碘元素

16. 关于人类所需的营养物质或元素，下列说法中错误的是（　　　）

A. 过量摄入微量元素不利于健康

B. 多吃水果和蔬菜可以补充水溶性维生素

C. 人每天都应摄入一定量的蛋白质

D. 人体缺钙可通过喝石灰水来补钙

17. 下列各组叙述中，前后两部分都有错误的是（　　　）

A. 钙、铁和锌都是人体必需的微量元素；维生素是给人体提供能量的主要物质

B. 使用食品添加剂必须严格遵守国家有关规定；氢气可用于填充探空气球

C. 碳酸氢铵与草木灰混合使用可增强肥效；发现煤气泄漏应立即关闭阀门，开窗通风

D. 氢气是一种清洁能源；把一根粗园木锯成薄木片易点着，是因为着火点降低了

18. 下列属于微量元素的是（　　　）

A. 铁　　　　　　　B. 氧　　　　　　　C. 钾　　　　　　　D. 钙

19. 以下广告语中，符合科学道理的是（　　　）

A. "超纯净水"绝对卫生，对人有益

B. 含碘食盐可以防治甲状腺肿大

C. 儿童使用含氟牙膏时，有吞咽刷牙水的现象，没有任何伤害

D. 本饮料由纯天然物质配成，绝对不含化学物质，对人无害

20. 下列元素中，不属于人体必需微量元素的是（　　　）

A. 钙　　　　　　　B. 铁　　　　　　　C. 锌　　　　　　　D. 碘

21. 人们通过摄取各种不同的食物以补充人体所缺乏但必需的各种微量元素，下列微量元素对人体有害的是（　　　）

A. 铁　　　　　　　B. 碘　　　　　　　C. 硒　　　　　　　D. 铅

22. 下列说法中错误的是（　　　）

A. 缺铁会引起贫血

B. 微量元素在人体中需求量很小，不需要从外界摄取

C. 可以用燃烧的方法鉴别棉纤维、羊毛纤维和合成纤维

D. 减少使用塑料制品有利于解决"白色污染"

23. 下列不属于人体必需微量元素的是（　　　）

A. 钴　　　　　　　B. 锌　　　　　　　C. 钙　　　　　　　D. 锰

24. 下列说法正确的是（　　　）

A. 钙、铁、锌和硒都是人体必需的微量元素

B. 血红蛋白与CO结合的能力比与O_2的结合能力强

C. 缺碘易产生龋齿

D. 缺乏维生素C对人体没有影响

25. 为了防止贫血，人体应适当补充的微量元素是（　　　）

A. 锌　　　　　　　B. 铁　　　　　　　C. 钙　　　　　　　D. 硒

26. 下列属于人体必需微量元素的是（　　　）

A. 氢　　　　　　　B. 氧　　　　　　　C. 氮　　　　　　　D. 锰

27. 以人为本，关注健康是人类永恒的主题。下列叙述正确的是（　　　）

A. 健康人体内胃液的pH范围是7.35～7.45

B. 钾、铁、锌和碘都是人体所需的微量元素

C. 烹调食物时不能用亚硝酸钠代替食盐

D. 人体缺少维生素C会引起夜盲症

28. 下列各组叙述中，有错误的是（　　　）

A. 钠、钾和铁都是人体必需的微量元素

B. 能用pH试纸测定可乐的酸碱度

C. 可用肥皂水鉴别硬水和软水

D. 氢能源的大量应用需解决能耗、储运等问题

29. 世界卫生组织推广使用中国铁锅，炒菜时放点食醋，可补充人体需要的微量元素（　　）

A. 钙　　　　　　B. 锌　　　　　　C. 铁　　　　　　D. 硒

30. 下列说法正确的是（　　）

A. 必需微量元素是人体必需的，应尽可能多吃含微量元素的营养补剂

B. 防止"白色污染"，将废弃塑料集中到野外焚烧

C. 采用步行和骑自行车等外出是较为低碳的出行方式

D. 用点燃木条的方法检查液化石油气罐是否漏气

31. 化学影响着我们的生活，它在工农业生产和日常生活中起到了非常重要的作用。下列有关化学与生活的说法中正确的是（　　）

A. 微量元素在人体内的需求量很小，不需要从外界摄取

B. 用涂油漆的方法将铁与空气、水隔绝，可以防止铁生锈

C. 纤维素无法被人体吸收，所以食物中的纤维素对人体毫无意义

D. 某食谱中有猪肉、米饭和食盐，从营养均衡角度看还应摄入糖类

32. 下列人体必需的微量元素中，属于金属元素的是（　　）

A. 碘　　　　　　B. 硒　　　　　　C. 锌　　　　　　D. 氟

33. 我国将全面禁止使用含铅汽油（含铅汽油中溶有能提高汽油抗震性能的四乙基铅），其主要目的是（　　）

A. 减少汽车尾气中氮氧化物的排放量

B. 提高汽油的燃烧值

C. 消除汽车尾气中铅对大气的污染

D. 使汽油燃烧得更充分

34. 下列广告用语在科学性上没有错误的是（　　）

A. 这种饮料中不含任何化学物质

B. 这种蒸馏水绝对纯净，其中不含任何离子

C. 这种口服液含丰富的氮、磷和锌等微量元素

D. 没有水就没有生命

35. 在食品中有些元素含量偏高会引起毒性反应，食品卫生法对它们的含量最高标准有极严格的规定，这些元素是①Na，②Mg，③As，④Cd，⑤Ca，⑥Zn，⑦Hg，⑧Pb，⑨Cu，⑩K中的（　　）

A. ⑥⑦⑧⑨　　　B. ②④⑥⑧　　　C. ③④⑦⑧　　　D. ②④⑥⑦⑧

三、填空题

1. 化学元素与人的生命息息相关，人体中化学元素含量多少直接影响人体的健康。根据你已有的知识，试完成下列填空：①缺_____元素引起甲状腺肿；②缺_____元素形成侏儒；③_____元素是氧载体血红蛋白的活动中心；④_____元素是人体内的白色"钢筋混凝土"。

2. 人体常量元素有_____种，目前，已检出的人体微量元素约有_____余种，WHO公认的人体必需微量元素有_____种。

3. 微量元素是维持正常生命活动不可缺少的_____，机体自身_____，必须从外界摄入。

4. 样品检测主要包括三个步骤：样品的采集与保存，_____和样品分析。

5. 样品采集应该遵守以下三个原则：①_____；②针对性；③适时性。

6. 样品预处理是为了将试样转化成适于测定的状态，使被测组分从复杂样品中_____，或除去的物质。

7. 1992年世界卫生组织在维多利亚宣言中提出了健康的四大基石，即_____、_____、_____、_____。

四、简答题

1. WHO对健康的定义是什么？

2. 为什么说必需微量元素比维生素更重要？

3. 缺钙会造成哪些疾病？

4. 影响钙消化吸收的因素有什么？

5. 人体常量元素共多少种？都有哪些元素？

6. 目前WHO认可的人体必需微量元素共多少种？都有哪些元素？

7. 为什么说人体必需微量元素的种类可能发生变化？

8. 生物地球化学性疾病是什么原因引起的？

9. 为什么说必需微量元素具有生物学效应双重性？

10. 为什么样品测定前通常要预处理？

11. 人体需要的六大营养素是什么？简要介绍它们的功能和作用。

12. 生命必需元素需要具备哪些条件？

第二章

铁（Fe）与人体健康

引言

铁是宇宙和地壳中最丰富、最有用途的金属之一，也是被研究最深、了解最深的营养素之一。铁曾在人类文明发展的进程中立下汗马功劳，公元前 1200 年左右，铁器逐渐取代了铜器，人类进入了铁器时代。铁制生产工具的发明与应用，使人类步入文明社会。

几千年来，铁一直不停地为人类效劳，而且社会越发展，越显示出铁的应用价值。人类 4500 多年以前就会使用铁，不过那时的铁是从太空掉下的陨铁（通常含铁 90% 以上）。铁在自然界中分布较广，占地壳含量的 4.75%，是含量仅次于铝的金属。虽然铁在自然界中分布广泛，地壳中铁矿石的含铁量也较高，但由于铁不易冶炼，因而人类对铁的普遍利用是比较晚的。但随着冶铁技术的进步，再加上自然界中铁矿资源比铜矿丰富且普遍，炼铁和制造铁器很快得到了普及。据史料记载，春秋初年我国就已掌握了冶铁技术。

不仅人类生活离不开铁，人的生命本身也离不开铁。早在 17 世纪就发现人体和各种动植物中均有铁的存在，但是含量并不高，成为人体最早发现的必需微量元素，并逐渐认识到它与健康和疾病有关，在医疗实践中逐渐积累了大量的成功经验。随着医学科学和检测技术的不断发展，越来越认定当体内铁的含量和分布异常时，就会影响正常的生理功能，铁的代谢水平已经成为衡量人体健康状况的重要标志。

第一节　铁元素简介

铁（iron），原子序数 26，原子量为 55.85，在周期表中处于第四周期、第Ⅷ族，位于过渡系的中央，与钴、镍一起称为铁系元素。主要稳定氧化数+2、+3，在生物体内铁还可以+4 和+5 的氧化数存在。纯铁是柔韧且延展性较好的银白色金属，用于制发电机和电动机的铁芯，铁及其化合物还用于制磁铁、药物、墨水、颜料和磨料等，由于铁表面常常覆盖着一层黑色的主要成分为四氧化三铁的保护膜，所以铁常被称为"黑色金属"。

铁的化学性质活泼，极易得失电子，在生物体内易产生高反应性氧自由基或铁氧、过氧铁复合物，从而导致生物体的组织损伤。地壳中含铁4.75%，海水中含铁3.4μg/g，人体内含铁60μg/g。

第二节　生物体内的铁

地球上除了一种厌氧的乳酸菌不含铁外，几乎所有生物体中都含有铁。虽然铁在地球上含量较高、分布广泛，但在动植物体内含量较低，作为人类食物来源的动植物性食物中均含有铁，而且不同的动植物体内含量差别较大。表2-1中列出了部分动植物食品中铁的含量。

表2-1　部分动植物食品中铁的含量　　　　　　　　　　　　　　单位：mg/100g

食物	含量	食物	含量	食物	含量	食物	含量
黑木耳	185.2	冬菇	8.9	标准面粉	4.2	葱头	1.8
海带	150.0	芹菜	8.8	面条	4.0	菠菜	1.8
芝麻	50.0	羊肝	6.6	鸭蛋	3.2	韭菜	1.7
茶叶	39.5	蚕豆	7.0	鸡蛋	2.7	鲤鱼	1.6
紫菜	33.0	绿豆	6.8	猪肝	2.5	鸡肉	1.5
干酵母	18.2	糯米	6.7	瘦猪肉	2.4	小白菜	1.8
干金针菜	16.0	榨菜	6.7	米	2.4	干枣	1.6
干黄豆	11.0	鲜毛豆	6.4	白砂糖	1.9	小油菜	1.4
牛肝	9.5	大头菜	5.4	黄豆芽	1.8	茴香	1.2

正常成人铁的每日需要量为10～20mg。植物性食物铁利用率均低于8%，动物性食物中铁的利用率最高达22%，利用率最高的为畜禽血液，其次为动物的肝脏，再次为肉类。

一般成人体内共含铁3～5g，女性稍低。人体内的铁有两个来源：一个是由衰老的红细胞破坏后释放出的铁被重新利用，称为内源性铁；另一个是从食物中摄取的铁，称为外源性铁。内源性铁是人体铁的主要来源。正常红细胞寿命为100～120天，每天约有1%的红细胞衰老死亡，释放出的铁大部分储存供再利用，排出体外的很少。成人外源性铁仅用于补偿排出体外的铁，从食物摄取的铁与丢失的铁基本保持动态平衡。成人造血红细胞所需要的铁约95%来源于衰老红细胞的破坏，仅约5%来源于食物；而小儿因生长发育、体重和血容量增长，需要外源性铁量较成人多，如婴幼儿1岁以后由于生长快，造血红细胞所需铁约70%来源于衰老红细胞的破坏，约30%来源于食物。

铁在体内分布很广泛，大部分以蛋白质复合物的形式存在。几乎所有的组织都含有铁元素，其中尤以肝脏和脾脏含量最高，其次是肺。人体血液中铁元素含量范围如下。全血：男性440～560mg/L，女性400～480mg/L；红细胞：995～1140mg/L；血浆：0.71～1.27mg/L；血清：0.67～1.87mg/L。人体头发中铁元素的含量范围是（10.2±5.9）mg/kg。

人体内的铁约有 65% 以血红蛋白形式存在于红细胞中；10% 分布于肌肉和其他细胞中，作为酶的构成成分存在；15%～20% 储存在肝脏、脾脏、骨髓、肠和胎盘中，称为储备铁。储备铁主要有铁蛋白和含铁血黄素，储量分别为 9% 和 10%。此外，还有少量铁与蛋白质结合存在于血浆中，称为血浆铁，数量大约为 3mg。正常人体内铁化合物的分布见表 2-2。

表 2-2　正常人体内铁化合物的分布

含铁化合物	含铁量/g	比例/%	功能
血红蛋白	2.6	65	运送氧气
肌红蛋白	0.40	10	存储氧气
铁蛋白	0.40	10	存储铁（可立即动用）
含铁血黄素	0.36	9	存储铁（不能立即动用）
运铁蛋白	0.007		转运铁
细胞色素	0.004	1	参与生物氧化
过氧化氢酶	0.004		分解过氧化氢
未知	0.20	5	未知

第三节　铁在人体内存在的形式

铁在人体内主要以配位键与各种蛋白质等生物大分子结合的形式存在，物质结构极其复杂，但根据其结构中是否含有卟啉环，可将铁在体内的存在形式分为卟啉铁和非卟啉铁两类。

一、卟啉铁类

卟啉铁类包括血红细胞内的血红蛋白（hemoglobulin，Hb）、肌红蛋白、细胞色素酶类。卟啉环结构如图 2-1 所示。

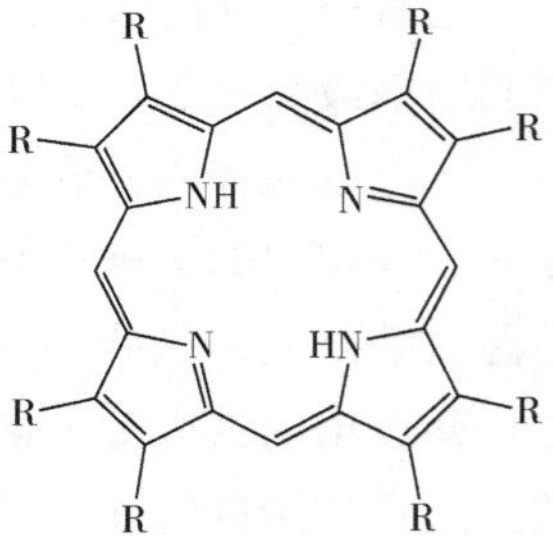

1.血红蛋白

每个红细胞约含 2.8 亿个血红蛋白分子，血红蛋白的分子量为 6.45 万，每个血红蛋白分子含有 4 个铁原子。

组成血红蛋白的蛋白部分是珠蛋白，珠蛋白共有 4 条多肽链，包含一对 α 链和一对 β 链，α 链每条链含有 141 个氨基酸单位，β 链每条链含有 146 个氨基酸单位。每个亚铁血红素基包在一条多肽链中，每条链以三度空间有规律地折叠排列。四条链集合在一起，

图 2-1　卟啉环结构

形成一个 $65 \times 55 \times 55$（10^{-10}m）的球形分子。每个亚铁血红素中的铁原子可以携带一个氧分子（O_2），在血内参与氧的运输，同时间接作用于二氧化碳（CO_2）的转运和释放。图 2-2、图 2-3 分别是珠蛋白的结构模型和珠蛋白中血红素携氧示意图。

2.肌红蛋白

肌红蛋白的蛋白部分分子量为1.67万，是含有153个氨基酸的多肽链，每个肌红蛋白含有一个亚铁血红素。肌红蛋白有结合和储存氧的功能，一般认为它是肌肉储存氧的场所，用以"支付"运动时肌肉所负的巨大"氧债"。

3.细胞色素酶类

由铁组成或需铁的细胞色素酶类，参与体内复杂的氧化还原过程。例如在肌肉细胞内，细胞色素担负着电子传递的作用，最后由细胞色素氧化酶的催化作用，使三羧酸循环脱下的氢原子与由血红蛋白从肺运来的氧化合成水，以保证代谢过程。在氧化过程中可能产生过氧化物等有害物质，但可被过氧化氢酶等铁卟啉复合物破坏而解毒。细胞色素c是共价结合于蛋白质的半胱氨酸侧链上的，如图2-4所示。

二、非卟啉铁类

非卟啉铁类包括运铁蛋白、铁蛋白、乳铁蛋白、含铁血黄素和无机铁等。

1.运铁蛋白

运铁蛋白又名转铁蛋白（transferrin，TRF），是血浆中主要的含铁蛋白质，负责运载由消化管吸收的铁和由红细胞降解释放的铁。以TRF-Fe^{3+}的复合物形式进入骨髓中，供成熟红细胞的生成。TRF分子量约为7.7万，为单链糖蛋白，含糖量约6%。TRF可逆地结合多价离子，包括铁、铜、锌和钴等。每一分子TRF可结合2个三价铁原子。TRF主要由肝细胞合成，半衰期为7天。血浆中TRF的浓度受铁供应的调节，在缺铁状态时，血浆TRF浓度上升，经铁有效治疗后恢复到正常水平。正常成人体内运铁蛋白总含量约10g。

2.铁蛋白

铁蛋白是一种广泛存在的储铁蛋白，具有纳米尺寸的水合氧化铁内核和笼形结构的蛋白质外壳。铁蛋白是含铁20%的蛋白质，是一种棕色的含铁蛋白质复合物，各种组织都含有铁蛋白。其分子量为46万，直径约130nm，内腔60nm，可容纳4500个铁原子。铁蛋白存在于几乎所有身体组织尤其是肝细胞和网状内皮细胞内。作为铁储备，它具有保

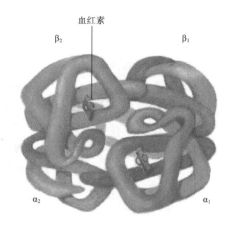

图2-2　珠蛋白结构模型

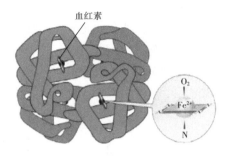

图2-3　珠蛋白中血红素携氧示意

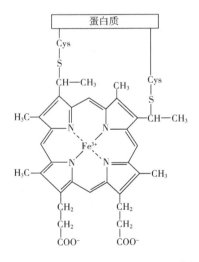

图2-4　细胞色素c中血红素与
蛋白质的连接

护功能，能防止铁以离子状态存在或从结合物中逸出而产生毒害作用。进入体内的储存铁大部分以铁蛋白的形式存在，还具有调节铁的吸收和转运铁的作用。微量的血清铁蛋白反映了正常的铁储备。检测血清铁蛋白是缺铁性贫血诊断的重要手段。

3.乳铁蛋白

乳铁蛋白是铁结合糖蛋白，属于运铁蛋白家族。其分子量为7.7万，1分子乳铁蛋白能结合2个铁。乳铁蛋白存在于人体各种外分泌物及中性白细胞内的颗粒中。乳铁蛋白在初乳和牛奶中含量高，在眼泪、唾液、精液、鼻和支气管分泌物、胆汁和胃肠液等黏膜分泌物中的含量较低。此外，乳铁蛋白也是中性粒细胞的组成成分。它具有抗菌消炎、提高免疫力的作用。100mL人乳中约含150～200mg乳铁蛋白，是牛乳中的10倍，占普通母乳总蛋白的20%。

4.含铁血黄素

含铁血黄素是一种不稳定的铁蛋白聚合体，是一种含铁质的棕色色素。含铁血黄素主要是血红蛋白的代谢产物，组织内出血时，从血管中逸出的红细胞被巨噬细胞摄入并由其溶酶体降解，有含铁血黄素说明是慢性淤血或者有陈旧性出血。

5.无机铁

主要指通过饮食等摄入的无机铁，暂时没有转化为有机铁而存于体内，主要供合成血红蛋白等。

第四节　铁的生物学作用和生理功能

铁在人体中的分布很广泛，几乎所有的组织都含有铁，是人体发育的"建筑材料"。铁主要用于合成血红蛋白、构成各种金属酶的必需成分或活化某些金属酶及其辅助因子，在机体运送氧和细胞内电子传递中发挥极其重要的作用。

一、铁参与氧的运输和储存

1.铁是血红蛋白的组成成分

机体中氧的生物功能包括氧化有机营养物向细胞提供能量，释放活性氧破坏或杀伤被内吞入细胞的细菌和外来物质，对外源性物质在肝脏进行氧化性解毒，参与某些氧化性代谢和生物合成等。血液中的氧以溶解态和结合态两种形式存在。血液溶解的氧量极少，仅占血液总氧含量的1.5%左右，结合的氧占98.5%。氧的结合形式是氧合血红蛋白，血红蛋白在O_2和CO_2的运输方面占有极为重要的地位。

人体中氧的唯一来源是空气，通过呼吸，氧气进入肺泡，而后进入血液，与血液中的血红蛋白结合，通过血液循环供应给每一个细胞。血红蛋白是红细胞内的色蛋白，血液之所以为红色就是因为含有血红蛋白，动脉血中含氧量高为鲜红色，静脉血中含氧量少为紫红色。每个红细胞约含2.8亿个血红蛋白分子，从血红蛋白的分子结构得知，每个血红蛋白分子含有4个铁原子，而血红蛋白中的血红素中的铁是铁以亚铁离子的形式靠配位键结合的，每个亚铁血红素中的铁可以携带一个氧分子。由此可见，血红蛋白在氧的运输过程中承担着非常重要的作用。

2.运输和储存氧

血红蛋白的任务是运输和储存氧,这就说明氧与血红蛋白的结合是可逆的,否则血红蛋白难以完成储存和运输任务。由于血红蛋白特殊的分子结构,血红蛋白与氧的结合具有以下几个特征。

① 可逆、反应快速、无需酶的催化,受氧分压的影响。在肺部,氧分压高,氧与血红蛋白结合形成氧合血红蛋白(HbO_2);在组织中,由于组织呼吸耗氧,氧的分压低,氧合血红蛋白解离释放出氧,从而有效地将氧气由肺部输送至组织器官。其反应式可表示为:$Hb + O_2 \rightleftharpoons HbO_2$。

② 铁与氧的结合是"氧合",而不是"氧化"。氧合血红蛋白中的铁仍为二价铁。100mL血液中血红蛋白所能结合的最大氧量为血红蛋白的氧容量,此值受血红蛋白浓度的影响。而血红蛋白实际结合的氧量称为血红蛋白的氧含量,氧含量与氧容量的比值即为血红蛋白的氧饱和度。

③ O_2与血红蛋白的结合使得血红蛋白的结构发生了某种变化,这种变化使其与O_2的结合能力增强。反之,氧合血红蛋白离解出1分子O_2后,其他结合氧则更易释放。而释放出氧的脱氧血红蛋白结合CO_2的能力要强于氧合血红蛋白。在组织器官中,因氧分压比较低,氧合血红蛋白解离释放出氧后与CO_2结合,通过血液循环将CO_2携带到肺部。同理,在肺部,血红蛋白解离释放出CO_2后与O_2结合,将O_2携带至组织器官。

一氧化碳(CO)与血红蛋白的亲和力是O_2的230~270倍,因而,即使很低浓度的CO也可从氧合血红蛋白中夺取O_2,阻断其结合位点,使血红蛋白失去输送O_2的能力,从而危及生命。这就是一氧化碳中毒的根本原因。

二、铁与酶的关系

铁是多种酶的活性中心,目前已知机体有数十种铁酶或铁依赖酶,如过氧化氢酶、过氧化物酶和单胺氧化酶等。过氧化氢酶是一种含铁血红素酶,过氧化物酶为一大类有共同活性的酶,其中大多数含Fe(Ⅲ)-卟啉辅基。这些酶能有效清除机体氧化过程中产生的过氧化氢和有机过氧化物等有害物质,使机体免受损伤。脑组织单胺氧化酶是一种含铁酶,是灭活单胺类神经递质的重要酶,组织中铁的缺乏会影响单胺氧化酶的活性,引起单胺类神经递质的代谢障碍。

现在认为,缺铁性贫血引起的幼儿智商偏低与脑组织中含铁酶或铁激活酶活性的降低有关,在脑发育的关键阶段缺铁可能引起不可逆转的脑发育损伤。因此,婴幼儿保证铁的营养非常关键。另外,在机体能量代谢的三羧酸循环过程中,有半数以上的酶和辅助因子需要在含有铁或铁存在时才能发挥作用,缺铁可直接影响能量代谢。

三、铁直接参与能量代谢

生物体不能自身创造能量,只能从外部获取能量。对于人来说,食物是能量的主要来源。摄入的食物通过消化系统消化后以生物大分子的形式被吸收,通过血液循环输送至各组织器官,生物大分子进一步氧化释放出能量。葡萄糖是人体最适宜的能量来源:

$$C_6H_{12}O_6 + 6O_2 \longrightarrow 6CO_2 + 6H_2O + 17.1kJ/g$$

生物大分子的氧化称为细胞呼吸，也叫生物氧化或组织呼吸。细胞呼吸过程非常复杂，涉及一系列蛋白质和酶。从反应部位讲，释能过程是在线粒体内膜上的电子传递系统参与下完成的，线粒体是生物氧化和产生能量的"动力工厂"。在这里，糖氧化产生的含高能电子的还原物经电子传递链传递电子，同时启动氧化磷酸化反应。电子传递链包括黄素蛋白类、泛醌（Q）和细胞色素类等。黄素蛋白类中最重要的是还原型辅酶Ⅰ-泛醌（NADH-Q）还原酶，由黄素蛋白和多种铁硫蛋白构成。细胞色素是一类以血红素为活性中心的色蛋白，是含铁的电子传递体，辅基为铁卟啉的衍生物，铁原子处于卟啉环的中心，如细胞色素a及a_3的辅基是血红素A，如图2-5所示。血红素A与多肽链的结合是非共价键。机体如果缺铁，势必影响到细胞呼吸，影响人体的正常生理功能。

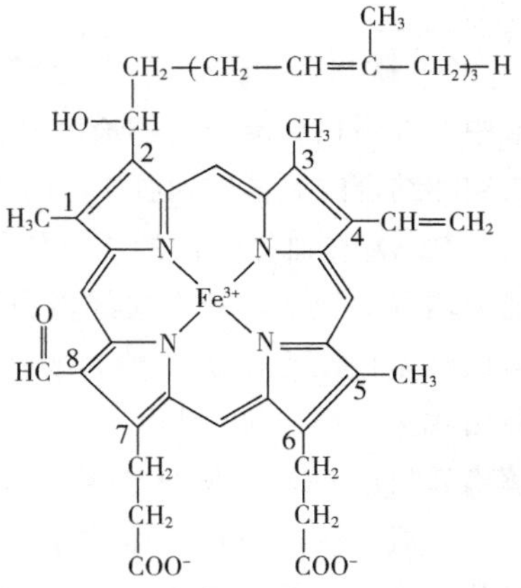

图2-5 血红素A的结构

研究表明，体内能量的释放依附于线粒体聚集铁的数量，聚集铁越多，能量释放越多。心、肝和肾是机体能量代谢中最重要的器官，其组织中线粒体内蓄积的铁尤为丰富。美国西部高山人超常的体能为世人所知，美国学者曾就其原因进行了分析，认为与高山人大量摄取羚羊、牛和鹿等动物的肉有关。一般认为，只有二价铁易被人体吸收，特别是亚铁血红素中的铁吸收最好。研究发现，同一地区不同肉类中亚铁的含量差别很大，如测定了牛里脊、猪里脊、羊排和火鸡肉中的亚铁含量，发现由高到低顺序为牛里脊>羊排>火鸡>猪里脊。而有些野生动物肉中的亚铁含量比牛肉还要高。

四、铁与免疫功能

铁参与激素的合成或有增强激素的作用，能保持机体正常免疫功能，增强中性粒细胞杀菌及吞噬功能，促进T细胞和B细胞增殖、分化及抗体的产生。铁缺乏可引起患者免疫功能障碍，贫血病患者免疫能力低就是这个原因。缺铁可使外周血淋巴细胞对致有丝分裂的因子的反应下降，影响吞噬功能，降低中性粒细胞对细菌的杀伤能力，可使T细胞数量轻度减少。但是，体内铁并不是越多越好，铁也是细菌所需要的营养素，如果体内铁过多，感染的危险性也会相应增加。由此可见，铁缺乏和铁过多都可导致免疫反应的变化。

五、铁与脑功能

铁对所有年龄段人的正常脑功能至关重要。研究发现，在贫血儿童和对照受试者之间，他们的学习表现、感觉运动能力、注意力、学习和记忆能力均存在显著性差异，用学校成绩试验测评显示，给缺铁性贫血儿童补充铁，有益于提高他们的学习能力。

六、铁与其他元素和维生素的相互作用

在生物体内，铁与其他元素和维生素的作用十分复杂。它们之间的复杂性既表现在铁与

锌、铜、锰等微量元素和维生素 A、 B 族维生素、维生素 C 等维生素在吸收与代谢上的影响，也表现在这些营养素在疾病发生、发展上的作用。

1.铁与锌

铁与锌是人体内含量较高的微量金属元素。体内铁和锌代谢密切相关，缺铁性贫血患者细胞内锌浓度降低。当患缺铁性贫血时，肠道吸收铁的能力增强，竞争性地抑制了锌的吸收。铁剂治疗后，血清铁和锌同时上升，提示治疗缺铁性贫血并伴低锌病人，单纯补充铁剂既可提高体内铁储存量，也可改善锌的吸收，提高血清锌水平，而不必另加锌剂。通常处于缺铁势态的动物有较高的锌吸收率，由于锌和铁吸收时的相互抑制作用，高剂量的补锌、补铁不仅不能治疗和预防缺锌、缺铁，反而加重锌、铁缺乏病的发生和发展。铁对锌的吸收和利用的抑制与铁的价态有关，二价铁的作用大于三价铁，如果三价铁与维生素 C 同在，则抑制作用接近二价铁。此外，铁与锌在与硫醇结合方面也存在竞争性的抑制作用。

2.铁与铜

铜参与造血过程，可以促使无机铁变为有机铁，促进铁的吸收、运送和利用。铜对于铁的运输过程很重要，主要通过铜蓝蛋白起作用，后者在细胞中容易与运铁蛋白结合。铁从细胞膜进入运铁蛋白时，铜蓝蛋白是铁的直接携带者。机体缺铜时不仅使铁的吸收量减少，而且铁的利用也发生困难。缺铜后铁聚集在各种细胞内不能释放和转运，损害了铁从细胞内进入血浆的过程。体内缺铜可导致铜蓝蛋白不足，使血浆铁更换率减小，红细胞成熟障碍，血清铁降低，铁利用减少，铁储存增加，可发生小细胞低色素性贫血及细胞色素系统的合成障碍。

3.铁与锰

铁与锰有相似的电子轨道、构型和配位数，它们既能相互干扰彼此在消化道的吸收进程，又能协同造血。一般认为，锰与造血密切相关，并且在胚胎早期已发挥作用，因为锰也参与卟啉的合成和加速铁蛋白内铁的释放速度。在形成胚胎 12～15 天的动物肝脏里已聚集了很多的锰，而此期的肝脏是造血的主要器官。流行病学调查发现，各种贫血的病人，血锰多半降低。但锰的大量供给则抑制铁的吸收和利用。缺铁可使锰的吸收增加，但高铁则抑制锰的吸收和利用。此外，锰离子还可加速铁蛋白内铁的释放速度。

4.铁与钼

钼是人体黄嘌呤氧化酶和醛氧化酶的重要成分，参与细胞内电子的传递，主要向细胞色素 c 转运电子。黄嘌呤氧化酶对人体内嘌呤化合物的氧化代谢及最后在催化尿酸形成的过程中与铁的代谢密切相关，它能催化肝脏铁蛋白中铁的释放，加速铁进入血浆的过程，并能使释放的二价铁在血浆内很快氧化成三价铁，以便迅速与 $β_1$ 球蛋白结合形成运铁蛋白，使铁能顺利运送到骨髓、肝脏及其他组织。缺铁性贫血的病人血清钼相对增多。

5.铁与镍、铬

铁在体内的吸收需要镍的参与，铁与镍之间在生物体内的相互作用既是协同性的，又是拮抗性的。三价态的铁与镍的作用是协同性的，而二价态的铁与镍之间的相互作用是拮抗性的。

铬经肠道吸收后，进入血浆与运铁蛋白结合，将铬运至肝脏及全身组织，当运铁蛋白全部被铁离子占有而处于饱和状态时，铬离子则无法与运铁蛋白结合，将使铬的运输过程受阻，导致体内缺铬。

6.铁与铝、铅、镉

临床与实验研究发现，试验对象的血清铁与铝之间呈显著的负相关。长期接触铝可降低胃肠对铁的吸收，试验动物呈现小红细胞性贫血。过量铝减少铁的吸收，可能是铝与铁之间产生竞争性抑制的结果。运铁蛋白是转移 Fe^{3+} 的蛋白，有报道认为，运铁蛋白不但能与 Fe^{3+} 结合，也能与 Al^{3+} 结合。因此，在铝过量的情况下，可干扰其对铁的转运。这种竞争性的配位作用，或许正是血液透析患者易发生可逆性小红细胞性贫血的原因。另外，铁的代谢也可以调节铝的肠胃吸收。

铅中毒时会使铁的利用发生障碍，肠道对铁的吸收也受到抑制，而缺铁则可使铅在肠道的吸收增加。因此，儿童在缺铁的情况下也容易发生铅中毒。

镉可抑制肠道对铁的吸收，使血清铁蛋白降低，易诱发小细胞低色素性贫血，必须静脉补充铁剂才能纠正。

7.铁与维生素

（1）铁与维生素 A　低血清维生素 A 与低血清铁的贫血病人往往同时存在，而且维生素 A 的缺乏程度不同，机体表现出的铁代谢异常的程度也不同。维生素 A 缺乏时影响铁代谢或造血的机制可能是：①维生素 A 缺乏影响运铁蛋白合成，使肝储存铁释放入血液中发生障碍，引起骨髓缺铁，导致造血功能下降；②维生素 A 缺乏影响亚铁血红素合成时铁的利用，导致红细胞分化障碍；③维生素 A 缺乏时机体对感染的易感性增加，从而抑制骨髓造血。

（2）铁与维生素 C、维生素 D 及 B 族维生素　维生素 C 可促进铁的吸收，并加速储存铁的动员和释放，维生素 C 缺乏时，体内铁的吸收和分布出现紊乱。铁中毒时维生素 C 可加速去铁胺从尿内排泄铁的作用。维生素 C 还能促进叶酸转变成四氢叶酸，有利于造血，但大量的维生素 C 可使维生素 B_{12} 失活。维生素 D、叶酸及维生素 B_{12} 等均可促进铁的吸收和利用。维生素 B_6 或烟酸缺乏时可引起铁吸收量增加，但均为病理现象。前者为蛋白质代谢障碍，去铁铁蛋白合成困难；后者是由于肠黏膜变性，使机体失去控制铁吸收的能力。维生素 B_6 缺乏还可降低酶的活性，妨碍亚铁血红素的合成，血红蛋白合成减少，线粒体内的铁代谢紊乱，产生铁粒幼细胞贫血。

第五节　铁的吸收与排泄

一、铁的吸收

铁在食物中主要以三价铁的配位化合物的形式存在，少数为二价铁的形式。肉类等动物食品中的铁约有 1/2 是血红素铁，其他为非血红素铁。前者在体内吸收时，不受膳食中植酸、磷酸的影响，后者常受膳食因素的影响。食物中的铁需要通过胃酸分解并还原成亚铁离子，然后再与肠内容物中的维生素 C、糖类以及氨基酸等相结合形成二价铁的配位化合物，才能被十二指肠及空肠所吸收，也有少量铁在胃内吸收。铁的吸收量因人而异，表 2-3 为不同类型的人铁正常吸收量。

表 2-3 不同类型的人铁正常吸收量

研究对象	食物中获取/（mg/d）	吸收率/%
成年人	10～15	5～20
婴儿	（奶）	>20
儿童、少年	15	5～20
妇女	15～20	>10
孕妇	20～30	>10

注：口服铁剂吸收率为 1%～5%，有机铁的吸收率稍大于无机铁。

与其他必需微量元素一样，铁的吸收、转运和利用受到体内调节机制的严格控制。铁的内稳态调节机制的一个突出特点是，铁在机体内的生物转运率很高，每天仅需从外界吸收 1mg 的铁，即能满足机体数千倍的铁周转量。

二、影响铁吸收的因素

血红素铁主要存在于动物的全血、内脏及肌肉中，非血红素铁主要存在于谷类和蔬菜等植物性食物中，牛奶、鸡蛋以及用于食物铁强化的各种铁制剂中的铁也是非血红素铁。一般来说，血红素铁的吸收率较高，其原因之一就是食物中的其他成分不影响其吸收；非血红素铁的吸收率很少超过 10%。影响铁吸收的因素很多，如食物种类与食物及不同营养素的搭配、胃肠因素、不同个体与机体状态、铁的性质等都影响铁的吸收。

1.食物因素

动物食品铁的吸收率大于植物食品；动物食品与植物食品混合，有利于植物食品铁的吸收；无机铁与动物食品和还原性物质（如维生素 C）混合食用，可提高铁的吸收率。

维生素 C、维生素 B_2、叶酸、氨基酸、果糖和脂肪等有助于铁的吸收，例如牛乳加维生素 C 能使铁的利用增加 300%。而机体摄食大量纤维素、鞣酸、植酸盐、草酸盐和磷酸盐等可抑制铁的吸收。原因大多是其易与铁形成难溶性复合物，因而不易被机体吸收。大量摄入钙、镁、锌和铜也可影响铁的吸收，可能是它们相互竞争吸收结合部位所致。饮茶对人类膳食中铁的吸收具有强烈的抑制作用，是由于铁能与茶叶提取物中的酚羟基结合。进餐的同时或餐后 1 小时内饮用咖啡对铁吸收的抑制作用呈剂量依赖关系，但在餐前 1 小时饮用则无明显的抑制作用。几种常见食物中铁的吸收率见表 2-4。

表 2-4 常见食物中铁的吸收率

食物	铁的类型	吸收率/%	食物	铁的类型	吸收率/%
牛肉	血红素铁	22	玉米	非血红素铁	3
动物血	血红素铁	20	菠菜	非血红素铁	<2
鱼肉	血红素铁	11～15	大米	非血红素铁	1
牛肝	血红素铁	16	人奶	非血红素铁	20～49
黄豆及制品	非血红素铁	3～7	牛奶	非血红素铁	10～13
黄豆蛋白提取物	非血红素铁	2～3	牛乳+维生素 C	非血红素铁	30～40
小麦面粉	非血红素铁	2～5			

由表 2-4 中数据看出，人奶中的铁虽然属于非血红素铁，但其中铁的吸收率很高，几乎是所有其他食物中的铁吸收率所不能比拟的，显然这与人奶中某些成分有关，具体机制尚不清楚；菠菜营养成分极其丰富，其含铁量在叶菜类蔬菜中也是比较高的，但机体对其中铁的吸收率并不高，除了菠菜中含有较多草酸外，可能还有其他影响铁吸收的因素存在。

2.铁的性质及制剂

二价铁易吸收，其中硫酸亚铁、琥珀酸亚铁、乳酸亚铁、葡萄糖酸亚铁、卟啉铁吸收率较好。另外，含铁物质的剂量适当也能提高铁的吸收率。

3.胃肠因素

胃内酸度和分泌成分对铁的吸收起着重要作用。胃酸缺乏往往引起铁的吸收障碍，胃切除的病人吸收铁的能力降低。小肠本身具有控制铁的吸收机能，当人需要铁时，肠黏膜加速铁的吸收；当不需要铁时，肠黏膜阻碍铁的吸收。因此，慢性胃炎、肠炎患者，铁的吸收能力大大降低，容易发生缺铁性贫血。

4.不同个体与机体的状态

个体对铁的需要量影响着铁的吸收率，婴幼儿、青少年与老年人吸收率差别较大。老年人铁的吸收量减少；消化道酸度偏低也将影响铁的吸收；不贫血的献血者或孕妇的铁吸收量显著增加，一般高于正常 2～10 倍；妇女每天吸收 0.5mg 就可满足需要，但月经后每日吸收量可达 10mg 以上；患急慢性传染病的人，铁的吸收量明显减少，而且用任何治疗手段都不能增加铁的吸收。

另外，体内储存铁的数量、红细胞生成率、骨髓功能状态、促红细胞生成素的含量、运铁球蛋白饱和度、血清铁清除率以及铁蛋白合成的数量等也影响铁的吸收。

三、铁的排泄

人体除了粪便和尿排出铁外，铁还不断地通过汗、头发和指甲丢失。正常成人粪便铁排出量依赖于摄入的量，每天大约排出 6～16mg，大多数为食物中未被吸收的铁；正常人尿中铁的含量直接受膳食铁水平的影响，但排泄量一般不超过 0.2～0.3mg/d；成人通过皮肤上皮脱落丢失的铁约为 0.5mg/d；在热带地区，人体每天的出汗量高达 5L，丢失铁高达 6.5mg/d，这被认为是热带地区缺铁性贫血高发的一个因素。

第六节　与铁有关的疾病

缺铁或铁的利用不良时，铁的正常功能失常，导致氧的运输及储存、二氧化碳的运输及释放、电子的传递、氧化还原等代谢过程紊乱，产生病理变化，最后产生各种疾病。缺铁时，肝脏的发育速度减慢，肝内合成 DNA 受到抑制，发生贫血，抑制生长发育，对感染的应激能力降低。

一、缺铁性贫血

缺铁性贫血主要是体内铁缺乏，影响正常铁血红素合成所引起的贫血。据世界卫生组织调查，缺铁性贫血几乎遍及全球，占世界人口的 10%～20%，不论城市或农村，也不论性别和年龄，都有发生缺铁性贫血的可能，而且女性比男性高。世界各地区妇女贫血的百分比较高，男女发病率之比接近1：2。儿童贫血病患者约占50%，主要是缺铁性贫血。

钩虫病能引起肠道长期少量出血，多年肛痔出血或妇女月经过多等长期损失铁。由于体内总铁量的65%存在于细胞内，因此反复多量失血引起体内总铁量显著下降，最终可使体内的储铁量枯竭，以致发生缺铁性贫血。

缺铁的原因：一是摄入量不足，许多人由于偏食等原因对富含铁的食物摄入量不足；二是丢失过多，慢性失血是缺铁性贫血最常见病因之一；三是吸收障碍，铁吸收障碍包括机体吸收能力低下和食物中存在干扰吸收的物质或因素，食物搭配不合理可影响铁的吸收；四是干扰铁质吸收的食物摄入过多，铁的吸收极易受其他食物或食物成分的干扰，如茶、咖啡、植酸、磷酸盐、草酸盐、高纤维及可乐、汽水等碳酸饮料均不同程度地影响人体对铁质的吸收，例如菠菜营养成分极其丰富，身体健康的人多吃菠菜的确会补充体内少量的铁质，但贫血的人多吃后反而会让体内铁质流失得更快，因为菠菜富含草酸，能与铁结合，形成不易消化的物质；五是先天储铁不足，胎儿期最后3个月从母体获得的铁最多，如因早产、双胎、胎儿失血和母亲患严重缺铁性贫血等均可使胎儿储铁减少；六是生长发育迅速导致铁需要量增加，婴儿期生长发育较快，3～5个月和1岁时体重分别为初生时的2倍和3倍，早产儿体重增加更快。

缺铁性贫血的临床表现主要与贫血程度有关，严重者除有一般贫血症状外，可发生肝、脾、淋巴结肿大和四肢水肿。实验室检查，贫血者的血红蛋白、红细胞和血清铁低于正常值。缺铁性贫血一般通过口服铁剂进行治疗，其中硫酸亚铁最常用，必要时也可以注射铁剂进行治疗。

二、再生障碍性贫血

再生障碍性贫血是由红骨髓显著减少，造血功能衰竭而引起的一种综合征，以全血细胞减少为主要临床表现。病因有化学因素、物理因素和生物因素，还多见于长期贫血治疗无效、慢性肾功能衰竭和脑垂体功能减退症等原因。该病有造血功能障碍、出血和感染三大特点。用铁剂、维生素 B_{12} 和雄性激素治疗，可提高人体对铁的利用，刺激亚铁血红素的合成。

三、高铁血红蛋白症

血红蛋白分子的辅基血红素中的亚铁被氧化成三价铁，即成为高铁血红蛋白（MHb），同时失去带氧功能。正常红细胞能利用还原型辅酶Ⅰ（NADH），在细胞色素 b_5 还原酶催化下，使 MHb 还原成血红蛋白（Hb）。一旦 MHb 含量在血中增高，称 MHb 血症。一般中毒性 MHb 血症较常见，有接触某些药物或毒物如亚硝酸盐、非那西汀、普鲁卡因和苯胺等的病史，婴儿腹泻也是常见的诱因。先天性 MHb 血症较罕见，主要由细胞色素 b_5 还原酶缺乏所致。

先天性 MHb 血症不需治疗。核黄素和大量维生素 C 可以降低 MHb 含量。中毒性 MHb 血症症状明显，MHb 含量超过20%者，应及时治疗。

四、铁过量引起的疾病

由于人类大量食用铁强化食品和含血红素铁高的红肉、使用铁制炊具、超量服用维生素 C、饮用柠檬酸以及嗜酒等而摄入过量的铁。特别是膳食结构的改变、强化食品的过度使用和工业污染等原因，可使进入体内的铁增加。流行病学调查和动物实验研究都表明，体内的铁储存过多与许多疾病如肝病、冠心病、肿瘤、高血压、关节炎和骨质疏松症等有关。

1.铁与肝脏疾病

肝脏是维护机体内环境稳定的重要器官，是铁储存的主要部位。因此，肝脏也是铁过多诱导损伤的主要靶器官。肝脏铁过量有两种严重的后果，即铁过多引起的肝纤维化和肝细胞肿瘤。肝纤维化可发展为肝硬化，铁过多引起的肝纤维化和肝硬化通常发生在严重的遗传性血红蛋白沉着症的男性病人身上，最明显的病理特征是肝细胞内存有大量的棕褐色含铁血黄素，纤维化主要出现在血管内及其周围，这可能是肝脏的这些部位铁过量最严重且时间又长的缘故；肝细胞肿瘤是纯合型遗传性色素沉着症病人的常见并发症，几乎有 1/3 的血红蛋白沉着症和肝硬化的病人发生肝细胞癌。有关铁过多与肝细胞癌发病机制的关系尚不完全清楚，但临床研究发现含有大量铁的肝细胞更容易受乙型肝炎病毒（HBV）感染，并且有利于病毒的复制，因而肝细胞内铁含量高无疑增加了 HBV 感染的机会，也就增加了肝细胞肿瘤发生的危险性。

2.铁与冠心病

铁在冠心病发病过程中具有多方面的作用。铁直接参与心肌缺血-再灌注损伤过程，影响心脏传导系统，损害心脏功能。同时铁又参与了动脉粥样硬化的形成。缺铁性贫血病人不易患心血管疾病，而高铁能使血细胞比容升高，促进动脉硬化的形成。通过全国流行病学调查和实验检测发现冠心病患者体内的铁含量明显高于正常人，而且与血压、胆固醇、血细胞比容和低密度脂蛋白等呈显著正相关。

早在 1931 年，国外学者首先提出绝经妇女心脏病的发病率之所以升高，不是因为雌激素的降低，而是因为绝经妇女不像年轻时那样以高比率丢失铁。他认为身体铁含量减少可以减缓甚至避免缺铁性心脏病（ischemic heart disease，IHD）的发生。妇女口服避孕药对心脏病发病率影响的研究结果亦与上述观点相一致。

IHD 在发达国家要比发展中国家常见得多，在发展中国家最贫穷的人群中 IHD 发病率也最低。但从发展中国家移民到富裕地区者，后来发生 IHD 的危险性也较大。据认为这是诸多因素导致穷人缺铁造成的，包括食物中的铁含量低，高纤维膳食阻止铁的吸收及寄生虫病的流行等。

总之，体内铁储存过多很可能是导致 IHD 的一个重要原因。研究体内铁的储存与心脏病的关系，不仅有可能提供另一条研究 IHD 的途径，更重要的是有可能通过较为简便的方法如减少铁的摄取、定期适量献血等措施来预防和治疗 IHD。

3.铁与肿瘤

早在 1941 年就有学者研究发现，自发性血红蛋白沉着症的个体中肝肿瘤的发生率很高，这提示铁和肿瘤之间有联系。大量流行病学资料显示，体内铁的储存过多与肝、结肠、直肠、肺、膀胱和食管等多种器官的肿瘤发生有关。动物实验也表明，铁含量过多与肿瘤的发生有关，如在注射右旋糖酐铁的部位发生肉瘤，且肉瘤的发生与铁的剂量有关。

铁与癌的关系机制虽然尚不完全明确，但有几点已引起人们的关注：一是癌变程度与铁的含量呈正相关，可能是由于癌细胞的增长需要大量的铁；二是由铁诱导的自由基造成的细胞损伤可能诱发肿瘤的发生和发展。因此，有人认为去铁可以抑制肿瘤生长。

4.铁与感染和炎症

因为细菌生长需要铁，所以铁能促进细菌生长。正常情况下，血红蛋白和肌红蛋白中的铁被保护，细菌不能利用。但组织受损时，引起细胞内血红蛋白释放与降解，它的铁可能被细菌利用。

当然在铁利用度提高可促进感染这一过程进行的同时，机体有一套机制去控制铁对入侵细菌的供给，此时一般体温升高，血铁降低，细菌生存环境的适宜度降低，直至细菌失活。因此，可采用铁螯合剂治疗细菌感染。目前，很多治疗感染的药物都含有铁螯合剂。

另外，高血压、肾损伤和中枢神经系统疾患等也与体内铁含量过高有关。

男性高血压的发病率比女性高，但女性绝经后，高血压的发病率增高。临床曾使用铁剂治疗高血压，有些患者出现收缩压和舒张压升高的现象，经相关分析，临界高血压和高血压患者体内的铁水平均高于正常人，且铁水平与血压呈正相关。

正常情况下，体内的铁以血红素铁和非血红素铁等形态存在。但在急、慢性肾脏病变，尤其是伴有蛋白尿的临床病人和动物模型中，可发现小管液及上皮细胞质内具有催化活性的游离铁显著增加，并可积聚于肾近曲小管和远曲小管细胞的溶酶体中，偶见积聚于线粒体内。进一步研究证明，铁负荷可增加肾缺血损伤的易感性，而肾小管上皮细胞是铁介导的氧自由基损伤的主要部位。

铁的致氧化损伤作用与其维持正常活动的功能一样重要。通过与过氧化氢和氧反应，过量的游离铁可以引发脂质过氧化，有利于自由基的产生和聚集，引起细胞膜的损伤，最终导致细胞的死亡。自由基学说认为自由基对神经系统的损伤是导致阿尔茨海默病（AD）的原因之一。

第七节 铁中毒及其救治

人体具有很强的控制铁吸收与维持铁平衡的能力，铁过量或中毒的情况并不多见。只有当人们误服大量的补铁药，或者摄食过量的含铁食物时，亦或因遗传疾病等因素导致铁吸收过量时才会引起铁中毒。

一、急性铁中毒

铁的致死量为200～900mg/kg，由于铁的简单化合物容易水解、聚合及沉淀等原因而吸收甚少，所以口服毒性很低，但摄入过多时仍可导致中毒。不同铁化合物经口急性毒性差别较大，$FeCl_3$毒性较高，$FeSO_4$毒性次之，有机酸铁盐毒性较低。

急性铁中毒的临床过程一般可分为以下4个阶段：①吞服1h内，腹痛、呕吐，有时可见呕血、黑便和代谢性酸中毒，不及时救治，可在4～6h内昏迷乃至死亡；②第一阶段过后，第二阶段是一个平稳期，一是好转，二是进入第三阶段；③吞服12～48h之内为第三阶段，往往出现高热、黄疸、抽搐、昏迷和死亡；④若幸存，在6周后进入第四阶段，出现幽门狭窄或胃纤维化并有梗阻症状。

曾有小儿误服硫酸亚铁2～4g，成人误服6～12g，引起急性中毒病例。成人口服氧化铁的致死量是 30g 左右，硫酸亚铁约 50g，小儿 5～10g。

因口服铁剂引起的急性铁中毒，可用 50g/L 碳酸氢钠溶液洗胃，继而用牛奶、豆浆、鸡蛋清及活性酸等洗胃。

二、慢性铁中毒

慢性铁中毒也称继发性血色病，是铁在体内累积过多而引起的毒性反应。曾发现有罕见的病例体内含铁总量为正常人的 10～20 倍。长期吸入含铁较高的空气或长期摄入含铁高的饮食以及多次大量输血，使机体产生铁代谢紊乱，可能引起铁的慢性中毒。

慢性铁中毒临床表现为头重脚轻，记忆力及食欲减退，皮肤色素沉着，肝脾肿大，多饮、多食、多尿，血糖可轻度或重度升高，尿糖阳性，性功能低下，患心肌炎等。实验室检查可见血清铁明显升高，血清铁饱和度增加，尿液检查可见含有铁黄血素的肾小管上皮细胞。

慢性铁中毒应根据发病原因对症治疗，可采用放血疗法和驱铁疗法，因输血和注射铁剂引起的中毒应该立即停止输血及注射铁剂。

知识拓展

细胞色素

细胞色素（cytochromes，Cyt）是位于线粒体内膜的含铁电子传递体，其辅基为铁卟啉。细胞色素广泛参与动植物、酵母、好氧菌以及厌氧光合菌等的氧化还原反应。细胞色素作为电子载体传递电子的方式是通过其血红素辅基中铁原子的还原态（Fe^{2+}）和氧化态（Fe^{3+}）之间的可逆变化。各类细胞蛋白（血红素蛋白）在细胞能量转移中都起着极为重要的作用。现已发现的细胞色素种类很多，根据其吸收光谱的不同可分为三大类，即细胞色素 a、b、c（Cyt a、Cyt b、Cyt c）。每类又分为若干种，其中细胞色素 a 又分为 a、a_3，但现在还不能把 a 和 a_3 分开，故把 a 和 a_3 合称为细胞色素 c 氧化酶；细胞色素 c 又有 c 与 c_1 之别。目前已鉴定出至少 30 种不同的细胞色素。

T细胞

T 细胞一般指 T 淋巴细胞，来源于骨髓的多能干细胞（胚胎期则来源于卵黄囊和肝）。在人体胚胎期和初生期，骨髓中的一部分多能干细胞或前 T 细胞迁移到胸腺内，在胸腺激素的诱导下分化成熟，成为具有免疫活性的 T 细胞。成熟的 T 细胞经血流分布至外周免疫器官的胸腺依赖区定居，并可经淋巴管、外周血和组织液等进行再循环，发挥细胞免疫及免疫调节等功能。T 细胞的再循环有利于广泛接触进入体内的抗原物质，加强免疫应答，较长期保持免疫记忆。

B细胞

B 细胞即 B 淋巴细胞的简称，来源于骨髓的多能干细胞。B 淋巴细胞的祖细胞存在于胎肝的造血细胞岛中，此后 B 淋巴细胞的产生和分化场所逐渐被骨髓所代替。胰岛 B 细胞是胰岛细胞的一种，属内分泌细胞，能分泌胰岛素，起调节血糖含量的作用，是淋巴干细胞在鸟类法氏囊和哺乳类动物的骨髓中分化成熟而来，成熟的 B 细胞主要定居于淋巴结皮质浅层的淋巴小结和脾脏的红髓、白髓的淋巴小结内。B 细胞在抗原刺激下可分化为浆细胞，浆细胞可合成和分泌抗体（免疫球蛋白），主要执行机体的体液免疫。

致癌的不良饮食习惯

高盐饮食是产生食道癌的主要原因；发霉食品中含有黄曲霉素，是一种强烈的致癌物质；腌制食品中含有亚硝胺，是一种致癌物质；经常吃过烫过热的饮食会灼伤口腔和食道上皮细胞，使它变异为癌细胞；过量食用辛辣食品也会促进癌细胞的增长。

帕金森病

帕金森病（parkinson's disease，PD）是一种常见的神经系统变性疾病，最主要的病理改变是中脑黑质多巴胺（dopamine，DA）能神经元的变性死亡，由此而引起纹状体 DA 含量显著性减少而致病。帕金森病起病隐匿，进展缓慢。首发症状通常是一侧肢体的震颤或活动笨拙，进而累及对侧肢体。临床上主要表现为静止性震颤、运动迟缓、肌强直和姿势步态障碍。近年来人们越来越多地注意到抑郁、便秘和睡眠障碍等非运动症状也是帕金森病患者常见的主诉，它们对患者生活质量的影响甚至超过运动症状。该病症以老年人多见，平均发病年龄为 60 岁左右，40 岁以下起病的青年帕金森病较少见。我国 65 岁以上人群 PD 的患病率大约是 1.7%。

阿尔茨海默病

阿尔茨海默病（alzheimer disease，AD）俗称老年痴呆症，是一种起病隐匿的进行性发展的神经系统退行性疾病，是以神经元纤维缠结和颗粒空泡样变性为病理改变。临床上以记忆障碍、失语、失用、失认、视空间技能损害、执行功能障碍以及人格和行为改变等全面性痴呆表现为特征，病因迄今未明。多见于 70 岁以上（男性平均 73 岁，女性为 75 岁）老人。65 岁以前发病者，称早老性痴呆；65 岁以后发病者称老年性痴呆。

什么样的孩子易缺铁

①储备不足：早产的宝宝，母亲孕期贫血。②摄入不足：宝宝出生 6 个月后，母乳中铁营养不足，如果不及时补铁，容易出现缺铁；偏食挑食，喜素不喜荤，尤其是不爱吃动物血、内脏与瘦肉等含铁量较高的食物。③疾病因素：胃肠道出血，反复感染生病。

孩子缺铁有哪些表现

①面色苍白，头晕耳鸣，疲乏无力，不爱活动；②烦躁哭闹，睡不沉，精神不集中，反应迟钝，记忆力减退；③胃口不好，常呕吐，异食癖，腹痛，腹泻；④皮肤与黏膜上皮损害，口腔炎，舌炎，胃酸缺乏；⑤细胞免疫功能下降，经常生病。

练习题

一、解释概念

1.内源性铁；2.外源性铁；3.细胞呼吸；4.缺铁性贫血；5.再生障碍性贫血；6.高铁血红蛋白症；7.运铁蛋白

二、选择题

1.地壳中处于第二位的金属元素是（　　　）

A.铝　　　　　　　　B.钠　　　　　　　　C.铁　　　　　　　　D.铜

2.铁在地壳中处于的金属元素位次是（　　　）

A.一位　　　　　　　B.二位　　　　　　　C.三位　　　　　　　D.四位

3.铁在地壳中处于的元素位次是（　　　）

A.一位　　　　　　　B.二位　　　　　　　C.三位　　　　　　　D.四位

4.地壳中处于第四位的元素是（　　　）

A.铝　　　　　　　　B.硅　　　　　　　　C.铁　　　　　　　　D.铜

5.最早发现的人体必需微量元素是（　　　）

A.碘　　　　　　　　B.铁　　　　　　　　C.锌　　　　　　　　D.铜

6.铁在体内的存在形式按其结构中是否含有卟啉环分为卟啉铁类和非卟啉铁类，下列属于卟啉铁类的是（　　　）

A.血红蛋白　　　　　B.运铁蛋白　　　　　C.乳铁蛋白　　　　　D.含铁血黄素

7.铁在体内的存在形式按其结构中是否含有卟啉环分为卟啉铁类和非卟啉铁类，下列属于非卟啉铁类的是（　　　）

A.血红蛋白　　　　　B.运铁蛋白　　　　　C.肌红蛋白　　　　　D.细胞色素

8.每个血红蛋白分子中含有的铁原子数是（　　　）

A.1个　　　　　　　B.2个　　　　　　　C.3个　　　　　　　D.4个

9.每个亚铁血红素中的铁原子可以携带的氧分子数是（　　　）

A.1个　　　　　　　B.2个　　　　　　　C.3个　　　　　　　D.4个

10.卟啉铁类中在血内可以输送氧的蛋白是（　　　）

A.血红蛋白　　　　　B.运铁蛋白　　　　　C.肌红蛋白　　　　　D.细胞色素

11.卟啉铁类中在血内可以储存氧的蛋白是（　　　）

A.血红蛋白　　　　　B.运铁蛋白　　　　　C.肌红蛋白　　　　　D.细胞色素

12.铁在食物中主要以铁的配合物的形式存在，其中铁的价态主要是（　　　）

A.零价　　　　　　　B.二价　　　　　　　C.三价　　　　　　　D.四价

三、填空题

1.铁器时代_____铜器时代（填"早于"或"晚于"）。

2.人类4500多年以前就会使用铁，那时的铁是从太空掉下的_____。

3.人类对铁的普遍利用比铜、铅等晚，是因为_____。

4. 当体内铁的含量和分布异常时，就会影响正常的_____，铁的代谢水平已经成为衡量人体健康状况的_____。

5. 铁元素处于周期表的第_____周期、第_____族。

6. 人体几乎所有的组织都含有铁元素，其中尤以_____脏、_____脏含量最高，其次是_____。

7. 铁在体内主要以_____与各种蛋白质等生物大分子结合的形式存在，从其结构中是否含有_____环，可将铁在体内的形式分为_____铁和非_____铁类两类。

8. 卟啉铁类包括血红细胞内的_____、_____、_____。

9. 非卟啉铁类包括_____、_____、_____、_____、_____等。

10. 人体中氧的唯一来源是_____，通过_____，氧气进入_____，而后进入_____，与血液中的_____结合，通过血液循环供应给每一个_____。

11. 人的血液之所以为红色就是因为含有_____，动脉血中含氧量高为_____，静脉血中含氧量少为_____。

12. 铁与铜的关系非常密切，铜参与造血过程，可以促使_____铁变为_____铁，促进铁的吸收、运送和利用。

13. 因为细菌生长需要铁，所以铁能_____细菌生长。

四、简答题

1. 纯铁是银白色的，为什么人们常常称铁为"黑色金属"？

2. 铁在人体内的作用是什么？

3. 影响人体铁吸收的因素有哪些？

4. 哪些物质有助于机体对铁的吸收？

5. 哪些物质可抑制机体对铁的吸收？

6. 缺铁性贫血患者铁缺乏的原因是什么？

7. 人体一氧化碳中毒的根本原因是什么？

8. 因口服铁剂引起的急性铁中毒，一般怎样救治？

第三章

碘（I）与人体健康

引言

1811 年，法国硝石商人、药剂师贝尔纳·库尔图瓦（Bernard Courtois）将硫酸倒入海草灰溶液中，发现生成一种美丽的紫色气体，这种气体冷凝后不形成液体，却变成暗黑色带有金属光泽的结晶体。法国化学家盖·吕萨克（Gay Lussac）以其颜色——紫色的拉丁语将其命名为 iodium（碘），简称 I。

碘是人类发现的第二个必需微量元素。早在 19 世纪 40 年代，就已发现碘是人体必需的微量元素。在全球浩瀚的海洋中，蕴藏着 800 亿吨碘，大海是一座储量相当可观的碘库。但在人类出现以前，陆地曾经被含有大量腐殖质的土壤覆盖，其中的熟土层富含各种有机质，同时也包含碘元素在内的多种微量元素。当地球进入 164 万年前的第四纪冰川时期后，大部分陆地布满了冰层。随着地球逐渐变暖，冰川融化，水流将地球表面富含腐殖质和化学元素的成熟土壤冲刷，致使碘等微量元素流入海洋，陆地上的岩石经过千万年的淋溶与风化而成为缺乏碘元素的新土壤，这是造成地球陆地环境普遍缺碘的主要原因。

研究证明，碘是人类生长发育、智力发育和新陈代谢的重要微量元素，缺碘是世界上已知导致人类智力损害的最主要原因。因此人们称碘为生命元素、智慧元素、智能之花和聪明之泉。

鉴于这种情况，世界各国都采取了必要的措施，防治碘的缺乏。我国从 1994 年起，强制规定食盐加碘，并在每年的 5 月设定防治碘缺乏病日，向公众宣传补碘的重要性。

第一节　碘元素简介

碘（iodine），原子序数为 53，原子量为 126.90，处于元素周期表中第五周期、ⅦA 族卤素元素，其单质的密度为 4.93g/cm³（20℃），熔点为 113.5℃，沸点为 184.35℃。常温下为紫黑色晶体，易升华。碘的化学性质活泼，属于中强氧化剂，碘的氧化数为−1、+1、+3、+5、+7。碘在地壳中丰度不高，居 32 位，但分散度较大，几乎任何物质中都含有碘。地壳中含碘 0.14μg/g，海水中含碘 0.05μg/g，人体内含碘 0.18μg/g。碘是人体必需的微量元素之一，是合成甲状腺素的重要元素。

第二节　生物体内的碘

在各种食物中，鱼、肉、蛋和奶中的含碘量高于粮食、蔬菜和水果。海产品如海带、紫菜、蛤蜊、鱼、虾和蟹等的含碘量高于陆地食物。常见食物中的碘含量见表3-1。

表 3-1　常见食物中的碘含量　　　　　　　　　　　　　　　　单位：μg/kg

食物	鲜品		干品	
	平均值	范围	平均值	范围
谷物	47	22～72	65	34～92
豆类	30	23～36	234	223～245
蔬菜	29	12～201	385	204～1636
水果	18	10～29	254	62～277
牛奶	47	35～56	—	—
鸡蛋	93	—	—	—
肉	50	29～97	—	—
淡水鱼	30	17～40	—	—
海鱼	832	471～1591	—	1630～3180
贝类	798	308～1300	3866	1292～4958
海带	2000	—	100000	—

正常人体内含碘约 25～26mg，其中约 2/3 以甲状腺球蛋白的形式存储在约 20～25g 重的甲状腺内，其余分布在各种脏器、肌肉和血液中。人体血液和部分组织中碘含量测定数据为甲状腺（400mg/kg）、肝（0.2mg/kg）、肺（0.07mg/kg）、睾丸（0.07mg/kg）、肾（0.04mg/kg）、淋巴结（0.03mg/kg）、脑（0.02mg/kg）、卵巢（0.02mg/kg）、肌肉（0.01mg/kg）、全血（0.038mg/L）。

第三节　碘在人体内存在的形式

碘是生物体内摩尔质量最大的元素，作为甲状腺的成分，最早于 1896 年被证实。该微量元素被鱼类、两栖动物、鸟类、爬行动物和哺乳动物的甲状腺有效地浓缩，合成甲状腺激素。

甲状腺是人体最大的内分泌器官，甲状腺的形状与位置见图 3-1。胎儿到 10 周时，甲状腺就具有摄碘能力。碘由细胞外进入腺泡细胞内是一个逆电化学梯度的过程，一般认为，腺体内有一种被称为"碘泵"的专门运碘系统。进入甲状腺的碘，唯一的作用是用来合成甲状腺激素。

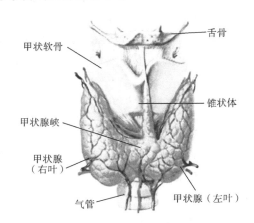

图 3-1　甲状腺的形状与位置

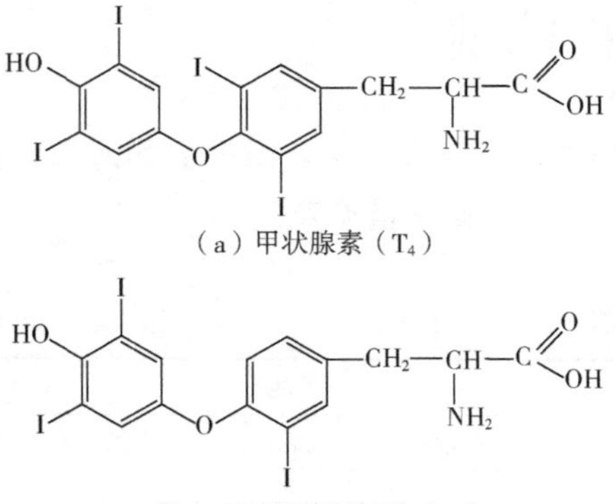

（a）甲状腺素（T₄）

（b）三碘甲腺原氨酸（T₃）

图 3-2　甲状腺素和三碘甲腺
原氨酸的分子结构

甲状腺素是细胞的产物，为灰白色针状结晶。熔点 231～233℃（分解）。溶于碱性溶液，不溶于水、乙醇和其他有机溶剂，但溶于无机酸或碱的乙醇溶液。

甲状腺素为两种具有生理活性的碘化酪氨酸衍生物，即四碘甲腺原氨酸（T_4）和三碘甲腺原氨酸（T_3）。T_4 早在 1915 年已经确定，而 T_3 直到 20 世纪 50 年代才分离得到。T_4 含量多于 T_3，而 T_3 的生理活性比 T_4 大 3～5 倍。成人血浆中 T_4 的正常浓度约为 45～120μg/L，T_3 的浓度约为 0.65～2.2μg/L，由于血浆中 T_4 的浓度远大于 T_3，因此 T_4 俗称甲状腺素。它们的分子结构见图 3-2。

合成甲状腺激素的主要原料是酪氨酸和碘。酪氨酸在人体内可以自行合成，而碘主要由食物供应。甲状腺腺泡上皮细胞对碘有很强的摄取能力，当碘被摄取入细胞后，在酶的作用下被活化。活化碘立即与由腺泡上皮细胞合成的甲状腺球蛋白中的某些酪氨酸残基结合，生成碘化酪氨酸——单碘酪氨酸和双碘酪氨酸，这一过程叫碘化。最后在酶的作用下，可以将两分子的双碘酪氨酸缩合成 T_4，或将一分子单碘酪氨酸和一分子双碘酪氨酸缩合成 T_3。这两种甲状腺激素生成后仍然附着在甲状腺球蛋白上，并且储存在腺泡腔中。甲状腺进行分泌活动时，甲状腺球蛋白被腺泡上皮细胞吞饮入细胞内，在酶的作用下，水解游离出 T_3、T_4。T_3、T_4 再由上皮细胞释放而进入血液，经血液循环运往全身各个组织器官从而发生作用。

甲状腺激素一旦转移到血液中，差不多完全（大于 99.7%）与血浆蛋白结合。

第四节　碘的生物学作用和生理功能

甲状腺所分泌的甲状腺素是一种激素，碘是通过甲状腺素发挥其生理作用的，甲状腺素能显著地增强机体内能量代谢和蛋白质、糖类及脂肪的合成与分解，促进生长发育。它能活化 100 多种酶，调节能量转换，加速各种物质的氧化过程，调节能量代谢，增加人体耗氧量和产热量。它能维持中枢神经系统正常的生理功能。

一、对物质代谢的作用

1.对蛋白质代谢的影响

甲状腺素能促进蛋白质的合成，其基本作用是诱导新的蛋白质包括特殊酶系的合成，活化多种酶。甲状腺素分泌不足，蛋白质合成减少，肌肉收缩无力，组织间的黏液增多，并结合大量正离子和水分子，从而产生黏液性水肿。但甲状腺素分泌过多，可使蛋白质分解加快，特别是骨骼肌蛋白分解速度加快，使代谢产物肌酐含量降低，肌肉收缩无力，尿酸含量增加，引起血钙升高和骨质疏松。

实验表明，给动物适量甲状腺素后，细胞核 RNA 聚合酶的活性升高，整个 RNA 的合成增加，进而使蛋白质的合成增加，一些参与物质代谢的酶的活性增加，说明甲状腺素对蛋白质的合成作用可能是该激素其他生理作用的基础。

2.对糖代谢的影响

甲状腺素可刺激小肠黏膜对单糖的吸收，促进肝糖原的分解，抑制肝糖原的合成，并有增强肾上腺素、胰高血糖素、皮质醇和生长素的升糖作用，因此甲状腺素有升高血糖的功效。但甲状腺素也可以增加外周血对糖的利用，能加强胰岛素对糖的代谢作用，从而降低血糖。甲状腺功能亢进时，血糖常常会升高，有时会出现尿糖。

3.对脂质代谢的影响

甲状腺素对脂肪的分解氧化、胆固醇的转化与排泄都有促进作用。甲状腺素能促进胆固醇转化为胆酸经肠道排出，促进胆固醇的利用、转化和排泄。当甲状腺素过多时，血中胆固醇降低；甲状腺功能减退时，甲状腺素分泌不足，血中胆固醇常升高。甲状腺功能亢进者血中胆固醇的含量低于正常人。

4.对维生素代谢的影响

甲状腺素对维生素代谢有促进作用。当甲状腺功能减退时，甲状腺素分泌不足，体内胡萝卜素转化成维生素 A 的能力下降，使胡萝卜素在组织内积聚，形成特殊的黄颜色皮肤，出现维生素 A 缺乏现象。但甲状腺素过多时，组织中的维生素 B_1、维生素 B_2、维生素 B_{12} 和维生素 C 的含量减少，维生素转化为酶的能力减弱，脂溶性维生素 A、维生素 D、维生素 E 在组织中的含量也减少。维生素 D 对骨盐的沉积有较好的作用，可促进钙在骨质中的沉积，从而减轻碘缺乏对生长发育的影响，对甲状腺肿也有一定的治疗作用。

5.对水和盐代谢的影响

甲状腺素具有利尿作用，能调节水和电解质代谢。适量的甲状腺素对于防止含透明质酸黏蛋白堆积有重要作用，甲状腺素严重缺乏时，常常使细胞间水滞留，大量含透明质酸黏蛋白沉积从而引起黏液性水肿。甲状腺素对钙盐在骨组织中沉积，促进钙、磷在骨质中的合成代谢有重要作用。甲状腺素分泌不足时，钙盐沉积障碍，骨发育受到影响；甲状腺素分泌过量时，又可使钙盐从骨质中脱离。甲状腺素还可兴奋破骨和成骨细胞，量多时可导致骨质脱钙，尿中钙、磷排泄量增加。

6.对基础能量代谢的影响

甲状腺素能明显促进能量代谢，甲状腺功能亢进时，甲状腺素合成和释放过多，机体产热量增加，基础代谢率升高，患者喜凉怕热，极易出汗；甲状腺功能低下者则相反，产热量减少，基础代谢率降低，患者喜热恶寒。

二、对神经系统的影响

甲状腺素不仅影响中枢神经的发育，对成熟的神经系统也有影响。甲状腺功能亢进时，可出现心跳加快、情绪急躁、多愁善感、喜怒无常、手指震颤、睡眠不好且多梦等症状。甲状腺功能低下时，则有感觉迟钝、行为迟缓、记忆力减退及嗜睡等表现。甲状腺素与大脑的发育和功能活动有关，过多或过少都可引起神经精神症状。

三、对生长发育的影响

由于甲状腺激素严重影响着中枢神经系统、骨骼系统、心血管系统和消化系统，因此在幼年时若甲状腺功能低下，则生长发育过程将显著受到阻滞，特别是骨骼和神经方面更为明显，因而形成呆小病。病人的神经细胞发育迟缓或发育不全，智力低下，反应迟钝。由于这种病人的组织蛋白合成障碍，故病人体形矮小，基础代谢率降低，性器官发育不良。另外，甲状腺素不足时，可使消化功能减弱、肠蠕动变慢，影响造血功能而易发生贫血，还可使性发育延迟、性功能降低，甚至男性可出现乳房发育等症状。

第五节　碘的吸收与排泄

一、碘的生理需要量和供给量

根据碘代谢的研究结果，每人每日最低需碘量为75μg，流行病学调查提出，人体的最低需碘量为100μg/d。人体对碘的需要量随年龄、性别、体质以及生理状态而有较大变化。

国际卫生组织（WHO）/联合国儿童基金会（UNICEF）/国际控制碘缺乏病理事会（ICCIDD）于2001年公布的每日碘的推荐供给量为：0～59个月学龄前儿童90μg，6～12岁学龄儿童120μg，12岁以上及成人150μg，孕妇和哺乳期妇女200μg。

膳食参考摄入量是营养学的一个新名词，这是美国科学院医学研究所下设的食品和营养理事会的膳食参考摄入量科学评价分委会提出的。它涉及一套至少四组以营养素为基础的参考值，即估计的平均需要量（EAR）、适宜摄入量（AI）、推荐膳食许可量或推荐供给量（RDA）以及可耐受最高摄入量或上限值（UL）。中国营养学会和美国制定的碘摄入的推荐量见表3-2。

表3-2　中国营养学会和美国制定的碘摄入的推荐量　　　　　　单位：μg/d

年龄	AI		RDA		UL	
	中国	美国	中国	美国	中国	美国
0～6个月	—	110	50	—	—	—
7～12个月	—	130	50	—	—	—
1～8岁	—	—	90	90	—	—
9～13岁	—	—	120	120	800（7～14）	—
14岁～成人	—	—	150	150	1000（成人）	1100（成人）
孕妇	—	—	200	220	1000	1100
哺乳期妇女	—	—	200	290	1000	1100

二、碘的吸收

人对碘的吸收主要通过食物和饮水，每天从空气中摄入的碘不足 0.4μg。除富碘地区外，一般饮用水中含碘约 1.5μg/L，每人每天从水中摄入的碘小于 30μg。食物是人体摄入碘的主要来源，人体需要的碘 80%～90%来自食物。

碘以消化道吸收为主，进入消化道的碘主要是在胃和小肠迅速被吸收。食物中的碘化物，在消化道转变为离子碘后，能迅速经肠上皮细胞吸收进入血浆。在血浆内，离子碘与蛋白质结合，很快被甲状腺泡上皮细胞摄取和浓集。现在一般认为，普通成年人每天从食物中摄入碘约 150～200μg，并能 100%被肠道吸收。

三、碘的排泄

体内的碘主要经肾脏以碘化物的形式随尿排出，少量随汗液、乳汁和粪便排出。尿碘来自血浆无机碘，其排出量一般占总排出量的 40%～80%。在碘平衡状态下，尿碘相当于碘的摄入量。因此，尿碘可以作为人体内碘营养水平高低的一个标志。正常情况下，每日由尿排出的碘约为 50～100μg。粪碘来自食物中未被吸收的有机碘以及从胆管排入消化道的重吸收不全的甲状腺素和它的结合物。粪碘主要是有机碘，其排出量占总排出量的 10%左右。肺及皮肤排出的碘很少，但大量出汗时也可排出，排出量达总排出量的 30%左右。通过乳汁分泌方式排出的碘，约为血浆碘的 20～30 倍，对于由母体供应哺乳婴幼儿必需的碘具有重要作用，但又可使母体丢失一部分碘，约为 20μg/d。

第六节　与碘有关的疾病

碘作为甲状腺激素的必要成分，它的生理功能主要是通过甲状腺素完成的，外环境缺碘可导致人脑发育落后和以甲状腺肿为主要特征的碘缺乏症。在一定条件下，摄入过量的碘也可造成碘过多症。

碘缺乏病的临床表现取决于缺碘的程度、缺碘时机体所处的发育时期以及机体对缺碘的反应性或对缺碘的代偿适应能力。碘缺乏病的疾病谱带见表 3-3。

表 3-3　碘缺乏病的疾病谱带

发育时期	碘缺乏病的表现
胎儿期	流产、死胎、先天畸形
	围生期、婴幼儿期死亡率高
	地方性克汀病
	神经运动功能发育落后
	胎儿甲状腺功能减退
新生儿期	甲状腺功能减退
	甲状腺肿

发育时期	碘缺乏病的表现
儿童和青春期	甲状腺肿
	甲状腺功能减退
	亚临床型克汀病
	智力发育障碍、体格发育障碍
	单纯聋哑
成人期	甲状腺肿及其并发症
	甲状腺功能减退
	智力障碍
	碘致性甲状腺功能亢进（严重缺碘地区过量、过快补碘造成）

碘缺乏病对人类危害最大的是缺碘导致的地方性甲状腺肿和地方性克汀病。

一、甲状腺肿

甲状腺肿是由机体缺碘而引起的甲状腺代偿性增生与肿大，是碘缺乏病的主要表现形式之一。但值得注意的是，人体对碘的摄入不是越多越好。近几年来，关于一些地区人群摄碘过多而导致甲状腺肿流行，即所谓"地方性高碘甲状腺肿"的报道，已引起人们的高度重视，从而使人类对碘与疾病和健康的关系有了进一步的认识。

1.低碘甲状腺肿

低碘甲状腺肿，即地方性甲状腺肿，简称"地甲"。全世界除冰岛是唯一没有地甲病的国家外，其他各国都或多或少、程度不同地存在着地甲病。世界著名的地甲病流行区有欧洲阿尔卑斯山区、拉丁美洲安第斯山区、亚洲喜马拉雅山区、北美落基山区和大湖区、非洲刚果河流域及大洋洲新几内亚和新西兰等地区。在我国，本病的流行分布范围很广，按行政单位来分，除上海市外，其他各省、区、市的1800多个县市均有报告。

当然，除了缺碘是造成地甲流行的主要因素外，还有一些致甲状腺肿的物质，但这些物质在导致甲状腺肿的时候，也都直接或间接与碘相联系。一是影响消化道对碘的吸收的物质，许多地甲病区，饮水中钙高，但头发中钙却低于正常人，可能两者存在拮抗作用；二是影响甲状腺对碘的浓集的物质，如存在同碘类似的单价阴离子［如硫氰根离子（SCN^-）、氟离子（F^-）和溴离子（Br^-）等］；三是影响甲状腺激素合成的物质，如硫脲类物质硫氧嘧啶类甲硫咪唑、甲亢平和硫脲等，这些物质可能在服用某些药物时带来；四是影响甲状腺激素分泌的物质，如金属锂可用来治疗痛风、精神病和甲状腺肿，但锂使甲状腺激素分泌减少，影响甲状腺机能调节系统。

正常情况下，甲状腺激素分泌与促甲状腺激素（thyroid stimulating hormone，TSH）协调一致，下丘脑的腺垂体分泌 TSH 促进甲状腺合成和分泌激素，同时促进甲状腺细胞增长和增生，T_3、T_4 合成正常。但当较长时间得不到碘的补充时，激素的合成和分泌都随之减少，使得 TSH 不断地作用于甲状腺，甲状腺的腺细胞不断增长和增生，从而导致甲状腺肿大。甲状腺由于缺碘，T_3、T_4 正常合成受到障碍，形成有缺陷的碘甲腺原氨酸不能分泌出腺体外，大量储积于滤胞腔中，形成胶体样甲状腺肿。而肿大的腺体相对碘浓度更加降低，T_3、T_4合成障碍更大。显然，肿大的甲状腺加剧了由缺碘引起的碘代谢紊乱，促进了甲状腺肿的恶化。

2.高碘甲状腺肿

高碘地方性甲状腺肿最早见于1965年日本学者的报道，日本北海道沿海渔民常吃一种高碘海藻（含碘0.8~4.5g/kg），当地居民甲状腺肿率高达6%~12%，学生患病率达25%。1978年，我国学者对沿海渔民进行调查，在饮用高碘水的渔民中高碘甲状腺肿流行。临床试验发现，降低碘的摄入3个月，高碘甲状腺肿治愈率达50%。因此，高碘甲状腺肿的防治可通过降低碘的摄入量来实现。

高碘甲状腺肿的发病机理目前还不十分清楚，一般认为，高碘对甲状腺的作用表现在两个方面：一是抑制了腺体内碘的有机化过程；二是抑制了腺体对激素的分泌。2010年7月，我国卫生部首次公开表示，中国有些地区补碘过量，威胁健康。

二、克汀病

克汀病是一种呆小症，大多是在地方性甲状腺肿病病区居民后代中出现的一种先天性疾病。其临床表现为智力低下、聋哑、生长发育迟缓、身材矮小、神经运动障碍及甲状腺功能低下。该病对人群健康危害极大，其患病率可高达10%~100%。克汀病可分为地方性克汀病和散发性克汀病。

地方性克汀病，是胚胎期碘缺乏所致。妊娠时母体甲状腺功能减退是地方性克汀病的主要危险因素。由于缺碘，母体及胎儿的甲状腺竞争性摄取有限的碘，同时影响母体和新生儿的甲状腺素合成。某些地方性克汀病以神经型表现为主者就是由胚胎早期严重的子宫内碘缺乏损害神经的生长发育所致。如果胎儿出生后甲状腺能正常地合成甲状腺素，可防止出生后出现明显的甲状腺功能减退。碘不仅为合成甲状腺素所需要，甲状腺本身的正常发育也依赖碘。如某些黏液性水肿型地方性克汀病就是在已存在神经系统缺陷的基础上合并甲状腺素合成能力降低造成的。

散发性克汀病，该病90%为甲状腺发育不全或异位，其余为先天酶缺乏以致甲状腺素合成不足，导致甲状腺功能减退，引起甲状腺组织未发育或发育不良。影响异位的主要因素有：母体接受放射碘-131（碘的一种放射性同位素）治疗后；母体患自身免疫性疾病；胎儿受有毒物质影响造成发育缺陷；胎儿早期TSH分泌减少，致使甲状腺发育不良；胚胎期甲状腺停留在舌根部，或异位在喉头前、胸腔内或气管内，以舌根部异位甲状腺最为多见。

三、亚临床克汀病

轻度的碘缺乏，还没有达到导致甲状腺肿和克汀病的程度，看似正常人，这部分人群的大脑神经受到一定程度的损害，其智商值多在50~69之间，属于轻度智力落后。该病主要发生于碘缺乏病流行病区，发病率远远高于甲状腺肿和克汀病，严重影响人口素质。

亚临床克汀病病人不仅智商偏低，而且往往伴有轻度的神经系统障碍和体格发育障碍，病人的运动协调性、灵巧性、准确性以及运动速度不如正常人，主要是一些手脑并用的活动能力较差。听力下降是亚克汀病病人的另一种神经系统损伤。病人虽然不表现为耳聋，但平均听阈低于正常人，多为双侧轻度低频感觉神经性听力下降。有轻度言语障碍，表达能力较差。有轻度骨骼发育障碍，骨龄落后或骨骺发育不良，表现为身材矮小或畸形。

四、甲状腺结节

2013 年，我国医疗机构关于甲状腺结节的调查研究案例显示，某沿海城市，有 35% 的人患有不同程度的甲状腺结节。其中对较为严重的一个地区的常人进行了 5000 人抽查，其中有 1000 人患有多节性甲状腺结节，有 2045 人患有单节性甲状腺结节。此次调查人数男女比例是 1∶1。然而调查结果显示，男女患甲状腺结节的比例是 0.3∶1。这个结果显示女性病人诱发甲状腺结节的概率比男性病人要高出 70 个百分点。该地区比内陆要高 125%，究其原因，就是该地区居民经常食用高碘食物。其中一项调研结果如表 3-4 所列。

表 3-4　不同年龄段人群甲状腺结节情况

调查地区人群年龄分布	调查人口	比例/%	患病人数	患病率/%	原因
10～20	800	15	15	1.5	检测碘含量正常
20～30	600	10	88	15	检测碘含量个别超标
30～35	1200	20	300	25	检测碘含量有点超标
35～40	1500	23	800	65	检测碘含量严重超标
40～45	700	12	600	85	检测碘含量严重超标
45～50	1300	20	1100	90	检测碘含量严重超标
>50	1000	15	900	90	检测碘含量严重超标

从上述数据可以发现，年龄越高，患甲状腺结节的病人诱发率越高。其中青少年时期诱发甲状腺结节的概率小于 1.5%，而 40 岁以上的人群诱发甲状腺结节的概率高达 85%，甚至有的可以高达 95%，比青少年要高 90 多个百分点，这是一个很可怕的数字。检测发现他们每天食用的碘严重超标，通常是普通地区常人的 3 倍多。由于碘可以在人体内积累，所以年纪越大，诱发概率越高，而诱发甲状腺多节性疾病的可能性就越高。

第七节　与碘有关的疾病预防和治疗

对于甲状腺肿地区应认真进行碘的来源研究，确定是缺碘还是高碘。预防缺碘的有效途径是改善食物结构，改善水源和食盐加碘，但要防止高碘。对于甲状腺肿、克汀病等应该根据病因、病情对症治疗。

一、预防

预防碘缺乏病除了注意科学饮食外，可以从以下几个方面入手。

1.改善水源

改善水源包括两个方面：一方面是控制饮用水中干扰机体吸收碘的因素的影响。研究表明，饮水中如含有较多的钙、镁、锰和氟等元素，可以干扰人体对碘的吸收，尤其是钙的干扰作用最强。另一方面是在净化水中补充碘。该方法已在欧洲某些发达国家进入实用阶段，就是在饮用水净化过程中，使水流流经一装有碘的过滤罐，通过控制进出水管的水压和 pH 值使净化水加碘。

2.根据个人实际情况科学合理地使用碘盐

要买合格碘盐。碘盐要随吃随买，不要长期存放；防热、防潮，用有盖的棕色玻璃瓶或瓷缸盛碘盐，并把碘盐放在阴凉、干燥处，且远离炉火；炒菜、做汤待快熟将出锅时再放盐效果好；不要用油炒碘盐；腌制咸菜时用碘盐，不要淘洗碘盐。

3.通过食补预防

身体缺碘要以食补为主。海产品含碘量高，如海带、紫菜、鲜带鱼、蚶干、哈干、淡菜、海参、海蜇和龙虾等都是补碘的较佳食品。陆地食品则是蛋、奶及肉类含碘相对较多，也能适量补碘。但用碘油补碘要慎重，必须遵医服用。

二、治疗

甲状腺肿根据发病原因和病情可采用以下方法治疗。

① 用甲状腺素替代治疗：口服少至中量的甲状腺素片或左甲状腺素片，促使甲状腺缩小，但对病程长者则不能使之缩小。应用替代治疗要防止药物过量引起药源性甲亢。

② 补碘治疗：缺碘所致的甲状腺肿，应补充碘剂。但应注意过量碘可抑制甲状腺素的合成，使 TSH 升高，甲状腺肿增大，甚至诱发碘性甲亢。

③手术治疗：甲状腺明显肿大有压迫症状，经甲状腺素替代治疗后结节增大疑有恶变等患者可考虑手术治疗。

地方性克汀病和散发性克汀病的治疗原则和方法相同，可给予甲状腺素片、三碘甲腺原氨酸（T_3），并适当补充维生素和矿物质等配合治疗。

知识拓展

我国历届"防治碘缺乏病日"宣传主题

1994 年 5 月 5 日，第 1 届主题"碘盐与健康"。

1995 年 5 月 5 日，第 2 届主题"1995 年基本实现全民食盐加碘"。

1996 年 5 月 5 日，第 3 届主题"全民食用合格碘盐"。

1997 年 5 月 5 日，第 4 届主题"食用合格碘盐，严禁销售非碘盐"。

1998 年 5 月 5 日，第 5 届主题"健康的母亲不能缺碘，缺碘的家庭不会健康"。

1999 年 5 月 5 日，第 6 届主题"坚持科学补碘，提高人口素质"。

2000 年 5 月 15 日，第 7 届主题"坚持食用碘盐，持续消除碘缺乏病"。

2001 年 5 月 15 日，第 8 届主题"加强碘盐监督管理，持续消除碘缺乏病"。

2002 年 5 月 15 日，第 9 届主题"补碘、健康成长"。

2003 年 5 月 15 日，第 10 届主题"食用碘盐，保护儿童智力发育"。

2004 年 5 月 15 日，第 11 届主题"科学补碘，预防出生缺陷与智力残疾"。

2005 年 5 月 15 日，第 12 届主题"控制碘缺乏，保护母婴健康"。

2006 年 5 月 15 日，第 13 届主题"普及碘盐十年，人口素质提高"。

2007 年 5 月 15 日，第 14 届主题"坚持食用碘盐，预防出生缺陷"。

2008 年 5 月 15 日，第 15 届主题"坚持食用碘盐，享受健康生活"。

2009 年 5 月 15 日，第 16 届主题"全社会共同参与，持续消除碘缺乏病"。

2010 年 5 月 15 日，第 17 届主题"科学补碘，持续消除碘缺乏病"。

2011 年 5 月 15 日，第 18 届主题"坚持科学补碘，预防碘缺乏病"。

2012 年 5 月 15 日，第 19 届主题"科学补碘，健康一生"。

2013 年 5 月 15 日，第 20 届主题"科学补碘，保护智力，成就梦想"。

2014 年 5 月 15 日，第 21 届主题"科学补碘，保护智力正常发育"。

2015 年 5 月 15 日，第 22 届主题"科学补碘，重在生命最初 1000 天，预防智力残疾从胎儿开始"。

2016 年 5 月 15 日，第 23 届主题"坚持科学补碘，建设健康中国"。

2017 年 5 月 15 日，第 24 届主题"每天一点碘，健康多一点"。

2018 年 5 月 15 日，第 25 届主题"碘亮智慧人生，共享健康生活"。

2019 年 5 月 15 日，第 26 届主题"科学补碘益智，健康扶贫利民"。

2020 年 5 月 15 日，第 27 届主题"众志成城战疫情，科学补碘保健康"。

含碘外用杀菌消毒药水

◆ 碘酊：即碘酒，含碘（I_2）1.80%～2.20%（乙醇+水），碘化钾（KI）1.35%～1.65%（乙醇+水）。是常用的皮肤消毒剂。碘酒中的碘可直接卤化菌体蛋白质而产生杀菌作用，其杀菌作用强而快，1min 可杀灭各种细菌、霉菌及细菌芽孢。其杀菌力强于红药水和紫药水。

◆ 碘伏：单质碘与聚乙烯吡咯烷酮的不定型结合物。聚乙烯吡咯烷酮可溶解分散 9%～12%的碘，此时呈现紫黑色液体。医用碘伏通常浓度较低（1%或以下），呈现浅棕色。碘伏具有广谱杀菌作用，可杀灭细菌繁殖体、芽孢、真菌、原虫和部分病毒。

碘的抗辐射功能

◆ 核辐射曾使数以万计的人患上癌症。目前进行核试验仅为少数国家所为，核泄漏也鲜有发生，核辐射已渐渐远离我们，但其他形式的辐射如电磁辐射正包围着我们的环境，肆虐我们的身体。

◆ 电磁辐射几乎无时无刻不在伴随着我们。电视机、电脑、微波炉、手机、电吹风、电动剃须刀和复印机等均是造成电磁辐射的元凶。谢尔登·索尔·亨德在《医用维生素、矿物质百科全书》中指出，碘是"对来自辐射性微尘的放射性物质侵入甲状腺最有效的拦截者"，无机碘化物也可预防电磁辐射对人体主要腺体和器官的轰击。有人借此推荐了几种补碘方法以达到预防辐射的目的：①饮用含碘植物饮品；②定期服用一种不仅含碘而且含有其他必需微量元素的产品，如海草灰等；③食用海产品，如海带、海鱼、海虾和牡蛎等。另外，大蒜和人参也可帮助清除身体中的放射性离子。

练习题

一、解释概念

1. 甲状腺肿；2. 克汀病

二、选择题

1. 人类发现的第二个人体必需微量元素是（　　　）

A. 锌　　　　　　　　B 铁　　　　　　　　C. 碘　　　　　　　　D. 铜

2. 人体必需微量元素中，易升华的元素是（　　　）

A. 碘　　　　　　　　B. 硒　　　　　　　　C. 氟　　　　　　　　D. 硅

3. 人体必需微量元素中，能合成甲状腺素的元素是（　　　）

A. 钴　　　　　　　　B. 硒　　　　　　　　C. 氟　　　　　　　　D. 碘

4. 下列三类食物：①陆地食物如鱼、虾、蟹、肉、蛋和奶；②粮食、蔬菜和水果；③海产品如海带、紫菜、蛤蜊、鱼、虾、蟹和贝类。其含碘量的大小顺序是（　　　）

A. ①>③>②　　　　　B. ③>①>②　　　　　C. ①=②<③　　　　　D. ①=③>②

5. 在生物体内，摩尔质量最大的元素是（　　　）

A. 钼　　　　　　　　B. 铁　　　　　　　　C. 碘　　　　　　　　D. 铜

6. 人体最大的内分泌器官是（　　　）

A. 脑垂体　　　　　　B. 甲状腺　　　　　　C. 胸腺　　　　　　　D. 肾上腺

7. 我国地甲病调查发现，除了一个市外，其他各省、区、市的多个县市均有报告，这个市是（　　　）

A. 北京　　　　　　　B 上海　　　　　　　C. 天津　　　　　　　D. 重庆

三、填空题

1. 早在_____世纪_____年代，就已发现碘是人体必需的微量元素。

2. 我国从_____年起，强制规定食盐加_____，并在每年的_____月份设定防治碘缺乏病日，2000年以后规定每年的_____月_____日设定防治碘缺乏病日，向公众宣传补碘的重要性。

3. 人体内的碘主要分布于_____内，其余分布在各种_____、_____和_____中。

4. 合成甲状腺激素的主要原料是_____和_____。_____在人体内可以自行合成，而_____主要由食物供应。

5. 甲状腺素包括_____（简称符号_____）和_____（简称符号_____）。

6. 甲状腺功能亢进者血中胆固醇的含量_____（填"高于"或"低于"）正常人。

7. 人体摄入碘的主要来源是_____。

8. 人体内的碘主要经_____以碘化物的形式随_____排出，少量随汗液、乳汁和粪便排出。

9. 全世界唯一没有地甲病的国家是_____，其他各国都或多或少、不同程度地存在着地甲病。

10. 高碘甲状腺肿的防治可通过降低_____的摄入量来实现。

11. 克汀病可分为_____性克汀病和_____性克汀病。

四、简答题

1. 造成地球陆地环境普遍缺碘的主要原因是什么？

2. 甲状腺素对蛋白质代谢有什么影响？

3. 甲状腺素对糖代谢有什么影响？

4. 甲状腺素对脂质代谢有什么影响？

5. 甲状腺素对神经系统有什么影响？

6. 为什么尿碘可以作为人体内碘营养水平高低的一个标志？

7. 为什么婴幼儿通过母体即可获取必需的碘？

8. 地方性甲状腺肿是怎样形成的？

9. 为什么说亚临床克汀病严重影响人口素质？

10. 为预防碘缺乏病，改善水源是措施之一，怎样改善？

11. 日常生活中怎样科学合理使用碘盐？

第四章

铜（Cu）与人体健康

引言

铜是人类发现最早的金属之一。早在史前时代，人们就开始采掘露天铜矿，并用获取的铜制造武器、食具和其他器皿，铜的使用对早期人类文明的进步影响深远。

铜是最好的纯金属之一，稍硬、极坚韧、耐磨损，还有很好的延展性，导热和导电性能较好。铜和它的一些合金有较好的耐腐蚀能力，在干燥的空气里很稳定，但在潮湿的空气里其表面可以生成一层绿色的碱式碳酸铜（铜绿）。

铜在人类历史发展中有过显赫的功绩，著名的青铜器时代，就是以铜作为生产工具代替了石器，发展了生产力，推动了社会的发展与进步。我们的祖先在4000多年前就可以把天然铜锻打成器具，而且可以冶炼铜。

随着生产的发展，天然铜已远远不能满足生产工具的需要了，这促使人们找到了从铜矿中取得铜的方法。含铜的矿物比较多见，大多具有鲜艳而引人注目的颜色：如金黄色的黄铜矿（$CuFeS_2$）、鲜绿色的孔雀石［$CuCO_3 \cdot Cu(OH)_2$］和深蓝色的石青［$2CuCO_3 \cdot Cu(OH)_2$］等，把这些铜矿石在空气中用木炭焙烧后形成氧化铜（CuO），再用碳还原，就得到金属铜。纯铜制成的器物太软，易弯曲，铜与锡、铅、锌等金属的合金性能好，应用广泛。

从1874年至1975年，国外学者对铜的生物学作用做了一系列研究。如1874年，Harless指出软体动物体内铜具有重要作用；1878年，Ferderig从章鱼血清蛋白质配位化合物中将铜分离出来，并称该蛋白为血铜蓝蛋白；1928年，Hart发现缺铜抑制大鼠的造血功能；1931年，Josephs也指出哺乳婴儿缺铜影响造血功能；1961年，O.Dell发现动脉弹性蛋白的形成需要铜，因而铜对心脏功能极端重要；1975年，Klevay提出慢性铜缺乏或由高锌摄入诱发的相对铜缺乏是人类局部缺血性心脏病的主要病因因子，以后发现缺铜实验动物发生高胆固醇血症和高尿血症、葡萄糖耐量受抑、心肌功能和结缔组织异常，以及动脉中有脂质沉积。

我国的传统医学中，最早的药物专著是秦汉时期的《神农本草经》，其中曾记载含铜的药物，如空青、白青和曾青等，并认为这些矿物药具有延年益寿、养生保健的作用，也可以说这是中国人最早对铜是人体必需元素的认识。

第一节 铜元素简介

铜（copper），源自拉丁语 cuprum，是以产铜闻名的塞浦路斯岛的岛名命名的，原子序数 29，原子量 63.55，在周期表中处于第四周期、第ⅠB族，位于过渡系的中央，熔点 1083℃。纯铜呈浅玫瑰色或淡红色，主要稳定氧化数为+1 和+2。铜的热导率和电导率都很高，化学稳定性强，抗张强度大，易熔接，具有抗腐蚀性、可塑性及延展性。地壳中含铜 50μg/g，海水中含铜 10μg/g，人体内含铜 1μg/g。

第二节 生物体内的铜

铜作为地壳中的一种自然元素，已经通过自然界的迁移转化而结合到生物的机体和组织之中。因此，几乎所有生物体内都含有铜，没有铜，地球上的大部分动植物将不能生存。生物的种类不同其铜的含量也不同，一般动物的内脏（如肝、肾）及坚果、谷类等含铜量较高，蔬菜、瓜果等含铜量较低。部分生物组织中铜含量见表 4-1。

表 4-1 部分生物组织中的铜含量 单位：mg/kg

名称	铜含量	名称	铜含量
牛肝	157	墨鱼干	34
马心	147	猪肝	25
蝎子	140	猪肉	20
生牦	115	芝麻	17
松蘑	103	葵花籽	16
章鱼	90	荠菜	15
牡蛎	81	菠菜	13
鹅肝	78	黄豆	13
豆奶	56	芋头	13
羊肝	45	核桃仁	30
江虾	35	山木耳	40

成年人体内含铜 80～120mg，其中肝和脑含铜量最高，其次是心、肾、脾和肌肉。人体内血液中铜元素含量范围是：全血 0.64～1.28mg/L，血浆 0.01～1.40mg/L，红细胞 0.75～1.31mg/L，血清 0.87～1.64mg/L。人发样中铜含量为 6～10μg/g。

第三节　铜在人体内存在的形式

一、铜蓝蛋白

铜蓝蛋白（ceruloplasmin，CER）又称铜氧化酶，是一种含铜的 α_2 糖蛋白，主要在肝脏合成，分子量约为 12 万～16 万，为一个单链多肽。每分子铜蓝蛋白含 6～7 个铜原子，由于含铜而呈亮蓝色，含糖约 10%，末端唾液酸与多肽链连接，具有遗传上的基因多形性。其作用为调节铜在机体各个部位的分布，合成含铜的酶蛋白，有着抗氧化剂的作用，并具有氧化酶活性，对多酚及多胺类底物有催化其氧化的能力。在铜解毒和储存以及铁代谢中起重要作用，并可能参与清除氧自由基和超氧阴离子的过程。

二、肝铜蛋白

人体中肝脏是铜储存和排泄的主要器官，铜与蛋白质有几种结合的形式。在肝细胞胞液中有两种含铜蛋白：一种是含铜锌的超氧化物歧化酶——肝铜蛋白，分子量是 3 万～4 万；另一种是金属硫蛋白，分子量为 1 万。在正常肝脏中绝大部分含铜蛋白以超氧化物歧化酶的形式存在，以保护细胞免受超氧自由基的损害。

三、血铜蛋白

储存铜的蛋白，分子量 3 万～4 万。血铜蛋白是构成红细胞的成分，参与铁的代谢。

四、细胞色素和酶类

如含铜的丁酰辅酶 A 脱氢酶的功能是在脂肪的氧化中参与脱氢，肝细胞线粒体内膜中的细胞色素 c 氧化酶是一种含铜的血红素蛋白。这些含铜酶涉及能量代谢、铁的代谢、色素的合成、抗氧化及胶原组织的交联等。常见的人体含铜酶见表 4-2。

表 4-2　常见的人体含铜酶

酶	功能	缺铜后果
丁酰辅酶 A 脱氢酶	脂肪氧化	呕吐、酸中毒和脂质沉积肌病
细胞色素 c 氧化酶	电子转移	肌肉无力；心肌病；大脑退化
超氧化物歧化酶	对抗自由基的损害	膜损害；其他自由基损害
酪氨酸酶	黑色素合成	色素变浅
多巴胺-β-羟化酶	儿茶酚胺合成	神经方面的影响
赖氨酰氧化酶	胶原与弹性蛋白交联	血管破裂；皮肤关节松弛；骨质疏松；肺气肿等
血浆铜蓝蛋白	铁氧化、胺氧化作用，铜运输	贫血；铜对其他组织的供血减少
未知含铜酶	角蛋白交联（二硫键）	毛发盘绕

第四节　铜的生物学作用和生理功能

铜广泛分布于动物组织中，参与人类的生命活动。任何动物都需要铜创造红细胞和血红蛋白。铜与血的代谢有关，铜缺乏时发生贫血。铜是血红蛋白的活化剂，参与许多酶的代谢。已知铜在保持人体免疫功能和骨骼强度，红、白细胞的发育，胆固醇和葡萄糖的代谢，维持体内平衡，防止氧化损伤和发炎，维护心脏健康，铁的传递和吸收，头脑的发育等方面起重要作用。

一、参与造血过程及铁的代谢

铜参与造血过程，在血红蛋白及细胞色素系统的合成过程中，主要是影响铁的吸收、运送与利用。铜可促使无机铁变为有机铁，使三价铁变为二价铁，能促进铁由储存场所进入骨髓，加速血红蛋白和卟啉的合成。铜还可加速幼稚细胞的成熟及释放。

动物缺铜时，首先发生血铜降低，形成"低血铜症"，继而铁代谢出现下列异常：如肠道吸收的铁减少；肝、肾及脾内的储存铁减少；血清铁降低；组织储存铁困难；骨髓中的铁利用困难；红细胞成熟困难；成熟红细胞的半寿期缩短等。上述情况使红细胞容积减少，出现低色素小细胞性贫血，类似缺铁性贫血，但补铁无效，补铜后症状得以改善。

二、影响能量代谢

机体的生物氧化、电子传递、氧化还原和组织呼吸等多种过程都离不开铜。细胞色素 c 氧化酶是线粒体呼吸链电子传递的终末复合物，属亚铁血红素-铜氧化酶的超家族，是线粒体氧化能力的关键调节部位，与机体能量代谢有密切关系。缺铜后，细胞色素 c 氧化酶的活性会降低，传递电子和激活氧的能力也下降，从而导致生物氧化中断。此时，虽然血液中有氧，却不能为组织所利用，最终导致组织缺氧。

三、清除自由基

超氧阴离子自由基是生物体有氧代谢的产物，也是有氧条件下电离辐射与生物体作用所产生的活性自由基之一，是造成氧毒性和辐射损伤增强的主要原因。超氧化物歧化酶（SOD）可清除超氧阴离子自由基，因而在防御氧的毒性、抗辐射损伤以及预防衰老方面具有重要意义。按结合的金属不同，SOD 可以分为 Cu/Zn-SOD、Mn-SOD 和 Fe-SOD。其中 Cu/Zn-SOD 主要存在于红细胞、肝脏及脑组织中，在机体抗氧化反应中发挥重要作用。

金属硫蛋白是目前已知的体内清除自由基能力最强的一种蛋白质，可参与微量元素的吸收及转运，并具有解除重金属毒性的作用。而铜可刺激、诱导机体合成金属硫蛋白，并与之结合。研究证明，以铜、锌刺激机体产生金属硫蛋白，可减缓重金属镉的吸收速度，并降低其在肝和肾中的毒性。

四、影响中枢神经、智力和内分泌

含铜酶大部分属于氧化酶类，如细胞色素 c 氧化酶能促进髓鞘的形成和维持髓鞘形态，多巴胺-β-羧化酶和酪氨酸酶参与儿茶酚胺类激素的代谢、黑色素的生成以及神经递质的代谢。因此，这些含铜酶对中枢系统的功能、人的智力及精神状态、机体防御功能及内分泌功能等均有重要影响。当脑中缺乏铜时，会严重影响儿童大脑发育，导致神经元减少，精神发育停滞，出现神志淡漠、嗜睡、视觉障碍、运动迟缓或共济失调，引起多动甚至智力发育迟缓等。另外，铜含量与内分泌激素水平呈正相关，适当的铜量可增强机体防御机能。

五、参与色素的形成

研究表明色深的毛发比色浅的铜量多。黑色素是一种生物多聚体，广泛存在于人和动物的皮肤、毛发和眼睛中。黑色素可分为两类：一是真黑色素，不含硫原子，呈棕色或黑色；二是脱黑色素，含硫原子，呈黄色或微红棕色。动物与人的皮肤、毛发色素沉着取决于其所含真黑色素与脱黑色素的相对比例。黑色素的合成需酪氨酸羟化酶，该酶是一种含铜酶，能被紫外线辐射活化，催化酪氨酸转化为多巴，进而转化为黑色素。而缺铜会使酪氨酸羟化酶活性降低甚至酪氨酸羟化酶形成困难，无法催化酪氨酸转化为黑色素。长期缺铜的人由于黑色素不足，常形成皮肤、毛发脱色症，而且皮肤不能耐受阳光的照射。严重者，可产生白癜风。

六、增强机体免疫功能

铜和血浆铜蓝蛋白可以增强体液免疫、细胞免疫及非特异免疫功能，对机体的防御功能有重要意义。缺铜时，体内的淋巴细胞、巨噬细胞及中性粒细胞的生成和功能都受影响。大量动物实验表明，缺铜影响 T 细胞的杀伤能力，使自然杀伤细胞（NK）活性降低。此时，当机体病原体侵袭时，发病率就会增高。给病人补充适量铜，可显著减少感染机会。

七、保护骨骼、血管系统和皮肤结构功能

铜参与赖氨酸氧化酶和抗坏血酸氧化酶的合成，这两种铜酶能促进骨骼、血管和皮肤胶原纤维与弹性蛋白中共价交联的形成，维持组织的弹性和结缔组织的正常功能。缺铜会导致赖氨酸氧化酶和抗坏血酸氧化酶等生成量减少，弹性蛋白及胶原纤维共价交联形成障碍，使得骨骼结构疏松易碎，骨骼发育停滞，心脏、主动脉和大血管中弹性蛋白含量降低，组织张力降低，从而易引起心脏畸形和心肌病变，发生动脉瘤和血管破裂等病症。皮肤也会由于胶原蛋白和弹力蛋白的含量降低而发生相应的病变。

第五节　铜的吸收与排泄

一、铜的摄入量

2000 年，中国营养学会根据营养科学进展和我国国情，提出了新的标准膳食营养素参考摄入量（DRI）。中国居民膳食微量元素铜的参考摄入量见表 4-3。

表 4-3　中国居民膳食微量元素铜的参考摄入量　　　　　　　　单位：mg/d

年龄/岁	适宜量（AI）	耐受量（UL）
0～0.5	0.4	—
0.5～1	0.6	—
1～4	0.8	1.5
4～7	1.0	2.0
7～11	1.2	3.5
11～14	1.8	5.0
14～18	2.0	7.0
>18	2.0	8.0

　　该摄入量与美国科学研究委员会制订的"估计每日饮食中安全充足的铜摄取量"相当。美国营养学会指出，为提供一个安全限度，婴儿每千克体重每天约需 80μg 铜，而早产儿通常生下时铜的储量低，这个水平的铜摄取量对早产儿来说可能太低，因而建议配制的婴儿食品中每日每千克体重应提供 100μg 铜。

　　正常情况下，婴儿母乳喂养，再辅以含铜量丰富的食物，成人正常饮食，一般都不会造成铜的缺乏。牛奶中含铜量偏低，非母乳喂养，以及婴儿食谱搭配不当可造成铜的摄入量偏低，但在早期无明显的铜缺乏症状表现出来，这一点要引起足够重视。

二、铜的吸收及影响铜吸收的主要因素

　　进入消化道的铜主要在十二指肠和小肠上段吸收，吸收率约为 30%。放射性同位素研究表明，铜在食物中是以不溶或难溶的形式存在，但不影响吸收，说明食物中的铜大部分以复合物的形式被吸收。

　　现代研究一般认为，大部分的铜是与肠壁黏膜内的过氧化物歧化酶及含巯基的金属蛋白结合进入体内吸收，一部分与氨基酸和小分子量蛋白质结合转运至小肠黏膜内，最终大部分的铜转移至铜蓝蛋白。铜蓝蛋白在肝脏中合成，合成后进入血流和全身组织。

　　影响人体铜吸收的主要外部因素是地域的差异。如不同地域的水与食品的铜含量不同，铜的吸收将受到影响；其他金属的拮抗作用影响铜的吸收，如锌和钼阻碍铜的吸收，镉、汞和银等重金属干扰铜的吸收。另外，植物中的有机酸和硫离子可与铜形成难溶复合物从而妨碍铜的吸收。

三、铜的排泄

　　体内的铜大部分由胃肠道排出，首先由胆汁排出约 80%，其次通过小肠黏膜，约 16% 可能通过含铜复合物的上皮细胞的脱落而排泄。铜在血液中与蛋白质结合，不能通过肾小球滤出，因而只有约 4% 随尿排出，尿铜排出量每日不超过 0.25mg，尿铜常作为检验铜排泄量的指标。正常人每日通过粪便、尿和汗液等各种途径排出 1～3.6mg 铜。

第六节　与铜有关的疾病

一、贫血

缺铜引起的贫血是由于铜影响铁的吸收、运送、利用及血红蛋白与细胞色素系统的合成，从而引起的缺铁性贫血。在临床上表现为低色素小细胞性贫血。一般最常见的临床表现为头晕、乏力、易倦、耳鸣及眼花，出现皮肤黏膜和指甲等颜色苍白以及体力活动后感觉气促、心悸等症状。严重贫血时，即使在休息时也会出现气短和心悸，在心尖和心底部可听到柔和的收缩期杂音，化验检查发现红细胞和血红蛋白明显减少。以上症状对铁治疗无反应，但易为补铜所纠正。当前主要观点认为，缺铜造成的贫血是由血浆铜蓝蛋白活性下降从而导致铁动员不足引起的。

二、骨骼改变

缺铜后胶原蛋白及弹力蛋白形成不良，骨质中胶原纤维合成受损，骨骼发育受限制。临床表现为骨质疏松，易发生骨折。放射医学拍片检查发现，有单纯性骨质疏松、长骨及脊柱骨刺形成，早产儿不明原因肋骨骨折等。

三、铜与冠心病

缺铜会引起心肌细胞氧化代谢紊乱，发展下去产生病理变化。国外有学者报道，摄取高锌低铜食物，铜锌比值减小，使体内胆固醇代谢紊乱，易发生心肌损伤，导致冠心病。在心肌梗死死亡病人中，发现他们心肌中含铜量明显减少。在研究急性克山病时发现，患者体内缺铜，心肌病变特征与牛缺铜时心肌病变类似，因此认为克山病心肌病变和慢性心力衰竭均与缺铜有关。缺铜时可引起心肌细胞氧化代谢紊乱，线粒体异常，肌胶原及弹性蛋白的形成不良。

以下几种生活与饮食习惯可使铜锌比适当，降低冠心病的发病率：一是适当运动，因为出汗多有利锌的排出，从而使铜锌比适当，降低冠心病的发病率；二是饮用硬水的人群，冠心病发病率低，是由于硬水中钙、镁含量高，抑制锌的吸收，使铜锌比适当；三是以谷类和豆类为主食的人群，冠心病发病率低，因为谷类和豆类含铜量高，并有利于铜的吸收。

四、铜与白癜风病

白癜风病是一种原发性的局限性或泛发性皮肤色素脱失症，是由皮肤和毛囊的黑色素细胞内的酪氨酸系统功能减退和损失引起的。除黑色素细胞外，任何影响黑色素合成的因素，如酪氨酸、酪氨酸酶、多巴胺、锌、钴以及紫外线等都可能导致黑色素的改变。铜是酪氨酸酶的重要成分，如果缺铜，酪氨酸酶活性降低，就会妨碍黑色素的形成，导致皮肤与毛发容易脱色。实验室检验证实白癜风病人血清铜和发铜明显低于正常人。

另外，白癜风的发病还与内分泌失调、免疫功能紊乱、环境及食品污染有关，还有报道烧烫伤、刀刺伤、水痘、蚊虫叮咬及局部感染等引发本疾病的案例。总之，白癜风病发病原因比较复杂，目前仍是没有治愈把握的一种疾患。

白化病与白癜风不同，白化病是一种常染色体隐性遗传疾病，临床表现为皮肤呈白色或淡红色，毛发呈银白色或淡红色，虹膜及瞳孔呈淡红色，畏光等。其病理就在于没有酪氨酸酶，因而不能合成黑色素。

五、铜与不孕不育症

铜既能干扰卵巢铜受体部位和线粒体膜的通透性从而影响排卵，又能促使花生四烯酸转变为前列腺素从而刺激输卵管纵形和环形平滑肌收缩的振幅和频率。铜缺乏时可抑制输卵管蠕动，妨碍卵子和受精卵的运动从而导致不孕。国外报道48例原因不明的不孕症患者血浆铜均明显低于正常人。

临床实验研究发现，铜对精子的影响与锌不同，铜在体内的含量与精子的活力呈负相关。也就是说，体内的铜越多，精子的活力就越低下，运动速度就越慢，证明铜元素有害于精子。因此对于铜元素，要时刻防止过多地接触。男性不育一时找不到原因时，应考虑其职业，如果有密切接触铅、铜史者，就应当检查一下精液或血液中铜的含量。

六、铜与关节炎

我国民间流传的治疗关节炎的土办法中，就有戴一只铜手镯可以使炎症和疼痛减轻的说法。偏方称，蛤蚌和核桃等可以治疗关节炎，而蛤蚌和核桃恰恰都是铜含量比较高的。研究发现，当人体发生炎症时，血浆里的铜增多了，细胞内的铜减少了，由于细胞内的铜可以保护蛋白质，缺铜后，蛋白质就容易发生变化，使肌肉感到酸痛。

实验研究发现，大多数治疗关节炎的药物在与铜配位后抗炎效用显著增加，如阿司匹林与铜的配位化合物，比不含铜的阿司匹林的疗效提高20多倍。目前这种铜配位化合物的制备和运用已成功地运用于保泰松、消炎痛和地塞米松等药物。实验还发现，无消炎效应的烟酸等药物，当与铜配位后，也能产生抗炎效应。

七、铜与近视

铜对色素的形成具有重要的作用，人眼组织中虹膜睫状体中含铜量最多，其次为色素上皮等。铜代谢异常会导致视网膜色素变性从而影响视力，并且会引起眼肌损害。有人发现近视眼病人的血清铜下降，尿铜也明显低于正常人。

八、铜与睡眠障碍

医学研究发现，身体中缺铜是导致失眠的发病原因之一。美国医学家曾对400名健康但睡眠欠佳或长期失眠的女性进行血液成分分析，发现这些人血液中的铜和铁含量偏低，但铝含量却偏高。医学家认为，由于铜与神经系统密切相关，体内缺铜会使神经系统的内抑制过程失调，使内分泌系统处于兴奋状态从而导致失眠，久而久之可发生神经衰弱、长期失眠等症状。

九、人体铜缺乏的原因与防治

人体铜缺乏的原因有以下几点：①主要原因是铜摄入不足。如人乳中铜含量随哺乳时间的延长而减少，用牛乳喂养婴幼儿，因牛乳中铜含量较少，从而造成婴幼儿铜吸收不良。再如食物中若含铜较少，也易患铜缺乏症。②胃酸缺乏、胃肠切除、胰切除以及胆道梗阻等可造成铜吸收不良，生理需要量增加。③青少年生长发育快，孕妇需供量增加，铜相对供给不足。④肾病综合征时，尿内蛋白含量增加，铜丢失过多；肠道疾病，如慢性腹泻也可使铜丢失过多。⑤锌和钼与铜有拮抗作用。食物中锌和钼增加时，铜相对含量减少。

铜缺乏症的防治原则是：提倡膳食补铜，增加铜含量丰富的食物；铜缺乏较严重时应遵照医嘱，给予铜制剂（如硫酸铜等）；排除干扰铜吸收利用的因素，如治疗腹泻等胃肠疾患，减少膳食中钼和植酸等的含量，以提高铜的吸收利用率。

第七节　铜中毒及其救治

铜对人及动物的毒性不只限于肝与中枢神经系统，经口摄入过量的铜盐，可引起强烈的胃肠反应，稍后则出现肾脏损害及溶血症。

一、急性铜中毒

急性铜中毒多为结晶硫酸铜烧伤和意外误服引起。也有饮用被污染的水和食物造成的，主要因为冶炼铜时造成环境污染。急性铜中毒开始产生胃肠道黏膜刺激症状，恶心、呕吐与腹泻，溶血作用特别明显，尿中出现血红蛋白，继而出现黄疸及心律失常，严重时出现肾功能衰竭及尿毒症、休克甚至死亡。

二、慢性铜中毒

不同形式的外源性慢性铜中毒对呼吸系统、眼睛、皮肤及胃肠道均有不同程度的伤害。①呼吸系统疾患：生活在受到铜污染的环境中，长期接触铜尘与铜烟的工人可引起呼吸系统疾病。最常见的呼吸系统症状为咳嗽、咳痰、胸痛及胸闷，有的咳血、鼻咽膜充血与鼻中隔溃疡，可引起肺尘埃沉着病（尘肺）和金属烟雾热。②眼睛疾患：眼接触铜盐和铜尘可发生结膜炎和眼睑水肿。严重角膜炎可发生浑浊和溃疡。从事铜枪弹壳生产的工人易发生铜性白内障。③皮肤病变：动物实验发现铜尘可致接触性和致敏性皮肤病变，局部皮肤发红、水肿、溃疡和焦痂。④胃肠道症状：长期摄入受到铜污染的食物和饮用受到铜污染的水，或在铜器皿中制茶、存放或烹调食物，也可引起慢性中毒。主要表现为胃肠道症状如腹痛、恶心、呕吐及食欲下降，口中有金属异味等。

三、Wilson病

Wilson病又称为肝豆状核变性病，是1912年Wilson报道的一种新的疾病。因患者主要表现为粗大结节性肝硬化，并伴有进行性神经症状，故命名为肝豆状核变性病。该病是由于肝脏合成铜蓝蛋白的能力低于正常人，因而使铜大量沉积在肝、脑、肾和眼内，尤其在肝脏中蓄积最甚，其含铜量可超过正常人的 10 倍。铜在肝脏中沉积会造成肝硬化、腹水，还会出现贫血、消化道出血。最典型的外观表现是铜沉积在眼的角膜边上形成黄绿色沉积环，这个环是肝豆状核变性病的特征。铜在脑中某些部位沉积会造成运动功能障碍，表现为不自主的舞蹈样动作或震颤，走路不稳，语言含糊不清。铜沉积在肾脏，造成肾功能受损。

四、铜中毒的救治

① 急性铜中毒。立即进行现场抢救。如吸氧，用解毒剂二巯基丙醇或二巯基丙醇磺酸钠。口服铜盐中毒可给 1g/L 亚铁氰化钾 600mL 或硫代硫酸钠溶液洗胃，并可用牛奶、鸡蛋清灌胃，以保护胃黏膜，并立即输液保护肝脏，用抗感染与支持疗法对症治疗等。

② 慢性铜中毒。应根据尿铜化验结果，用依地酸二钠钙和 D-青霉胺等螯合剂按疗程进行治疗，通常将其加入葡萄糖溶液内静脉滴注，每周为一个疗程，排 3 天停 3 天，每天化验尿铜，排到正常时停止。同时给予支持疗法和对症疗法治疗。

③ 肝豆状核变性。该病是内源性慢性铜中毒，患者如能尽早得到治疗，可能有正常的寿命和生活质量。一般治疗措施可使用 D-青霉胺等螯合剂除去蓄积于组织内的铜，补充维生素 B_6，少吃含铜量高的食物等。肝脏损害和神经损害等需要对症治疗。

知识拓展

青铜

原指铜锡合金，后除黄铜和白铜以外的铜合金均称青铜，并常在青铜名字前冠以第一主要添加元素的名。锡青铜的铸造性能、减摩性能好和机械性能好，适合于制造轴承、蜗轮和齿轮等；铅青铜是现代发动机和磨床广泛使用的轴承材料；铝青铜强度高，耐磨性和耐腐蚀性好，用于铸造高载荷的齿轮、轴套和船用螺旋桨等；磷青铜延展性、抗疲劳性及抗腐蚀性好，具有良好的弹性，主要用作耐磨零件和弹性元件。电脑连接器，手机连接器，高科技行业接插件，电子电器用弹簧、开关，电子产品的插槽、按键、电气连接件，引线框架，振动片及端子等均可用磷青铜制作；铍青铜的性能及用途和磷青铜类似，还用来制造煤矿和油库等使用的无火花工具。

白铜与黄铜

◆ 白铜是以镍为主要添加元素的铜基合金，呈银白色，有金属光泽。

◆ 黄铜是由铜和锌所组成的合金；普通黄铜只由铜和锌组成；特殊黄铜是由铅、锡、锰、镍、铁和硅等组成的铜合金，强度高、硬度大、耐化学腐蚀性强，切削加工的机械性能也较突出。

后母戊鼎

后母戊鼎，是商王祖庚或祖甲为祭祀母亲戊而做的祭器，是中国商周时期青铜器的代表作，原称"司母戊鼎"或"司母戊大方鼎"。该器型高大厚重，形制雄伟，气势宏大，纹势华丽，工艺高超，高 133cm，口长 110cm，口宽 78cm，重 832.84kg，四足中空。用陶范（印模）铸造，鼎体（包括空心鼎足）浑铸，其合金成分为：铜 84.77%，锡 11.44%，铅 2.76%，其他 0.9%。鼎腹长方形，上竖两只直耳，发现时仅剩一耳，另一耳是后来据另一耳复制补上，下有四根圆柱形鼎足，是目前世界上发现的最大的青铜器。

含铜中药

◆ 空青：希腊语意思是绿色，别名青油羽、青神羽、杨梅青。功效：凉肝清热，明目去翳，活血利窍。

◆ 白青：蓝铜矿石，别名扁青、碧青、石青、大青。功效：祛痰，催吐，破积，明目。用于风痰癫痫，惊风，目痛，目翳，创伤，痈肿。

◆ 曾青：曾青又叫朴青、层青，是天然的硫酸铜。功效：明目，镇惊，杀虫。治疗风热目赤，疼痛，涩痒，眵多赤烂，头风，惊痫，风痹。

NK 细胞

NK 细胞是一种大颗粒淋巴细胞，英文全称为"natural killer cell"，也称作"自然杀伤细胞"，在医学上被称作"人体抵抗癌细胞和病毒感染细胞的第一道防线"。

铜中毒的历史典故与科学解释

◆ 铜中毒的历史典故：《三国演义》中诸葛亮七擒孟获的故事中介绍，当时孟获盘踞现在的云南一带，古时云南多山岚瘴气，气候恶劣。一次诸葛亮的队伍"前到一泉，人马皆渴，争饮此水"，饮后，"皆不能言，但指口而已"。诸葛亮派人询问当地居民，才知道"军所饮水，乃哑泉之水也"。经当地老人指点，找到"药泉"，"汲水饮之，随即吐出恶涎，便能言语"。后来又采到一种"薤叶芸香草"，"令军士各人口含一叶，瘴气不侵"。这个故事颇具传奇色彩，但并非虚构。

◆ 铜中毒典故的科学解释：地质工作者作了考证，发现当年诸葛亮出兵云南，路过的泸江，在今云南省东北部东川铜矿区附近。该铜矿中的硫酸铜易溶于水，附近的泉水含硫酸铜较高，人饮后，中毒轻者发生声哑，重者还会危及生命。诸葛亮军队当时饮用的"哑泉"泉水，就是那种未经处理的东川铜矿附近溶解有硫酸铜的泉水。"药泉"是一种含碱的泉水，两种泉水混合后，生成一种不溶性的铜盐，随粪便排出体外，铜清除了，毒也就解了。薤叶芸香草是一种含有生物碱的植物，性温，味苦辛，功能通阳散结，所以既能驱散那秽浊的山岚瘴气，也能酸碱中和，解除泉水中硫酸铜的毒。

不能用铜制器皿盛放食物

铜本身虽不会使人中毒，但它会破坏食物中的维生素，加快维生素 C 的氧化。另外，铜制器皿与空气和水长期接触，会生成一种翠绿色的铜锈，俗称铜绿，其主要成分为碱式碳酸铜，是一种无机化合物，化学式为 $Cu_2(OH)_2CO_3$。铜制器皿产生铜绿后，如果不经彻底清除就使用，铜绿会溶解在食物中，随着食物一起进入人体，从而导致铜中毒。

金属元素对食品品质的影响

金属元素能与食物中的特定成分发生化学反应，从而引起食品感观及品质的变化：①颜色变化。绿色植物在无衬里的铜釜中煮炒会变成翠绿色，虽然增加了食品的吸引力，但长期食用有可能造成铜中毒。铜还可使草莓变为暗红色，甚至黑色。有些水果中的黑色素是由于其中的铜与花色苷作用的缘故。另外，铁、铅和锡等也可使食物颜色发生变化。②动植物油发生酸败。铜、铁等金属元素对脂物中不饱和键的氧化有催化作用，可加快不饱和键的氧化速度，从而加快了食物衰败的速度。③破坏食物中的某些营养素。如铜制炊具可破坏食物中的维生素，加速维生素 C 的氧化。

练习题

一、解释概念

1.青铜；2.青铜器时代；3.铜蓝蛋白

二、选择题

1.人类发现的第三个人体必需微量元素是（　　　）

A.锌　　　　　　　　B.铁　　　　　　　　C.碘　　　　　　　　D.铜

2.人类最早冶炼的金属是（　　　）

A.金　　　　　　　　B.银　　　　　　　　C.铜　　　　　　　　D.铁

3.最早的药物专著《神农本草经》，记载的空青、白青和曾青等药物中含有哪种金属（　　　）

A.金　　　　　　　　B.银　　　　　　　　C.铜　　　　　　　　D.铁

4.能催化酪氨酸转化为多巴，进而转化为黑色素的酶含有哪种元素（　　　）

A.铜　　　　　　　　B.铁　　　　　　　　C.碘　　　　　　　　D.氟

三、填空题

1.标志着人类物质文化发展阶段的第一种金属是_____，称为_____器时代。

2.我们的祖先在_____多年前就可以把天然铜锻打成器具，而且可以_____铜。

3.青铜的熔点比纯铜_____，但硬度比纯铜_____。

4.几乎所有生物体内都含有铜，但生物的种类不同其铜的含量也不同，一般动物的内脏及坚果、谷类等含铜量较_____，蔬菜、瓜果等含铜量较_____。

5.铜在体内存在的主要形式有_____、_____、_____、细胞色素和酶类。

四、简答题

1.古代人是怎样用铜矿石冶炼成为铜的？

2.纯铜是红色的，为什么古人炼出的铜不是红铜而是青铜？

3.人体中的铜有哪些主要生理功能和生物学作用？

4.铜是怎样参与造血过程的？

5.为什么缺铜引起的贫血也是一种缺铁性贫血？

6.人体缺铜为什么易发生骨折？

7.哪些生活与饮食习惯可使铜锌比适当，并能降低冠心病的发病率？

第五章

锌（Zn）与人体健康

引言

大约在公元 1500 年，古埃及人用炉甘石治疗皮炎和湿疹等皮肤病，现已证实炉甘石的主要成分是碳酸锌。100 多年前，人类第一次认识到锌具有重要的生物学功能，发现某些细菌的生长需要锌。20 世纪 20 年代，证明了大白鼠的生长需要锌，直到 20 世纪 60 年代才知道人体的营养健康也离不开锌。人们对锌的认识经历了一个漫长的过程，大致分三个阶段：从营养学角度发现了锌在动植物中都是不可或缺的生命元素；从生物化学研究认识到锌涉及生物体新陈代谢的每一个方面，包括遗传物质的转录和复制；从医学实践认识到锌与健康和疾病密切相关。

锌是构成人体多种蛋白质所必需的元素，与蛋白质和核酸的合成有密切关系；能维持细胞膜的稳定性，并参与人体中 80 多种酶的代谢；能促进组织修复和性器官正常发育；同时还具有抗癌、防衰老等多种功能。

锌是机体所需要的微量元素中功能最多且副作用最少的一种元素，是抗衰老的重要元素。虽然锌在人体内的含量以及每天所需摄入量都很少，但对机体的性发育、性功能和生殖细胞的生成却能起到举足轻重的作用，故有"生命的火花"与"婚姻和谐素"之称。

第一节　锌元素简介

锌（zincum），原子序数 30，原子量 65.38，在化学元素周期表中位于第 4 周期、第 II B 族。主要稳定氧化数为+2。自然界中的锌并不以金属单质的形态存在，而是以稳态化合物形式存在。地壳中平均锌含量 75mg/kg，海水中平均锌含量 5μg/L，淡水中平均锌含量 15μg/L。锌在水中可以与沉淀物、亲水离子及氧化锰等一起沉淀，因此，水系中的底泥中锌的含量较高。锌是相当重要的金属元素，在电镀与电池制造等行业发挥了巨大作用。

第二节 生物体内的锌

一、动植物体内的锌

几乎任何生物体内都含有锌，但动物性食物比植物性食物的锌含量丰富。食物锌含量的排列次序为：动物性食物＞豆类＞谷类＞水果＞蔬菜。食物中以牡蛎锌含量最高，锌含量达1000mg/kg 以上，其次为其他海产品。动物内脏是人体摄取锌的可靠来源。常见动物性食物中的锌含量见表 5-1、植物性食物中的锌含量见表 5-2。

表 5-1　常见动物性食物中锌含量　　　　　　单位：mg/kg

名称	含量	名称	含量	名称	含量
虾皮	84.5	黄鱼	36.0	猪肾	20.7
虾肉	63.1	鸡蛋黄	34.0	鹅肉	15.0
猪血	58.5	猪心	33.0	鸡肉	9.0
驴肉	54.6	瘦猪肉	30.0	鲳鱼	8.0
牛肉	50.2	带鱼	26.4	牛乳	4.0
鸡肝	50.2	鲤鱼	26.3	人乳	3.1
猪肝	43.9	乌贼	26.3	鸭蛋白	2.0
羊肝	32.6	鸭蛋黄	26.0	肥猪肉	2.0
鸡肫	39.4	马面鱼	21.0	鸡蛋白	1.0

表 5-2　常见植物性食物中锌含量　　　　　　单位：mg/kg

名称	含量	名称	含量	名称	含量
松蘑	44.9	番薯干	28.0	籼米	13.0
紫菜	42.0	小米	25.1	粳米	12.0
花生米	39.2	苦瓜	24.0	韭菜	10.0
黄豆	37.1	玉米	22.0	黑木耳	10.0
芝麻	36.2	赤豆	20.0	青椒	9.0
青豆	34.1	芹菜	18.0	大白菜	4.2
海带	32.0	南瓜	18.0	香蕉	4.0
小麦	29.8	糙米	17.2	菜花	3.0
燕麦	29.6	胡萝卜	17.1	水萝卜	3.0
高粱米	29.0	番石榴	16.9	土豆	3.0
绿豆	28.7	荔枝	16.0	番茄	2.0

草药中必需微量元素含量丰富，大多数草药中锌含量较高。部分常见草药中锌含量见表 5-3。

表 5-3 部分常见草药中锌含量   单位：mg/kg

名称	含量	名称	含量	名称	含量
姜黄	145.3	茴香	33.2	决明子	22.5
益母草	131.5	灵芝	32.3	女贞子	22.0
人参	51.2	丁香	30.3	川芎	20.5
藏红花	47.5	首乌	29.9	白术	20.0
金银花	46.9	党参	29.5	鸡血藤	18.2
鱼腥草	46.0	杜仲	28.4	石斛	18.0
菊花	45.9	葛根	28.3	连翘	17.6
延胡索	42.0	三七	27.3	忍冬藤	16.1
茵陈	41.5	枸杞子	27.0	山楂	15.2
大青叶	41.0	蒲公英	26.6	生地	13.5
细辛	37.5	丹参	26.1	罗汉果	13.0
当归	36.8	黄芪	23.2	甘草	12.3
玉米须	34.0	白芍	23.0	半夏	11.6

二、锌在人体内的含量和分布

锌在人体内分布广泛，包括所有的组织、器官、体液及分泌物。成年人含锌总量 2～3g，平均锌含量 2.3g，锌是人体内含量仅次于硅、铁和氟的必需微量元素。由于转运系统调节和亲和力作用的强弱，器官的锌含量呈非均匀性分布，主要分布在细胞内，大部分集中在肌肉和骨骼中。全身组织含锌量若以单位重量计则以视网膜、脉络膜、睫状体和前列腺最高，可达到 500mg/kg；其次为骨骼肌、肝脏、皮肤、毛发、指甲和男性生殖器官，血液中含量较少。人体血液中的锌有 75%～85%分布在红细胞里，3%～5%在白细胞中，其余在血浆中。

人体内血液、发样及尿样等锌元素含量范围为：全血 4.8～9.3mg/L（平均 7.0mg/L），红细胞 7.6～16.1mg/L（平均 14.2mg/L），血浆 0.79～1.7mg/L（平均 1.1mg/L），血清 0.67～1.83mg/L（平均 1.15mg/L），发样 100～300mg/kg（平均 180mg/kg），尿样 270～660μg/24h。男子精液中锌含量比血浆锌含量高 100 倍以上。表 5-4 为成年男子主要器官组织中的锌含量。

表 5-4 成年男子（70kg）主要器官组织中的锌含量

组织	湿重/（mg/kg）	总量/g	占总量百分比/%
骨骼肌	51	1.53	57
骨骼	100	0.77	29
皮肤	32	0.16	6
肝	58	0.13	5
脑	11	0.04	1.5
肾	55	0.02	0.7
心	23	0.01	0.4
毛发	150	<0.01	<0.1
血浆	1	<0.01	<0.1

第三节　锌在人体内存在的形式

锌被融合在生物大分子配位体如蛋白质、核酸和生物膜（主要是膜蛋白等）中，生成稳定的含金属的生物大分子配合物，如金属蛋白、金属核酸配合物等。

目前，已知这些含锌的生物大分子几乎参与生物体内大多数物质的新陈代谢过程，其中包括糖类、脂类、蛋白质及核酸的合成和降解过程。就含锌酶而言，按国际生化学会（IUB）酶命名委员会分类的六大类酶中都有它的存在，锌与体内 300 多种酶的活性有关。部分含锌酶的主要来源与功能见表 5-5。

表 5-5　部分含锌酶的主要来源与功能

名称	来源	功能
碳酸酐酶	动物、植物	催化
羧肽酶	哺乳动物、植物、细菌	催化
天冬氨酸转氨甲酰酶	大肠杆菌	调节、结构
亮氨酸氨基肽酶	哺乳动物、真菌、细菌	催化、调节
乙醇脱氢酶	脊椎动物、植物	催化
超氧化物歧化酶	脊椎动物、植物、真菌、细菌	调节
RNA 聚合酶	小麦胚芽、细菌、病毒	催化
DNA 聚合酶	海胆、T_4、噬菌体	催化
转录酶	致癌病毒	催化
碱性磷酸酯酶	哺乳动物、细菌	催化
中性蛋白酶	脊椎动物、真菌、细菌	催化、调节
tRNA 合成酶	大肠杆菌、嗜热脂肪芽孢杆菌	催化

一、碳酸酐酶

碳酸酐酶（carbonic anhydrase，CA）是一种具有催化作用的酶。1933 年，国外学者 Meldrum 和 Roughton 从血液中分离出一种可逆催化 CO_2 水合作用的酶，从而命名它为碳酸酐酶。1940 年，国外学者 Keilin 和 Men 从牛红细胞中制得纯碳酸酐酶，并确定含有 0.33% 的锌。CA 是人类发现的第一个锌酶，也是最重要的锌酶，它分布于人体内的肾小管上皮细胞、胃黏膜、胰腺、红细胞、中枢神经细胞和睫状体上皮细胞等组织中，是红细胞的主要蛋白质成分之一，在红细胞中的地位仅次于血红蛋白。

CA 加速二氧化碳水合的因子在 10^7 左右。该反应对呼吸作用极为重要。CO_2 水合反应是 CA 最重要的生物功能，CA 也是迄今为止已知催化效率最高的酶。在没有该酶作催化剂时，反应 $CO_2+H_2O \longrightarrow H_2CO_3$ 的速率是十分慢的，而 CA 存在时能使该反应速率提高 7 个数量级，这对于人体来说，在微血管循环体系中快速地把 CO_2 带走是生死攸关的事情。

CA 存在于脊椎动物的红细胞和许多动物的各种组织以及植物的叶中，它在红细胞中具有对碳酸和重碳酸离子迅速转换的作用，在胃中对盐酸的分泌起作用，一般来说，具有调节体液 pH

的作用。另外，认为 CA 与植物的光合作用有关系。

二、羧肽酶

羧肽酶（carboxypeptidase，CP）是催化水解多肽链含羧基末端氨基酸的酶，酶活性与锌有关。它是一种专一性地从肽链的 C 端逐个降解、释放游离氨基酸的一类肽链外切酶。根据来源分类，羧肽酶可分为动物羧肽酶、植物羧肽酶和微生物羧肽酶。在哺乳动物的不同组织中含有一系列的金属羧肽酶，以执行相应的生理功能。如胰腺羧肽酶 A 和 B 主要帮助消化食物，羧肽酶 E 选择性地加工生物活性肽，羧肽酶 M 选择性地参与肽类激素的加工，高尔基体中羧肽酶 D 和血浆中的羧肽酶 N 则参与肽和蛋白质的加工。

三、天冬氨酸转氨甲酰酶

来自大肠杆菌的天冬氨酸转氨甲酰酶（aspartate carbamoyltransferase，ATCase）是研究得最多的一个调节酶，其分子量为 31 万，含有 6 个锌离子，主要存在于动物肝中。ATCase 提供了一个生物合成途径的调节中别构反馈抑制的最好的一个例子。有国外学者研究发现 ATCase 的一个最有效的抑制剂是代谢途径的终产物胞嘧啶三磷酸（CTP），当 CTP 水平高时，CTP 与 ATCase 结合，降低 CTP 合成的速度，反之当细胞内 CTP 水平低时，CTP 从 ATCase 上解离，加快 CTP 合成速度。他们还发现 ATP 是酶的别构激活剂。在 ATCase 催化反应中，一分子天冬氨酸结合到一个活性部位后，会增加其他亚基对底物的亲和性，因此大大增大了反应速度。

四、亮氨酸氨基肽酶

亮氨酸氨基肽酶（leucine aminopeptidase，LAP）是一种蛋白酶，广泛分布于人体各组织中，以肝、胰、胆、小肠、子宫和肌肉最丰富，在十二指肠、血清与尿中也有分布。临床上测定血清中 LAP 主要对肝胆疾病的诊断与治疗的评价有一定的意义。

LAP 由 6 个相同的亚基组成，每个亚基含有两个锌离子，分子量为 5.4 万。它的作用是催化水解蛋白肽链的 N 端氨基酸，当 N 端氨基酸为亮氨酸时，水解速率最快。水解速率由大到小次序依次为：亮氨酸 > 苯丙氨酸 > 丙氨酸 > 甘氨酸。

五、乙醇脱氢酶

乙醇脱氢酶（alcohol dehydrogenase，ADH）大量存在于人和动物肝脏、植物及微生物细胞之中。ADH 能以烟酰胺腺嘌呤二核苷酸（NAD）为辅酶，催化伯醇和醛之间的可逆反应：

$$CH_3CH_2OH + NAD^+ \longrightarrow CH_3CHO + NADH + H^+$$

在人和哺乳动物体内，ADH 与乙醛脱氢酶（ALDH）构成了乙醇脱氢酶系，参与体内乙醇代谢，是人和动物体内重要的代谢酶。作为生物体内主要短链醇代谢的关键酶，它在很多生理过程中起着重要作用。它是一种广泛专一性的含锌金属酶，具有广泛的底物特异性。如牛肝醇脱氢酶由两个亚甲基组成，每个亚甲基是 374 个氨基酸的肽链，分子量为 4 万，结合两个锌离子。ADH 的乙醇氧化体系是在肝脏中代谢酒精的一条主要途径。

ADH 的活性因人而异。例如年轻女性就不能像青年男子那样快速地分解酒精，因为她们体内的 ADH 活性不如男性体内的活性高。不过，这种情况在中年之后会出现逆转。当然，并不是只有表达水平能影响 ADH 的活性，其活性同样取决于不同人的等位基因多样性。这些等位基因的差异性与地域有关，已有的研究表明，在欧洲具有高表达活性 ADH 基因的人数远多于亚洲以及美洲。这可能与关联进化有关。简单地说，由于欧洲人大多大量饮用酒精度较高的烈酒，进化的结果就会自然选择那些具有高表达活性 ADH 基因的人。

第四节　锌的生物学作用和生理功能

一、锌与酶

锌广泛存在于多种金属酶中，细胞内的锌量直接调节着这些锌酶的活性，也就控制着各种代谢过程，特别是蛋白质、脂肪和糖的代谢过程以及核酸的合成降解作用。锌对各种代谢过程的影响程度取决于参与代谢过程的各种酶与锌结合的牢度和与其他配体的交换速率。当锌缺乏时，碱性磷酸酯酶（AP）、碳酸酐酶（CA）、羧肽酶（CP）等活性改变最为显著。动物实验表明，在老鼠饮食锌枯竭 2 天后，AP 活性下降 25%，4 天下降 50%。在恢复供锌 3 天后，AP 活性恢复到了正常水平。对于 CA、CP 的实验表明与 AP 有同样的效应。

二、锌与生长发育

锌直接参与蛋白质与核酸的合成，以及细胞的分裂、生长及再生。因此，锌与机体的生长发育有密切的关系，特别是对生长发育旺盛的婴幼儿和青少年至关重要。

当锌缺乏时，不同组织中氨基酸合成蛋白质的速率发生了两极分化，引起蛋白质及核酸的降解加速，血氨升高，食欲下降。食物减少，锌摄入的量更少，从而导致症状加剧甚至死亡。锌对肝、肾、胰和睾丸中 DNA 合成的影响极大，当锌缺乏时，DNA 的合成速率降低，细胞分裂速度降低，同时抑制了食欲和摄取，出现了吃得少、生长慢的现象。因此，缺锌使生长发育停滞，性成熟障碍，性功能低下，第二性征发育不全，睾丸萎缩，肝脾肿大，皮肤粗糙，甚至形成缺锌性侏儒症。

三、锌与激素

锌在激素的产生、储存和分泌中起作用，对激素受体的效能和靶细胞的反应产生重要影响。锌与生长激素、促性腺激素和性激素、催乳素、甲状腺素、肾上腺皮质激素以及胰岛素等均有一定关系。实验研究表明：缺锌后脑垂体和血液中生长激素明显减少，可直接降低生长调节素刺激软骨的生物学效应；锌能增强促性腺激素受体分子的生物学活性；缺锌的幼年动物睾丸中睾酮水平下降，缺锌的人循环血睾酮水平下降；锌能与胰岛素发生特殊的结合，每个胰岛素分子中含有两个锌原子，影响葡萄糖在体内的平衡过程，还能提高胰岛素的稳定性，并通过激活羧基肽酶 B 促使胰岛素原转变为胰岛素，缺锌引起循环血中胰岛素水平的下降。

锌可以在分泌、活性以及与组织的结合等各个阶段影响激素。反过来，激素也可以调控机体锌元素的代谢过程。

四、锌与生物膜

锌在维持细胞膜的结构和功能中起重要作用。生物膜是由脂质和蛋白质按二维排列而构成的流态膜，膜脂是膜的基本骨架，膜蛋白是膜功能的重要体现者。锌是构成生物膜膜脂和膜蛋白的成分，能与细胞膜磷脂中磷酸根和蛋白质中巯基构成牢固复合物，细胞外超生理浓度锌可稳定细胞膜，而细胞外锌含量减少则引起细胞质膜完整性改变。在细胞质膜中，锌主要结合在细胞膜含硫、氮的配体上，少数结合在含氧的配体上，形成牢固的复合物，从而维持细胞膜稳定，减少毒素吸收和组织损伤，对屏障功能、转运功能和受体结合都有影响。缺锌可能造成膜的氧化损伤，结构变性，特定受体和营养物吸收位点功能改变，膜酶活性改变，通透性和通道转运功能改变，以及膜内载体和运载蛋白的功能改变。

有研究证明，肿瘤坏死因子可使某些膜结合酶活性降低，锌可使这些酶活性恢复正常。锌可通过对膜通透性，特别是对金属离子通透性的影响，干扰离子跨膜运动，改变离子通透性，引起肌肉收缩力及神经组织电传导改变，影响金属离子催化脂质过氧化作用。

研究还发现，正常锌的减少可使细胞变脆，易为渗透压所破碎。锌通过红细胞膜进入细胞内部的速度是很快的，在 37℃、pH 为 7.4 的条件下，每毫升红细胞可摄取 9.8mmol 的锌，证明红细胞膜上有锌的载体蛋白。

五、锌与免疫

锌直接参与细胞免疫和体液免疫过程。在微量元素中，锌对免疫功能的影响最明显，无论人还是动物，体内锌含量的减少均可引起细胞免疫功能低下，对疾病的易感性增加，一些与缺锌有关系的疾病，如肠病性肢端皮炎、低丙球蛋白白血病、镰刀状红细胞贫血症等都伴随有严重的免疫功能低下的症状。

胸腺作为中枢性免疫器官，对机体的免疫功能及状态的调控具有极其重要的作用。缺锌的患者胸腺发育不良，胸腺激素活性降低、分泌减少，影响淋巴细胞的分化和成熟，导致机体的免疫功能缺陷。胸腺萎缩是锌缺乏的主要特征，这种萎缩伴有胸腺细胞凋亡性细胞死亡。锌是淋巴细胞发挥免疫功能的基础，缺锌时淋巴细胞萎缩，T 细胞杀伤活力降低。

脾脏是体内最大的免疫器官，参与细胞免疫和体液免疫，是产生抗体的主要器官，缺锌时脾脏重量减少，产生抗体少，免疫功能明显减退。缺锌患者适量补充锌可增强脾脏的功能，提高血清抗体水平，增强 NK 细胞活性，提高机体抗肿瘤因子的能力，提高抗感染的能力。

六、锌与视力

人眼中的锌含量较高，而眼中又以视网膜和脉络膜含锌量最高。锌参与肝脏及体内的维生素 A 还原酶的合成，这种酶是主宰视觉的物质——视黄醛的合成和变构的关键性酶，该酶可使维生素 A 氧化为视黄醛。所以缺锌及维生素 A 时会影响视力和暗适应能力，引起夜盲、角膜干燥及溃疡和视力障碍等病症。

维生素 A 是人体必需营养素，对维持人体正常视觉有重要作用。维生素 A 只存在于动物性食品中，鱼肝油中含量较多。蔬菜中多含有 β-胡萝卜素，能在小肠中转化为维生素 A。

七、锌与味觉

味蕾和味觉蛋白中含有锌，且含锌的碱性磷酸酶也分布于动物的味蕾中。味觉素是一种与味觉有关的蛋白质，有营养和促使味蕾生长的作用，它可以作为介质影响味觉和食欲。该蛋白质的分子量为 3.7 万，每个分子含有两个锌离子。

锌还影响口腔黏膜上皮细胞的结构、功能及代谢，缺锌时口腔黏膜上皮细胞增生及角化不全，半寿期缩短，易于脱落，掩盖和阻塞舌乳头味蕾小孔，使食物难以接触味蕾而影响味觉，从而影响食欲。

八、锌与维生素

锌对维持血浆中维生素 A 的水平甚为重要，血清锌和头发锌减少时，维生素 A 的含量显著降低。缺乏维生素 A 时，血清锌相应降低。研究发现，维生素 A 对于正常的骨骼生长发育是必要的，若缺乏可导致骨钙含量降低，锌直接影响维生素 A 的代谢，从而间接影响骨的矿化。单纯补充维生素 A 疗效不佳，同时口服锌制剂可增加疗效。

维生素 D 缺乏症与锌、钙代谢密切相关，维生素 D 在促进肠道黏膜吸收钙的环节上必须有锌的参与，碱性磷酸酶是完成骨矿化过程的一个重要酶类，锌的缺乏可通过对碱性磷酸酶的影响间接干扰骨的矿化。因此，在防治维生素 D 缺乏症时，除补充维生素 A、维生素 D 和钙、磷外，也应给予适量的锌剂治疗。

补锌可减少维生素 C 的排泄量。正常眼组织含锌量特别多，患白内障使晶体的维生素 C 含量减少，锌也减少。补锌可预防白内障，可见锌与维生素 C 有密切关系。某些疾病如皮肤溃疡、湿疹及生长发育不良等，若缺锌，往往同时缺必需的脂肪酸和维生素 E。实验证明，补充锌不能代替脂肪酸和维生素 E，说明它们有协同作用。

九、锌与其他金属元素的相互作用

血清中锌和铜的比值，正常为 Zn/Cu=0.9～1.27，在很多疾病中，锌铜比值发生变化。Zn/Cu≥10 时，Cu 的吸收被抑制，可导致贫血，但 Cu 高不影响 Zn 的吸收。冠心病、肿瘤和硅沉着病（旧称硅肺、矽肺）等疾病活动期这种变化很明显，可作为疗效观察指标。

锌与铁、钴、锰及钼等的化学性质有相似之处。它分别作用于造血系统的不同环节，共同完成造血功能。锌能促进铁的吸收，有协同生血作用，可治疗贫血。

铅和镉与蛋白质结合比锌还要稳定，因此铅和镉能置换锌，形成拮抗作用。调查发现，血清中铅、镉高，则锌低。试验证实锌能抑制铅在肠道的吸收，降低铅毒性，锌有竞争性置换铅的作用，从而预防铅中毒。

第五节 锌的吸收与排泄

一、锌的吸收量

成年人每日需食用 10～15mg 的锌，其中约 5mg 被吸收，约占总量的 40%。中国居民锌的膳食参考摄入量见表5-6。

表5-6 中国居民锌的膳食参考摄入量　　　　　　单位：mg/d

年龄/岁	性别	体重/kg	平均需要	推荐摄入	最高耐受
0～0.5	男+女	6	1.45[①]	—	
0.5～1	男+女	9	6.70	8.0[②]	13
1～4	男+女	13	7.44	9.0[②]	23
4～7	男+女	19	8.66	12.0	23
7～11	男+女	27	9.68	13.5	28
11～14	男	42	13.10	18.0	34
	女	41	10.82	15.0	27
14～18	男	56	13.88	19.0	42
	女	50	11.20	15.5	35
>18	男	65	11.23	15.5	45
	女	58	8.26	11.5	37
孕妇	早期	—	8.26	11.5	—
	中期	—	+5	+5	35
	晚期	—	+5	+5	—
乳母		—	+10	+10	35

① 为纯母乳喂养的婴儿适宜摄入量（AI），纯母乳生物利用率为80%，婴儿内源性丢失为20μg/kg。
② 完全母乳喂养和人工喂养的婴儿锌摄入量的变异系数为12.5%。

二、锌的吸收及其影响因素

1.锌的吸收

锌在胃肠道的吸收一般需要在胃内酸性环境下与食糜中的配体形成复合物才易吸收。锌主要被小肠吸收，尤其在十二指肠末端和空肠具有最大吸收。严重缺锌时，在空肠末端及回肠处也有较大吸收。机体对锌的吸收是一种需氧的主动吸收，需要消耗能量。机体可通过促进或抑制锌的吸收与排泄，影响膳食中锌的利用率等因素来保持内环境锌的稳定。当膳食锌水平较低时，锌的吸收和利用率增加。

锌被吸收后，经黏膜细胞进入血浆，或在黏膜细胞中与金属硫蛋白形成复合物。锌与金属硫蛋白结合的主要作用在于控制锌进入机体的量。吸收后的锌一部分直接进入血液，然后输送到机体各组织供其所用；一部分分泌返回小肠，由小肠再吸收；一小部分则通过尿直接排出。

2.影响锌吸收的因素

动物食品中锌易吸收，植物食品中锌不易吸收，植酸盐、草酸盐、膳食纤维和多酚类（如单宁）可抑制锌的吸收，例如谷物中因含有 6-磷酸肌醇，锌与其形成不溶性复合物而不易被机体吸收。人乳中锌的生物利用率比牛乳及大豆蛋白质高，因为人乳中的蛋白质与大多数锌结合，比牛乳中的主要蛋白质酪蛋白容易消化。人乳中锌的生物利用率高还可能是因为人乳中锌的存在状态是与小分子的配位体形成复合物，该复合物更有利于机体吸收。

另外，膳食中吡啶酸、色氨酸、组氨酸、胱氨酸和半胱氨酸等均可促进锌的吸收。吡啶酸在人乳和牛乳中均存在，但在人乳中的含量显著多于牛乳。因此牛乳喂养的婴儿易缺锌，应提倡母乳喂养。

三、锌的排泄

锌主要通过肠道、胰脏和胆汁排泄，头发、指甲和皮肤也可排出少量锌。值得注意的是，汗液排锌相对较多，因此运动员和在高温环境下作业的工人应注意锌的及时补充，这也是运动功能饮料应该关注的问题。在正常膳食水平时，胃肠道是主要的排锌途径。人体经粪便排出的锌与锌摄入量呈正相关。尿排锌量较少，其与膳食中的锌含量也呈正相关，锌缺乏时，尿排锌可减少至 0.1mg/d 及以下。女性月经期和哺乳期排锌量增加，要注意及时有效补充。

第六节　与锌有关的疾病

一、伊朗乡村病

伊朗乡村病也称营养性侏儒症，因 1958～1961 年首先在伊朗乡村营养较差地区发现而得名。该病有身材矮小、生殖器官发育不良、缺铁性肝脾大、精神不振、嗜睡、嗜土癖、生长发育停滞、女性月经闭止或不来潮等症状。

病因调查显示，此病多发于农村，常见于儿童。发病区食物以面包为主，动物蛋白摄入极少。通过补铁，校正了贫血，但侏儒等症状依然存在，补锌或用锌治疗有良效。对这一地区的食物分析表明，面包中锌含量并不少，为 30mg/kg，但 6-磷酸肌醇过多，为 700mg/kg，后者可与锌结合形成难溶性复合物，使锌失去了被吸收的可能，造成人体严重缺锌而起病。伊朗、埃及、土耳其、摩洛哥、巴拿马、南斯拉夫和印度等国都曾发生此病，我国新疆伽师发现的体格小、肝大、味觉缺陷和第二性征不明显等所谓的"伽师病"人也是由缺锌造成的。该病病人体格检查发现血清锌和头发锌偏低，如不及时补锌治疗，可导致侏儒症发生。伊朗乡村病的治疗重在补锌，补锌能促进生长发育，使病情好转。

二、肠原性肢体皮炎

肠原性肢体皮炎是一种缺锌性染色体隐性遗传病，多在近亲结婚家族的兄弟姐妹中发病，同一家族内发病较多，发病的机制主要是肠腔内小肠细胞摄取和浓集锌的功能发生缺陷所致。获得性肠原性肢体皮炎发病率相对较少，发病的原因主要是锌摄取不足，或锌吸收不全，亦或由锌排泄量增加引起。

本病多发生于婴幼儿，主要表现为皮肤上有进展性的肢端、口腔、肛门和生殖器部位的大脓疱皮炎，同时伴有甲沟炎、秃发、慢性腹泻、体瘦及角膜浑浊等症状。这种病发病率不高，意大利、美国及伊朗等国家曾有发生，我国湖北仙桃地区 1979～1988 年共发现肠原性肢体皮炎 89 例。

目前治疗该病的主要方法是服用锌制剂，通过血液补锌可使 80% 以上的患者痊愈。由于锌摄入过多可引起中毒，应注意控制锌的摄入量。

三、原发性男性不育症

男子精液中锌含量比血浆中锌含量高 100 倍以上，而精液中的锌来自前列腺，前列腺是含锌最高的器官之一。

男性儿童至青春期阶段由缺锌所造成的生殖器官发育不良，对成年后的生殖功能有着重要的影响。缺锌可使 DNA 和 RNA 聚合酶、胸腺嘧啶核苷酸激酶的活性下降，妨碍睾酮的合成，影响蛋白质和核酸的代谢。缺锌不仅使一切含锌酶活性下降，而且导致胱氨酸、蛋氨酸及赖氨酸代谢紊乱，生殖器官蛋白质合成障碍，以及影响维生素 A 代谢，内分泌功能及免疫功能受到严重干扰，导致精子的形成停滞，性成熟障碍，以致发生男性不育情况。缺锌还可影响脑垂体释放促性腺激素，使性成熟延迟，性腺功能减退，精子数目减少。因此，男性缺锌最主要的表现是性欲减退、阳痿、睾丸缩小、生精功能不良和不育。

由于锌是维持性功能及性器官正常发育不可缺少的物质，一旦出现缺锌症状，通过及时补锌治疗后，上述临床症状及病变会逐渐好转，甚至恢复正常。国外科研人员用口服硫酸锌治疗男性原发性不育症，取得了较好的效果，为男性原发性不育症的治疗开辟了新的途径。

四、眼科疾病

人们早已知道维生素 A 即视黄醇对于维持视网膜杆状细胞的功能性暗适应是不可缺少的，后来发现锌对维持杆状细胞的功能也是必需的。缺锌与夜盲症的发生机制近年来有许多学说。大多数人认为，夜视是依靠维生素 A 和视黄醛的不断供应而实现的。正常情况下，视网膜上的杆状细胞被长波感光后，视黄醛即还原为视黄醇，视黄醇在醇脱氢酶的作用下，又再生为视黄醛，进而恢复长波的感光能力。这样周而复始地维持人的夜视和暗适应能力。在上述视黄醇和视黄醛的相互转化过程中，醇脱氢酶的参与是必不可少的条件。由于锌是醇脱氢酶的组成部分，所以缺锌时该酶活性下降甚至失活，从而使视黄醛的再生渠道受到阻断，导致夜盲症和暗适应障碍。

缺锌除影响夜视外，在色觉、中心视力和视神经完整性方面也起着某种作用。由肠道对锌离子吸收障碍所致的肠原性肢体皮炎病人常伴有一系列眼部病变，其中最突出的是由于中心视力差而出现的"不愿注视"现象。另外，也有部分病人发生了视神经萎缩和视神经病变，均认为与缺锌有关。国内学者曾对某地中小学学生眼睛视力进行了调查性研究，在排除全身其他疾病和眼病的情况下，进行散瞳验光检查，随后测定血清锌和发锌含量。结果证明，近视眼学生血清锌与头发锌含量均低于正常视力组。由此可见，青少年近视眼的发生与体内锌含量低有一定关系。

五、消化系统疾病

各型肝炎患者的血中锌含量均较正常人低。这是由于锌与组氨酸、赖氨酸和谷氨酸等结合，患肝炎时上述氨基酸排泄增加，因此锌亦随尿排出，引起高锌尿和低血锌。而肝硬化患者由于胆盐减少、门脉高压和淋巴淤积等消化、吸收不良，致使锌的吸收减少。锌的缺乏反过来又对肝病带来不良影响：①促进肝纤维化；②诱发肝性脑病发生；③肝脏药物代谢酶活性降低；④肝硬化患者对药物敏感性增加等。

锌对胃液分泌有抑制作用，能阻止嗜碱粒细胞释放组胺及致炎物质，有抗溃疡的作用。机体缺锌时，可促进胃及十二指肠黏膜形成溃疡。同时，缺锌时 DNA 和 RNA 合成量减少，创伤组织的再生能力下降，使胃黏膜防御能力减弱，极易形成消化性溃疡。

溃疡性结肠炎与以胸腺为基础的免疫反应异常有关。研究表明，锌直接作用于胸腺细胞，并促进其增生，提高机体免疫功能。锌的缺乏可造成细胞分裂受损，胸腺素分泌减少。另外，在溃疡性结肠炎发病中氧自由基的损伤也起着很重要的作用，尤其是抗氧化酶系统中，锌是超氧化物歧化酶的重要辅助因子，它的缺乏势必影响这些酶的活性，从而加剧了肠黏膜的损伤。

六、厌食症

厌食症是小儿缺锌的常见症状。人体内的锌通过一种含锌唾液酶即味觉素影响味觉和食欲，味觉素是口腔黏膜上皮细胞的营养因子，缺锌则味觉素合成减少，味觉减弱，对酸、甜、苦和咸四种味觉的敏感性明显减退而造成味觉减退，以致引起小儿厌食症。同时，体内锌缺乏可致口腔黏膜上皮细胞增生，角化不全，易于脱落而阻塞味蕾小孔，使食物不能有效刺激味觉，造成厌食症。厌食症严重者可引起异食癖，异食的种类很多，有吃泥土、煤渣、墙面石灰、蛋壳、石沙子、纸张、手指甲、头发、酱油和食盐等，少则一种，多则数种，患者往往伴有食欲不振、厌食及不吃荤菜等偏食习惯。厌食症与异食癖可用锌制剂治疗，若同时多食用畜禽肝脏、瘦肉、牡蛎和鱼肉等含锌高的食物，则治疗效果更佳。

七、神经系统疾病

神经系统的结构功能单位是神经元，包括神经元细胞体及其发出的轴突和树突。神经递质是完成神经元之间或神经元与其他效应器之间信息传递的化学物质，中枢神经系统的各种功能，从肌肉收缩到行为控制，都是在神经递质的参与下完成的。神经递质可分为乙酰胆碱类、生物胺类、氨基酸类和嘌呤类四种。锌元素与神经递质内的各种化学物质形成含锌酶，起着相互间平衡的作用。一旦缺锌，神经递质不足或被其他非必需微量元素如铅所取代，中枢神经系统的功能就会失衡。

儿童多动症是由微量元素失衡所致，尤其是锌元素缺乏、铅元素增多，导致中枢神经元之间突触间隙处神经递质不足或平衡失调而引起的一种儿童多发病症。儿童多动症的发病率占正常儿童的 5%～10%，男性多于女性。多动症的症状主要为活动过多，表现为兴奋亢进，上课小动作多，思想分散，注意力不集中等，也常被称为"注意力缺陷障碍"。这些儿童往往脾气倔强、极其任性、情绪冲动、乱发脾气、干扰他人、经常与小朋友大闹吵骂、学习困难及学习成绩较差等。

由于锌和铅之间在人体中有竞争性吸收关系，而研究发现婴儿和儿童对铅的吸收率明显高于成年人。因此要特别注意婴儿和儿童补充锌的问题，以防铅对儿童带来的不利影响。

另外，在儿童自闭症、癫痫、精神分裂症和抑郁症患者中都发现血清锌的含量低于正常人。

八、口腔黏膜疾病

口腔黏膜病是指发生在口腔黏膜与软组织上的类型各异、种类繁多的疾病总称。口腔黏膜上皮是一个不完全角化或者是完全角化的组织，角化不良将直接影响到口腔组织对疾病因子的抵抗能力。而锌参与了口腔黏膜上皮的正常角化过程，锌的缺乏将使黏膜上皮角化不良，降低了黏膜组织的耐受性，使口腔黏膜处于高度敏感状态，容易引发疾病。如锌缺乏病人的炎症因子水平较高，容易造成黏膜发炎或损伤。

炎症的临床表现是红、肿、热与痛。发生口腔黏膜炎症给病人的日常生活造成很大痛苦。细菌是造成口腔黏膜炎症的元凶，但锌的缺乏也是一个重要的诱发因子。锌参与蛋白质的合成与代谢，在细胞上皮的正常角化中起重要作用。血液中的锌含量与维生素 A 的含量成正相关，所以在上皮角化过程中它们可以起到协同作用。

九、肾脏疾病

肾脏是调节水盐代谢、保持体内酸碱平衡和排泄代谢产物的重要器官。摄入的食物成分直接影响机体水盐代谢，从而影响肾脏负荷。患肾病综合征或肾脏移植的病人，机体水盐代谢和酸碱平衡功能受到破坏，促使尿锌的排泄量明显增多，血清锌则减少，病人体内缺锌。肾功能不全的病人血清锌也减少，存在缺锌现象。

在患原发性肾病综合征和肾衰的病人中，血清锌降低，尿锌排出增多。主要原因是：①血浆中的白蛋白降低；②锌的摄入量减少和吸收障碍；③锌在体内重新分布和异常转移；④微量元素间比例失调。另外，因肾病综合征时全身水肿，肾小管上皮细胞肿胀、变性可使锌的重吸收减少。尿频症是常见的泌尿系统疾病，锌缺乏可致锌依赖性酶的活性降低，对神经纤维有直接作用，使大脑皮质功能紊乱，膀胱神经支配功能失调，膀胱逼尿肌无阻抑性收缩，从而发生尿频。

十、癌症

我国食管癌高发地区水样分析表明，食管癌高发区锌和钼等元素含量偏低。据报道：缺锌动物胃癌发生率明显高于足锌动物；胃癌患者血清锌明显低于正常人，可能是由于患胃癌时血清白蛋白减少，而血清锌 75%是与白蛋白结合的；骨肿瘤瘤体中的锌及锌铜比值升高，纤维骨瘤锌含量显著高于正常骨和肌肉，而且随肿瘤恶性程度的增加瘤体内锌含量增加，这可能是因为恶性肿瘤的快速生长需要大量的锌，从血液中摄取较多的锌集中于肿瘤细胞。有研究表明，锌可阻止自由基对细胞的攻击，保护细胞膜及细胞的正常分裂，具有明显的抗癌作用。

十一、人体缺锌的原因

锌与铁、铜不同，在机体中没有特殊的锌储存机制。因此，由于饮食不合理或疾病等原因，很容易导致人体缺锌。

人体缺锌的主要原因有：①食物含锌量低。天然缺锌食物、精制食品（如精白米、富强粉等）含锌低。②不良的饮食习惯和医源性供锌不足。人工喂养、偏食、挑食和酗酒等；长期全静脉高营养疗法治疗，并未注意补锌剂者。③吸收障碍。先天性疾病、后天性疾病如慢性腹泻、痢疾及胰腺纤维囊性化等；膳食成分干扰，如植物、鞣酸、磷酸、纤维与高钙等；药物干扰，如螯合剂、青霉胺和四环素等。④高排出锌疾病。肾病变、肝硬化、酒精中毒、利尿剂以及透析、吸血性肠道寄生虫感染、肝胆引流、大面积烧伤、溶血、出血和疟疾等引起锌丢失。⑤生理或病理需锌增加。青少年生长发育时期，女性妊娠、哺乳和月经期需锌量增加；先天性不足、孕妇缺锌致胎儿锌储量不足、早产及出生体重低的儿童需及时补锌；应激状态、外科手术、急腹症以及急性感染等相应丢失锌多，因而需要锌量又增多。

第七节　锌中毒及其救治

锌在正常摄入量和产生有害作用剂量之间，有一个相对较宽的范围，一般情况下不易发生锌中毒。若摄入过量的锌主要是抑制铜的吸收，锌可诱导肠黏膜细胞合成金属硫蛋白，铜比锌更容易与金属硫蛋白结合，形成金属硫蛋白-铜复合物，滞留于肠黏膜细胞内，从而引起血清铜减少，使机体处于低铜状态。高锌时可抑制体内胸腺激素活性，影响 T 淋巴细胞增殖分化和脾淋巴细胞的增殖功能，同时许多酶的正常活性及浓度发生改变，从而影响生物膜的结构和功能。锌的毒性与其盐的形式有关，如硫酸锌和氧化锌相对无毒，但氯化锌却对细胞有较强的刺激作用。成人一次性摄入 2g 以上的锌会发生锌中毒，其主要特征之一是上腹疼痛、腹泻、恶心及呕吐。锌中毒主要有急性中毒和慢性中毒。

一、急性锌中毒

职业性或意外性、医源性以及误服可导致锌的急性中毒。通常有以下几种情况：①由于应用镀锌的器皿制备或储存酸性饮料，此时酸性溶液可分解出较多的锌以致中毒；误用氯化锌盐后出现口、咽及消化道糜烂，唇及声门肿胀，腹痛、腹泻、呕吐以及水和电解质紊乱等现象。②临床误治，若大量口服、外用锌制剂或长期使用锌剂治疗，都可以引起锌中毒。临床表现为腹痛、呕吐、腹泻、消化道出血、厌食、倦怠和昏睡等。③意外口服氧化锌溶液，其腐蚀性强，出现急性腹痛、流涎、唇肿胀、喉头水肿、呕吐、便血、脉搏增快以及血压下降，严重者由于胃肠穿孔引起腹膜炎，甚至休克而死亡。④铸造黄铜的工人，由于吸入大量锌蒸气可引起急性金属烟雾热。⑤空气、水源和食品被锌污染以及电子设备的辐射均可造成锌过量进入人体。

二、慢性锌中毒

慢性锌中毒颇为少见。研究发现，给动物低铜高锌饲料可以成功地建立高胆固醇血症模型，低铜高锌饮食可诱发动脉粥样硬化。大量的锌可诱导肝脏合成富含半胱氨酸和巯基的蛋白质，这种蛋白质对铜的结合力大于锌，可结合大量铜，使游离铜减少，含铜酶活性降低，体内铜锌比值降低，可引起胆固醇代谢紊乱，产生高胆固醇血症，易发生动脉粥样硬化、高血压和冠心病。

要注意因使用镀锌器皿不当而引起的慢性锌中毒。有用镀锌容器盛煮酸性食品，因盛放较久而引起锌中毒的案例，如镀锌桶盛放酸梅汤等清凉饮料，饮用后即可引起中毒。也有因食用镀锌容器盛装的醋而引起中毒者。另外，用镀锌器皿煮制海棠、苹果和山楂等，食后亦可引起中毒，这些都应引起足够重视。

三、急性锌中毒救治

1.金属烟尘热

轻症不需特殊治疗，应注意休息、保温、大量饮水或服用红糖、生姜煎剂。高热时，可内服退热镇痛片或用中药治疗，如银翘解毒片或感冒片等。干咳时，可服镇咳药，有时早期热水浴可预防发作。应对症治疗和抗感染治疗，血清锌和发锌高时可用金属配体，按疗程进行适量排锌治疗。

2.误服氯化锌中毒

可用 4%～5%碳酸氢钠雾化吸入。吸入氧气，保持呼吸道通畅，必要时静脉注射糖皮质激素。皮肤接触部位要用大量清水冲洗。

3.误服可溶性锌盐

应迅速洗胃、催吐，内服鞣酸蛋白、浓茶或牛奶，继服镁盐导泻，并给予对症支持治疗。

四、临床应对措施

对误服大量锌盐者可用 1%鞣酸溶液、5%活性炭悬浊液或 1∶2000 高锰酸钾溶液洗胃，但如呕吐物带血液，应避免用胃管及催吐剂。根据情况酌服硫酸钠导泻，内服牛奶以沉淀锌盐。必要时输液以纠正水和电解质紊乱，并给祛锌疗法。

第八节　儿童补锌常识

一、从饮食中摄取充足的锌

给小儿补充富锌食物，从饮食中摄取到充足的锌是最安全的补锌方法。通过食物补锌，体内可以自行调节过多的锌，不容易造成锌中毒。

二、在医生指导下使用锌剂

如果小儿缺锌较严重，除了饮食补充之外还需要使用锌剂治疗。但要在医生的指导和监测下进行，避免使用过量而引起胃肠道刺激症状，如腹痛、呕吐等。

三、补锌之前最好先做一下咨询

有些父母担心孩子缺锌，长期给孩子吃含锌的强化食品。正确的做法是应先带小儿到正规医院进行血锌测试，让医生进行一下锌营养评价，了解小儿是否缺锌，以防补充过量。

四、培养小儿养成良好的饮食习惯

为小儿安排食谱时注意饮食多样化，避免小儿养成偏食、挑食的习惯。例如荤素、粗细、果蔬以及食物品种等均应合理搭配，这样可使小儿从丰富的饮食中摄取足够的锌。

人是随着地球表面物质逐渐演化而出现的，因此生命中所含的每种矿物质比例是不可改变的。锌只是人体的微量元素，不是人体的能量，因此不能多吃。

知识拓展

炉甘石及其医疗功能

◆ 炉甘石：碳酸盐类矿物方解石族菱锌矿，主含碳酸锌（$ZnCO_3$）。为块状集合体，呈不规则的块状，灰白色或淡红色。表面粉性，无光泽，凹凸不平，多孔，似蜂窝状。体轻，易碎。无臭，味微涩。

◆ 功能主治：解毒明目退翳，收湿止痒敛疮。用于目赤肿痛，眼缘赤烂，翳膜胬肉，溃疡不敛，脓水淋漓，湿疮，皮肤瘙痒。

人体血液的组成

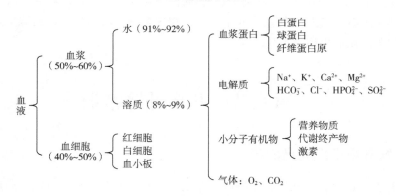

血浆是离开血管的全血经抗凝处理后，通过离心沉淀，所获得的不含细胞成分的液体，呈淡黄色液体（因含有胆红素）。血清是由血浆去除纤维蛋白原而形成的一种很复杂的混合物。

性激素

性激素是指由动物体的性腺以及胎盘、肾上腺皮质网状带等组织合成的甾体激素，具有促进性器官成熟、副性征发育及维持性功能等作用。雌性动物卵巢主要分泌两种性激素即雌激素与孕激素，雄性动物睾丸主要分泌以睾酮为主的雄激素。

维生素

维生素（vitamin）是机体维持正常生理功能所必需的，但体内不能合成或合成量很少，必须由食物供给的一组低分子量有机物质。这类化合物天然存在于食物中，在物质代谢过程中发挥各自特有的生理功能。维生素的每日需要量甚少，它们既不是构成机体组织的成分，也不是体内供能物质。但机体缺乏某种维生素时，可发生物质代谢障碍并出现相应的维生素缺乏症。

维生素分类及蔬菜食用常识

◆ 脂溶性维生素：指溶于有机溶剂而不溶于水的一类维生素。包括维生素 A、维生素 D、维生素 E 及维生素 K 四种。

◆ 水溶性维生素：指能在水中溶解的一组维生素，常是辅酶或辅基的组成部分。包括维生素 C，维生素 B 族如 B_1、B_2、B_3（VPP）、B_4、B_5、B_6、B_7（VH）、B_{11}（VM）和 B_{12} 等。

◆ 蔬菜中所含的维生素多是水溶性的，蔬菜一焯水就易造成维生素的损失。健康专家建议，蔬菜能生吃就尽量生吃，凉拌菜越自然越好，能不焯的尽量不焯。

树突和轴突

神经元的突起是神经元胞体的延伸部分，由于形态结构和功能的不同，可分为树突和轴突。树突是从胞体发出的一至多个突起，呈放射状，胞体起始部分较粗，经反复分支而变细，形如树枝状。每个神经元只有一个轴突，发出轴突的胞质部位多呈圆锥形，称轴丘，其中没有尼氏体，主要有神经原纤维分布。

尼氏体

神经元胞体或树突内大的嗜碱性团块和颗粒，又名"嗜染质"，旧称嗜色体。轴突及其起始胞体部则无。1892 年为尼氏（Nissl）首先发现，故得名。在一些大型运动神经元中，尼氏体大而多，色染深蓝或紫色，常给神经元胞体以虎斑外观，又称虎斑小体。亦可依该体的大小及染色深浅等对神经元进行分类。

练习题

一、解释概念

1.味觉素；2.伊朗乡村病；3.肠原性肢体皮炎；4.儿童多动症

二、选择题

1.炉甘石的主要成分是（　　　）

A.碳酸锌　　　　　B.硫酸锌　　　　　C.氧化锌　　　　　D.硫酸铜

2. 人体中所需要的微量元素中功能最多、副作用最少的一种元素是（   ）

A. 铜   B. 铁   C. 碘   D. 锌

3. 有"生命的火花"与"婚姻和谐素"之称的微量元素是（   ）

A. 钴   B. 锌   C. 碘   D. 铁

4. 常见食物中含锌量最高的是（   ）

A. 牡蛎   B. 对虾   C. 牛肉   D. 猪肝

5. 人类发现的第一个含锌酶是（   ）

A. 羧肽酶   B. 乙醇脱氢酶   C. 碳酸酐酶   D. 超氧化物歧化酶

6. 在红细胞中的地位仅次于血红蛋白的含锌酶是（   ）

A. 羧肽酶   B. 乙醇脱氢酶   C. 碳酸酐酶   D. 超氧化物歧化酶

7. 人体最大的免疫器官是（   ）

A. 脾脏   B. 胸腺   C. 甲状腺   D. 胰脏

8. 在防治维生素D缺乏症时，除补充维生素A、维生素D和钙、磷外，也应给予适量的（   ）治疗

A. 铁剂   B. 锌剂   C. 铜剂   D. 碘剂

9. 血清中锌和铜的比值较大时，可导致贫血，其原因是有一种元素的吸收被抑制，该元素是（   ）

A. 铁   B. 锌   C. 铜   D. 钴

三、填空题

1. 一般来说，动物性食物、谷类、豆类、水果、蔬菜中锌含量的排列次序为：_____＞_____＞_____＞_____＞_____。

2. 全身组织含锌量若以单位重量计则以_____、_____、_____、_____最高。

3. 人体血液中的锌有75%～85%分布在_____里，3%～5%在白细胞中，其余在血浆中。

4. 男子_____中锌含量比血浆锌含量高100倍以上。

5. 锌在激素的_____、_____和_____中起作用，对激素受体的_____和靶细胞的_____产生重要影响。

6. 缺锌的幼年动物睾丸中_____水平下降，缺锌的人循环血_____水平下降。

7. 锌能与胰岛素发生特殊的结合，每个胰岛素分子中含有_____锌原子。

8. 锌是构成生物膜脂蛋白的成分，能与细胞膜磷脂中_____和蛋白质中_____构成牢固复合物。

9. 在细胞质膜中，锌主要结合在细胞膜含_____、_____的配体上，少数结合在含_____的配体上，形成牢固的复合物。

10. 缺锌的患者胸腺发育_____，胸腺激素活性降低、分泌减少，影响淋巴细胞的_____和_____，导致机体的免疫功能缺陷。

11. 缺锌患者适量补充锌可增加脾脏的_____，提高血清抗体_____，增强NK细胞_____，提高机体抗肿瘤因子的_____，提高抗感染的_____。

12. 人眼中的锌含量_____，而眼中又以_____、_____含锌量最高。

13. 维生素A是人体必需营养素，对维持人体正常视觉有重要作用。维生素A只存在于_____食品中，鱼肝油中含量较多。蔬菜中多含有_____，能在小肠中转化为_____。

四、简答题

1. 人类对微量元素锌的认识经历了哪三个阶段?

2. 为什么各种水体的底泥中锌含量较高?

3. 食物中含锌量的多少与食物的种类有什么关系?

4. 为什么碳酸酐酶能把人体微血管循环体系中产生的 CO_2 快速带走?有什么意义?

5. 人和哺乳动物为什么能消化酒精?

6. 人类能消化酒精,但为什么人的酒量各不相同?

7. 为什么人体缺锌及维生素A时会影响视力和暗适应能力?

8. 人体缺锌为什么会影响食欲?

9. 为什么锌能预防铅中毒?

10. 锌在胃肠道的吸收条件与主要吸收器官是什么?

11. 影响锌吸收的因素有哪些?

12. 为何运动员和在高温环境下作业的工人应注意锌的及时补充?

13. 锌缺乏会造成哪些疾病?

14. 体内锌的缺乏对肝病带来哪些不良影响?

15. 为何饮食不合理很容易导致人体缺锌?

16. 人体缺锌的主要原因有哪些?

17. 儿童最安全的补锌方法是什么?

第六章

硒（Se）与人体健康

引言

1817 年，瑞典的贝采利乌斯从硫酸厂的铅室底部的红色粉状物中发现并制得硒，并以希腊月亮女神的名字——塞勒涅（Selene）命名为"硒"。

硒是一种较为珍稀的微量元素，在地壳中的含量仅为千万分之一，以化合物的形式在各种矿物中与硫的化合物共存，主要存在于煤、石油、海水及土壤中。1953 年美国科学家施瓦茨在研究肝坏死的病因时，发现硒是一种防止营养性肝坏死的保护因子，这一发现成为现代生物微量元素研究的重大突破。1973 年世界卫生组织宣布，硒是人体必需的微量元素。

硒在地壳中的分布及含量极为不均，致使水源及动植物食品中的硒含量不一，存在着显著的地区和地带性差异，从而影响人类硒的摄入。根据缺硒引起的动物白肌病的发病地带显示，亚热带及热带地区发病很少，南半球及北半球各国家中的草原地带及荒漠地区发病率也很低，而温带以森林和森林草原土系为中心的地带发病率很高。中国和世界部分国家不同类型土壤中的硒含量见表 6-1。

表 6-1　中国和世界部分国家各类型土壤中的硒含量　　　　单位：mg/kg

土壤类型	中国土壤中硒含量	世界其他国家土壤中硒含量
黄土	0.359	波兰 0.23
石灰土	0.300	美国 0.19
砖红壤	0.501	美国 1.05
黑钙土	0.218	美国 0.40
山地褐土	0.103	
黑土	0.329	
水稻土	0.270	
草甸土	0.250	
紫色土	0.170	

目前被国际上认可的四大抗氧化剂分别是维生素C、维生素E、β-胡萝卜素和微量元素硒。研究发现，硒在抗氧化能力方面比维生素E强大50～100倍，可见它对人体的重要性。因此，硒被称为能抗癌的健康元素。

世界卫生组织公布的资料表明，全世界有40多个国家和地区属于低硒或缺硒地区。中国是一个缺硒大国，据《中华人民共和国地方疾病与环境因素图集》揭示，从东北三省起斜穿至云贵高原，占中国国土面积72%的地区存在一条低硒地带，其中30%为严重缺硒地区，该地区粮食等天然食物中硒含量较低。华北、东北、西北等大中城市都属于缺硒地区。

第一节　硒元素简介

硒（selenium），原子序数34，原子量78.96，位于元素周期表第四周期、ⅥA族，是一种非金属元素，主要稳定氧化数为+2、+4。地壳中含量0.07mg/kg，海水中含量0.002mg/kg，人体内含量0.2mg/kg。硒可以用作光敏材料及电解锰行业催化剂，是动物体必需的营养元素和植物有益的营养元素。硒在自然界的存在方式分为无机硒和植物活性硒两种。无机硒一般指亚硒酸钠和硒酸钠，可以从金属矿藏的副产品中获得；后者是硒通过生物转化与氨基酸结合而成，一般以硒蛋氨酸的形式存在。

第二节　生物体内的硒

硒在植物体内含量较低，动物性食品中含量稍高。部分动植物食品中的硒含量见表6-2。

表6-2　部分动植物食品中硒含量

单位：mg/kg

名称	含量	名称	含量
鱼	1.5	鸡蛋清	0.29～0.62
海菜	0.57	牛奶	0.02～0.05
坚果	0.72	人奶	0.02～0.14
牛羊猪肉	1.03	水果蔬菜	<0.02

很多植物有富硒能力，有人曾对30多种作物进行研究，发现玉米、燕麦、豌豆等作物有很好的富硒能力。硒在植物体内的分布特点是根>茎叶>果，如硒在水稻中的含量分布为根（0.44mg/kg）>茎叶（0.41mg/kg）>糙米（0.29mg/kg）>谷壳（0.14mg/kg）。总之，植物的地下部分含硒量高于地上部分，幼年植物的根中含硒量低于成年植物。植物根系从土壤中吸收的硒可以转移到地上部分，收获后种子里的硒可以带到下一代。

人体内含硒量较低，成年人含硒14～21mg。一般情况下，人体内以肝、胰和肾含硒较多（60%）。肝组织中含硒（1.24±0.24）mg/kg，胰腺组织中含硒（0.63±0.07）mg/kg。血液中硒元素含量范围：全血60～370ng/L，血清52～260ng/L，发样中含量（1.4±0.05）mg/kg。

杨光圻等通过多年研究，确定了硒的安全量和生理需要量为40～240μg/d，已获得世界公认，并被 FAO/WHO/IAEA（联合国粮农组织/世界卫生组织/国际原子能组织）三个国际组织所采用。

第三节　硒在生物体内存在的形式

硒主要以硒氨基酸的形式存在于生物体内。硒氨基酸目前发现有两类，即硒代半胱氨酸和硒代蛋氨酸。硒以硒代半胱氨酸的形式特异进入蛋白质的蛋白称为硒蛋白，而以其他形式进入的称为含硒蛋白；硒以硒代半胱氨酸的形式特异进入的酶称为硒酶，而以其他形式进入的称为含硒酶。硒的存在形式及形成的酶和蛋白质举例见表 6-3。

表6-3　硒的存在形式及形成的酶和蛋白质举例

硒的存在形式	形成的酶和蛋白质举例
硒代半胱氨酸	谷胱甘肽过氧化物酶
	磷脂氢过氧化物谷胱甘肽过氧化物酶
	Ⅰ型碘甲状腺素 5′脱碘酶
	甲酸脱氢酶
	甘氨酸还原酶
	氢化酶
硒代蛋氨酸	硫解酶、谷氨酰胺合成酶
键合硒蛋白	键合脂肪酸蛋白
其他含硒蛋白	烟酸氢化酶、植物含硒蛋白

若依据生物化学功能分类，含硒蛋白可分为：①氧化还原蛋白，如谷胱甘肽过氧化物酶和Ⅰ型碘甲状腺素 5′脱碘酶等；②运硒蛋白，如硒蛋白-P；③结构蛋白，如甲基受体蛋白，这类蛋白质的硒以硒代蛋氨酸的形式存在。

一、哺乳动物中的硒蛋白

1.谷胱甘肽过氧化物酶

谷胱甘肽过氧化物酶（glutathione peroxidase，GSH-Px）是哺乳动物体内第一个被公认的含硒酶，于 1957 年被发现，直到 1971 年才证明了硒是 GSH-Px 的组成物质和维持酶活性的重要成分，到 1974 年人们对 GSH-Px 的结构有了基本了解，发现每个 GSH-Px 分子含有 4 个硒原子。

2.磷脂氢过氧化物谷胱甘肽过氧化物酶

20 世纪 80 年代初，意大利科学家发现了哺乳动物中第二个含硒酶，即磷脂氢过氧化物谷胱甘肽过氧化物酶（PHG-Px）。PHG-Px 起保护生物膜的作用，与 GSH-Px 一样，是通过抑制膜磷脂过氧化而发挥保护作用的。

由于以上两种含硒酶的反应活性中心是硒原子，则其他金属元素对 GSH-Px 和 PHG-Px 均有抑制作用。铜和汞（5mol/L）对 PHG-Px 和 GSH-Px 有 100%的抑制率，等量的锌对 PHG-Px 的抑制率为 100%，而对 GSH-Px 的抑制率为 31%。

3.Ⅰ型碘甲状腺素 5′脱碘酶

对甲状腺的脱碘代谢研究表明，甲状腺激素 T_3 的生物活性是 T_4 的 5～8 倍，而 T_3 的 85%是在Ⅰ型碘甲状腺素 5′脱碘酶（ⅠT$_4$5′D）的催化下使 T_4 脱碘代谢而成，故人们把 T_4 称为甲状腺激素前体。可见"ⅠT$_4$5′D"的活性对甲状腺的生理作用将产生深刻的影响。脱碘酶有多种类型，而Ⅰ型为含硒脱碘酶，主要存在于肝、肾、甲状腺和肌肉的干细胞膜中。

4.硒蛋白 P（seienoprotein P）

硒蛋白 P 是 1977 年发现的，含 7～8 个硒原子。硒蛋白 P 的作用大概有两种：一是抗氧化作用，这已被实验所证实；二是运输硒的功能。1982 年，国外学者对鼠血浆中的硒蛋白 P 进行动态观察，在注射硒酸钠 1h 后，有 50%的硒转存于肝组织中，3h 后，25%的硒存在于硒蛋白 P 中，25h 后基本全转存于肝组织中。这说明硒蛋白 P 有运输硒和重新分配硒的功能。

二、微生物中的含硒酶

硒与微生物的相互作用的研究可追溯到 19 世纪后期，直到 1954 年，人们才从微生物中鉴别出第一种含硒酶，即甲酸脱氢酶。随着硒在哺乳动物中的重要作用的发现和研究的深入，人们对硒在微生物中的生物化学功能的研究也不断取得新的进展，并相继发现了一系列含硒酶。

1.甲酸脱氢酶

甲酸脱氢酶存在于许多微生物中，主要存在于产生甲烷的微生物中，它能使底物甲酸还原为甲烷。

2.甘氨酸还原酶

甘氨酸还原酶是一种参与甘氨酸代谢的含硒酶，它催化甘氨酸还原脱氨基生成乙酸并放出能量生成腺苷三磷酸（ATP）。

$$NH_2CH_2COOH+R(SH)_2+ADP \xrightarrow{\text{甘氨酸还原酶}} CH_3COOH+NH_3+R(S)_2+ATP$$

3.氢化酶

氢化酶是自然界厌氧微生物体内存在的一种金属酶，它能够催化氢气的氧化或者质子的还原这一可逆化学反应。常见的氢化酶有三种，即 NiFe 氢化酶、NiFeSe 氢化酶和 ZnFeSe 氢化酶。ZnFeSe 氢化酶中含有 4 个 Se 原子，2 个 Zn 原子，18～20 个 FeS。

4.硫解酶

硫解酶是从一种产脂肪酸的厌氧菌中分离出来的，硫解酶中的硒以硒代蛋氨酸的形式存在，它是催化脂肪酸 β 氧化反应中硫解作用的酶。在辅酶 A 的存在下，将 β 酮酰基辅酶 A 硫解为乙酰辅酶 A 和酰基辅酶 A。

第四节　硒的生物学作用和生理功能

硒有多种免疫与生物学功能，尤其是它在预防心血管病、抗肿瘤、对抗病毒性疾病以及抗衰老等方面可发挥作用。硒作为人体必需的微量元素，近年来特别引起人们的关注，硒对人体的营养作用以及补硒对某些疾病的防治作用显得愈发重要。

一、硒的抗氧化作用

硒是构成谷胱甘肽过氧化物酶等抗氧化酶的必需成分，其作用在于催化谷胱甘肽（GSH）还原机体内有害的过氧化物（ROOH），包括过氧化氢（HOOH）的反应，如在 GSH-Px 催化下发生如下反应：

$$2GSH+ROOH \xrightarrow{\text{GSH-Px}} GSSG+ROH+H_2O$$

$$2GSH+HOOH \xrightarrow{\text{GSH-Px}} GSSG+2H_2O$$

上述反应保护了细胞和细胞膜免受过氧化物的氧化损伤。在反应中，硒由还原态变成氧化态，在 GSH 作用下再恢复到还原态，从而继续催化谷胱甘肽还原机体内的有害过氧化物。

自由基反应可能是人类衰老和对人类威胁极大的某些疾病的诱因，如心血管疾病、肿瘤、免疫功能低下和中枢神经系统疾病等都可能是由自由基攻击造成的。而硒最重要的生化功能是它的抗氧化性，因而能清除自由基。

除了含硒的抗氧化酶外，机体内大量存在的非酶硒化合物也可能发挥抗氧化作用。由于人体内 GSH-Px 中的硒仅约占人体总硒量的 1/3，因此，非酶硒的抗氧化作用受到研究者的广泛关注。在大量实验研究的基础上，发现硒的抗氧化作用可能包括五个方面：①清除脂质过氧化自由基中间产物；②分解脂质过氧化物；③修复水化自由基引起的硫化合物的分子损伤；④在水化自由基破坏生命物质前将其清除或转变为稳定化合物；⑤催化巯基化合物作为保护剂的反应。最终的结论是，硒可作为自由基清除剂，包括清除脂质过氧自由基和水化自由基。

二、硒与维生素的关系

硒可调节维生素 A、维生素 C、维生素 E 和维生素 K 的吸收与消耗，硒与维生素 E 在抗氧化方面表现出明显的协同效应。维生素 E 和硒能以不同的途径保护细胞膜免受过氧化物的损伤，且相互配合，相互补充。

维生素 E 控制着膜磷脂上不饱和脂肪酸不被氧化，减少过氧化物的生成。硒以谷胱甘肽过氧化物酶的形式催化脂质氢过氧化物的还原，在细胞质中将水合过氧化物迅速分解成醇和水，使细胞膜结构免受过氧化物的损害，同时阻止其生成能引发膜脂质过氧化的羟基自由基和单线态氧。因此，大多数情况下联合应用硒和维生素 E 比单独应用任何一种效果更加明显。

三、硒与免疫

硒能促进淋巴细胞产生抗体，使血液免疫球蛋白水平增高或维持正常，增强抗体对疫苗或者其他抗原产生抗体的能力，增强机体对疾病的抵抗力。

抗氧化剂如辅酶 Q、半胱氨酸和维生素 E 等都需要硒的参与和激活才能增强免疫功能。硒可激活淋巴细胞的某些酶，从而加强淋巴细胞的抗癌作用。缺硒可导致嗜中性白细胞杀伤力降低、抗体滴定度降低并延迟体液免疫的现象。补充足够硒后，免疫功能得到改善。

四、硒参与调节一些蛋白质的合成

硒不仅影响谷胱甘肽过氧化物酶的活性，而且与谷胱甘肽过氧化物酶蛋白的量及谷胱甘肽过氧化物酶的基因转录有关。在谷胱甘肽过氧化物酶的信使核糖核酸上具有可编译硒半胱氨酸的密码，表明硒直接参与谷胱甘肽过氧化物酶蛋白的合成。

五、硒参与酶的催化反应

硒蛋白作为哺乳动物酶系统的基本成分，能促进正常代谢过程中产生的有毒过氧化物的分解，并防止其堆积，进而保护细胞中重要的膜结构不受损害；直接参与膜磷脂氢过氧化物的还原，从而达到保护生物膜的目的。缺硒会造成细胞及细胞膜结构和功能损伤，进而干扰核酸、蛋白质、糖胺聚糖及酶的合成及代谢，直接影响细胞的分裂、繁殖、遗传及生长。

六、硒能解除重金属的毒性作用

硒或硒化物可以解除汞、银和镉等元素的中毒。硒蛋白和重金属有很强的结合力，是一种天然的重金属解毒剂。硒蛋白与金属相结合可形成金属硒蛋白复合物，从而使金属毒得到解除和排泄。汞中毒时可能会出现肝与肾功能的损伤，使用亚硒酸钠可以减轻它的毒性作用，其作用机制可能是无机硒以某种方式与有毒无机盐如汞、银或镉结合，从而降低了这些有毒元素的危害。

七、硒与其他元素的关系

硒在机体内与其他元素有调控作用。硒与钼、镉、铜及硫元素有拮抗作用，硒又能减轻汞、铜、铊与砷的毒性。动物实验报告显示，硒与锗有协同作用，硒与锗配合可治疗冠心病、抗肿瘤。

1.硒与锰的关系

硒和锰在人体内的作用具有双重性，锰可影响硒的吸收，低锰饲料可使动物血清和组织中锰和硒的含量都减少，而注射大剂量的锰可致血清和心肌锰含量增加，使硒含量明显降低。低锰可能降低组织对硒的吸收或增加硒的排泄，高锰亦可促进慢性尿硒排泄，并使谷胱甘肽过氧化物酶活性降低。因而只有适宜剂量的锰才能使硒和锰发挥正常的生物功能。

2.硒与碘的关系

碘和硒对甲状腺素内环境稳定具有较为重要的调控功能。碘缺乏所致甲状腺肿和甲状腺功能减退可因缺硒而加剧。青海省是硒和碘缺乏的重叠地区，当地多发黏液型克汀病，而在我国东部单纯缺碘区则多发神经型克汀病。

第五节　硒的吸收与排泄

不论动物还是人类，硒主要经胃肠道吸收。在自然条件下，正常水平的硒从植物体向动物体迁移，主要以结合于蛋白质的硒代氨基酸形式进行。一般认为，可溶性硒的无机含氧酸盐（如硒酸钠和亚硒酸钠）以及硒代氨基酸（如硒代蛋氨酸和硒代胱氨酸）等易于吸收，而硒化物及其他有机硒化合物（如硒代二乙酸、硒代丙酸和硒代嘌呤）等吸收缓慢，单质硒几乎不被吸收。权威研究发现，亚硒酸盐的生物利用率最高，其他无机硒盐都是先在肝、脾、全血和血浆中被酶转化为亚硒酸盐，然后再形成硒蛋白复合物。

硒化合物的肠道吸收率可达 80%或更高，吸收后的硒经血浆运载进入各组织，主要分布于肾、肝、胰腺、垂体及毛发中，肌肉、骨骼和血液中相对较低，脂肪中最少。硒能通过胎盘进入胎儿体内。

硒主要通过尿液排泄，部分经胆汁由粪便排出，少量也可经肺和乳汁排出。尿硒值变化很大，平均值一般低于 0.38μmol/L，在土壤和饮水中含硒量高的地区，通常也不超过 1.27μmol/L。尿硒排泄无明显的性别差异。

第六节　与硒有关的疾病

缺硒引起疾病主要是由地理区域差异造成的，土壤及水中含硒量不足，是动植物及人类缺硒的主要原因。

一、硒与心血管疾病

硒具有强烈的抗氧化作用，能防止因脂质过氧化物堆积而引起的心肌细胞损害，对心肌有保护作用，并能促使损伤心肌修复和再生。硒在维护心血管结构和功能方面起积极作用。据流行病学调查，缺硒地区人群的高血压、心脏病和冠心病的死亡率比富硒区高 3 倍。研究还发现风湿性心脏病、脑血栓和动脉粥样硬化等病的死亡率，在高硒地区也明显低于低硒地区。这说明缺硒与心、脑血管疾病的发病率及死亡率密切相关。

国外有人用硒治疗冠心病、心绞痛取得很好的疗效，我国用硒防治克山病也取得显著疗效。所以硒对心血管疾病防治有不可估量的作用。

二、硒与肿瘤

硒在环境中的分布是不均匀的，存在明显的地域差异。许多国家的学者研究发现，硒具有防治癌症的作用，癌症的发生率和死亡率与这些国家和地区的硒含量呈负相关，研究中包括的癌症有乳腺癌、子宫癌、直肠癌、前列腺癌和血癌等。

1986 年，我国科学家对国内某地区肝癌高发区不同的粮硒进行分析，研究结果表明，硒水平的分布有明显的地理差异，且与肝癌流行呈负相关。后来对全国 8 个省 24 个地区的研究表明，癌症的死亡率与人血的硒含量呈负相关。其明显程度依次为食管癌、胃癌、肝癌。同样，癌症的死亡率与人发的硒含量也呈负相关。

为研究硒的防癌与抗癌性能，研究人员首先对动物小鼠、大鼠和地鼠进行实验，发现硒对多种化学致癌物有明显的抑制作用。例如给大鼠喂食 25μg 的黄曲霉素 B_1，肝癌的发病率为100%，而同时喂食含 1.0μg/g 的硒食料的实验组的肝癌的发病率仅为 20%，发病率下降了 80%。我国科学家曾对国内某肝癌高发区进行硒干预，肝癌发病率实验组比对照组有明显下降。

因此，硒被国内外医学家推崇为至今发现最强烈也最具潜力的抗癌之王。

硒的抗癌作用主要表现在以下几个方面：①抑制癌细胞生长及其 DNA、RNA 和蛋白质的合成，抑制癌基因的转录；②干扰致癌物质的代谢，某些致癌物质必须在体内代谢为中间产物后才具有致癌性，硒可使催化中间代谢产物生成的酶的活性降低，使清除中间产物的酶的活性增加；③抗氧化作用，许多化学致癌剂和放射性物质致癌均与自由基形成有关，机体在代谢过程中产生大量自由基，这些自由基可启动生物膜的脂质过氧化反应，使膜的结构和功能遭到破坏从而有利于癌变，硒是 GSH-Px 和 PHG-Px 的必需成分，这两种酶均具有很强的抗氧化作用，可以清除自由基，使生物膜免受损伤；④对免疫系统的影响，硒能提高机体的免疫功能，增强机体的抗癌能力。

三、硒与甲状腺激素代谢疾病

在研究甲状腺功能降低与元素的关系时发现，甲状腺肿大及克汀病病人的血清硒明显低于正常人。研究发现，低硒对甲状腺激素的影响是多方面的。首先，低硒可引起肝、肾组织中 I 型脱碘酶的活性降低，致使外周组织 T_3 的产生量减少，使血液中 T_4 浓度升高，T_3 浓度降低；低硒也可以引起垂体中 II 型脱碘酶的活性降低，使垂体内 T_3 产生减少，从而降低了 T_4 的负反馈作用，使垂体释放促甲状腺激素增加。其次，低硒也引起组织特别是心肌组织的代谢偏移，线粒体氧化磷酸化功能障碍，这就需要一个相对稳定的 T_3 来保证机体的氧化磷酸化的正常进行，以提供代谢所需要的能量。脱碘酶活性降低，T_3 产生不足，不能够满足机体代谢需要，反馈调节甲状腺分泌更多的 T_3。最后，低硒影响甲状腺内 GSH-Px 活性，使细胞产生的过氧化氢的清除发生障碍，继发引起甲状腺过氧化物酶的活性增高，利用过氧化氢氧化无机碘为"活化碘"，加速甲状腺激素合成，并达到了清除过氧化氢的目的。上述三个方面的原因，使甲状腺合成与分泌功能增强，致使甲状腺内 T_3、T_4 及碘储备不足，甲状腺聚碘量增加，蛋白质结合碘增加，甲状腺代偿性肿大。

四、硒与地方病

1.克山病

克山病是一种以心肌损伤为主要病变的地方病，该病于 1935 年首先发现于黑龙江省克山县，故名克山病，我国有 14 个省先后发现克山病。患者主要是年龄在 15 岁以下的儿童及处于生育期的妇女。病区在我国从东北到西南的一条狭长的丘陵地带，分布于 15 个省 300 余个县。

通过以于维汉院士为代表的科学工作者对克山病的综合性考察与研究，发现克山病发病与缺硒有直接关系。该病主要侵犯病人心肌，病理表现为心肌的变性、坏死和修复等改变。克山病的临床表现有全身不适、"心口"难受（心律失常）、胸闷、恶心、脸色苍白、下肢浮肿以及心脏扩大等症状及体征。

在预防及治疗克山病时要注意：①克山病多发生在病区农村粮食自给自足的人群中，与膳食营养关系密切，膳食结构单一、营养低下和低硒会使发病率增加；②食用非病区粮食能减少克山病发病；③治疗急性克山病的关键是要做到早发现、早诊断、早治疗，该病流行地区的居民一旦出现上述症状要及时就医；④克山病是可以预防的，提高生活水平，改善膳食结构，加强营养，重病区的居民可采取食用硒碘盐或服用亚硒酸钠片等措施预防克山病。

2.大骨节病

大骨节病是我国西北地区流行的一种地方病，是一种变形性骨关节病，它主要发生于青少年，是以发育期的儿童软骨变性坏死为主要病理特征的地方病。得了大骨节病，骨关节粗大，身材矮小，劳动力丧失。该病往往与克山病在同一地区流行。

人们发现这种病也与当地的土壤、农作物和水质中缺硒有关。用硒及维生素 E 治疗有效，能够加速儿童的骨骼生长。例如有用 1g/L 亚硒酸钠口服液治疗大骨节病获得明显疗效的案例。

五、硒与视力障碍

在人体多种组织细胞中，以眼睛的硒含量为最高，硒是维持视力的重要微量元素，补硒对眼睛至关重要。近视、白内障和各种眼疾的发生，主要是自由基攻击眼晶状体，使蛋白质凝固，被氧化损伤的蛋白质在晶状体内堆积沉淀，最终导致晶状体浑浊，引发各种眼疾。

硒是"抗氧化营养剂"，能清除眼晶状体内的自由基，保护晶状体，使晶状体内保持透明状态，减少眼疾发生。研究发现，动物的眼睛虽然功能各不相同，但视力的好坏都与眼睛含硒的多少成正比。例如山鹰的眼睛敏锐无比是因为它的眼睛的含硒量特别高，总量可达 700μg。而人眼的含硒量仅为山鹰的 1/10，视力也就远远不如山鹰的好。

据统计，我国有 3 亿人患近视，占全世界近视眼总数的 30%左右。2000 年，国家 5 部委（局）共同组织的第四次全国学生体质健康调研结果表明：学生近视率居高不下，小学生近视率为 20.23%，初中生为 48.18%，高中生为 71.29%，大学生为 73.01%。陕西紫阳是富硒地区，那里的重点中学近视眼发生率 7%～8%，小学生患近视人数几乎是零，全国罕见，世界也少见。

儿童是人生中非常容易缺硒的年龄段，缺硒是儿童学生患近视的主要根源之一。对于用眼过度的学生更要注意。因此，要想有正常视力，除了保证营养、用眼卫生、防止用眼过度外，科学补硒也是重要的一环。

第七节　硒中毒与防治

一、职业性硒中毒

经常与硒接触的人群容易发生硒中毒。急性硒中毒可导致神经过敏、痉挛、呼吸困难、呕吐及嗜睡等症状。慢性硒中毒一般有胃肠障碍、乏力、腹水、贫血、眩晕、指甲变形及肝肾损伤等症状。硒中毒者体内代谢经呼吸道排出少量二甲基硒化物，具有大蒜味气息，也有很多患者会感到口里有金属味道，所有这些现象都可以作为硒中毒诊断的特征指标。

二、地方性硒中毒

持续摄入高硒食物、水等可导致硒在体内蓄积而引起硒中毒。20 世纪 60 年代在湖北恩施地区发现了一种脱发、脱指甲、皮肤溃疡及四肢麻木等的病症，并出现患者死亡。测定结果显示，当地主食玉米中含硒量高达 23～43mg/kg。硒中毒的症状出现的潜伏期最短 5 天，最长一个月，一般为 7～10 天。

三、硒中毒的预防与控制

从高硒来源上控制：由土壤、水与食物硒含量高而引起的中毒，可以采取适当措施控制硒的吸收或加速硒的排泄。例如硫可减少植物对硒的吸收，高蛋白可减少动物对硒的吸收，亚麻子油食物可降低硒的毒性，口服大量的维生素 C 和维生素 E 可加速硒的排泄，低硒地区的主食与高硒地区的主食调配等。对于与硒密切接触的人群，应做好劳动保护和适当工种的调配。

硒中毒人员的医治：首先脱离中毒环境，切断中毒来源，并及时就医。服用维生素 E 和高蛋白饮食可降低和排出硒，一般经过一段时间可治愈或自愈。

第八节　科学补硒

防治硒缺乏一般采用补硒的措施，当前补硒方法主要有两种：一是补无机硒，主要是亚硒酸钠（Na_2SeO_3）；二是补有机硒，如硒蛋氨酸（Se-Met）等。

芬兰是缺硒国家，该国法规规定在化肥中添加硒，通过植物转化使粮食富硒，进而达到补硒目的。美国康奈尔大学营养系统研究结果认为，还原性强或不溶性的无机硒，生物利用率非常低，一般有机硒氨酸具有较高的生物利用率。

许多专家对人体补无机硒持慎重态度，认为其毒性大，尤其对在食品中强化无机硒表示反对，因为其使用量很少，在强化时很难达到均匀。所以从营养学角度考虑，提倡以膳食补硒为佳，因为动植物食品中硒以硒氨基酸的形式为主，其既可维持硒功能蛋白水平，又可使体内有一定的硒储备。

我国建议在缺硒的省份采用地方法规使农产品富硒，通过膳食给人体补硒，进而防止人体硒缺乏，提高缺硒地区人民的身体健康。大蒜、海味食品、芝麻、小麦、玉米、大白菜和南瓜等含硒量较多，缺硒者宜多吃。

动物食品硒含量普遍高于植物食品。动物食品中又以动物脏器硒含量最高，如猪、牛和羊的肝、肾、心等；其次为海产品，如蟹、虾和鱼等；蛋及乳制品等食品中硒含量也较高，一般蛋黄高于蛋清；各种动物肉类次之。在市场上销售的富硒产品主要有富硒蘑菇、富硒麦芽、富硒茶、富硒藻类、富硒蛋、富硒黑米、富硒大蒜以及富硒坚果等。

富硒地区有待开发的富硒产品潜力很大，如富硒的地瓜、玉米、芸豆、山药、山野菜（蕨菜类）、大豆、生姜、苹果、樱桃、魔芋及菜籽油等系列产品的开发利用均具有广阔的前景。

对于严重缺硒的人，除进行合理膳食获得相应的硒元素外，要结合药物治疗；缺硒不是很严重的人可以通过吃含硒的保健品，加以辅助治疗。如市场上出售的"锌硒宝"和"黄金搭档"等均能平衡补足人体内缺少的硒元素。

知识拓展

瑞典化学家贝采利乌斯

琼斯·雅可布·贝采利乌斯（Jos Jacob Berzelius）（1779—1848），瑞典化学家，伯爵，现代化学命名体系的建立者。他首先提出了用化学元素拉丁文名称的开头字母作为化学元素符号，发现了硒、硅、钍、铈等元素，他与拉瓦锡一起被认为是现代化学之父。他说："医学是一种应用的科学，所以医学的突破不在医学本身，而在其他的理论学科。化学是医学的主要理论学科之一，化学的突破能给医学带来进步的曙光。"他还说："在我的眼中，学生比任何成就更重要。至于我，只要睡醒时看到头上有天花板，脚下有地板就满足了。"贝采利乌斯晚年时，在瑞典皇家科学院发表最后一次演讲时说道："我对上帝充满了感恩，我觉得自己是最幸福的一个男人。"他死于1848年8月7日。他的一生没有留白，因为元素周期表上好多的空格，都是他填上去的。

亚历山大·弗莱明

亚历山大·弗莱明（1881—1955），英国细菌学家。1921年发现溶菌酶，1928年发现青霉素，后来英国病理学家弗劳雷、德国生物化学家钱恩进一步研究改进，成功地将青霉素用于医治人的疾病，三人共同获得诺贝尔生理或医学奖。青霉素的发现，使人类找到了一种具有强大杀菌作用的药物，结束了传染病几乎无法治疗的时代，从此出现了寻找抗生素新药的高潮，人类进入了合成新药的新时代。在美国学者麦克·哈特所著的《影响人类历史进程的100名人排行榜》中，弗莱明名列第43位。

亚历山大·弗莱明发现溶菌酶

1921年，英国细菌学家亚历山大·弗莱明对人眼终日睁着而不受细菌感染感到好奇。于是，他将培养好的细菌滴到眼泪上，细菌很快死亡。因此他断定，人眼泪中存在一种能消灭细菌的物质。经过多年研究，他终于在眼中找到一种未知蛋白质，当它遇到细菌时，细菌的细胞壁很快就会溶化掉，导致细菌丧失抵抗力而死亡。科学家将这种能溶解细菌细胞壁的蛋白质称为"溶菌酶"，眼中的溶菌酶杀菌力很强，尤其对金黄色葡萄球菌、大肠杆菌等具有惊人的杀伤力。弗莱明所说的未知蛋白质就是今天的硒蛋白溶菌酶"谷胱甘肽过氧化物酶"。

营养学家杨光圻

◆ 杨光圻（1919—1994），出生于四川成都。1945年7月，毕业于南京中央大学农学院农业化学系，获农学学士学位。1948年7月，毕业于南京中央大学医学院生物化学研究所，获理学硕士学位。1950～1956年，任中央卫生研究院（中国医学科学院前身）营养学系助理研究员。1956～1983年，任中国医学科学院卫生研究所副研究员、研究员。1979年之后，历任国际理论及应用化学联合会（IUPAC）硒中毒及有害物评价委员会委员、国际营养学会（IUNS）微量元素。1983年以后，任中国预防医学科学院营养与食品卫生研究所研究员。1986～1990年任人体营养组副主席、联邦德国《微量元素和电解质与人体健康和疾病》及《中国地方病学杂志》编辑委员、《营养学报》常务编辑委员、中国地方病学会委员会委员、卫生部中国地方病科学委员会及专家咨询委员会委员。

◆ 杨光圻和他的团队证实了1961～1964年湖北省恩施县爆发的原因不明的脱发掉甲病是由石煤含硒量高所致的硒中毒，还证实缺硒是克山病的生物地球化学因素，但克山病是一种由多因素引起的营养缺乏病，这一发现受到国际关注。他用首创的方法，测定人体膳食硒的最低需要量、适宜需要量和最大安全摄入量，为地方病的预防及膳食推荐量的制定提供了科学依据。1959年，他发现新疆维吾尔自治区南部存在癞皮病病区，并证明与当地居民的特殊饮食习惯有关，提出了有效的防治方案。

◆ 朝鲜战争时期，他毅然跨过鸭绿江，在硝烟弥漫的地场上，他积极参与并完成了当地野菜资源的确认和利用工作，为中国人民志愿军和朝鲜人民军广大指战员开辟了维生素的补充途径，提高了部队战斗力，荣获朝鲜政府颁发的功勋纪念章。他参加编写的《野生植物的营养和毒性》一书在我国三年自然灾害期间为安全利用野生植物资源提供了科学的依据。

◆ 从朝鲜回国后，杨光圻教授继续从事他大学毕业时开始研究的谷类加工问题。本着既节约用粮又尽量减少营养素损失的原则，探索谷类适宜碾磨度，最终使"九二米"在全国得以推广。

地方病专家于维汉院士

◆ 于维汉（1922—2010），辽宁大连人，医学界第一个中国工程院院士，地方病学专家，曾任哈尔滨医科大学校长，心血管内科博士研究生导师，日本医科大学、久留米大学医学部客座教授，中国疾病预防控制中心地方病控制中心技术顾问，中国地方病学杂志名誉总编辑，曾任卫生部地方病专家咨询委员会主任委员，中华医学会地方病学会主任、专家组组长，WHO心肌病杂志委员。他被医疗界元老级人物称为"医界泰斗"，他的名字享誉中国业界，尤其是克山病防治等地方病防治领域。

◆ 1953年，年仅31岁的哈尔滨医科大学副教授于维汉受组织重托，带队投身到克山病病区。这一去，他摸爬滚打同克山病病魔缠斗了五十多个春秋。由于克山病在北方多发于数九隆冬、新年、春节，每逢这时都是病区最紧张、最缺防治人员的时刻，到1972年的20年间，于维汉有十几个春节在病区度过。

◆ 于维汉提出克山病营养性生物地球化学病因学说，并据此用大豆及其制品预防克山病，使发病率明显降低，解决了克山病的预防问题；提高了克山病治愈率，急型治愈率由30%提高到95%，慢型和亚急型5年死亡率由90%下降到25%以下，解决了克山病的治疗问题；在克山病营养性生物地球化学病因学说研究方面取得在重大进展，现已进入分子水平研究阶段，并进一步证实了克山病发病与病区硒、蛋白质、锰和维生素E等综合因素有关。

黄曲霉毒素与消除技巧

◆ 黄曲霉毒素（AFT）是黄曲霉和寄生曲霉等某些菌株产生的双呋喃环类毒素。其衍生物有约20种，分别命名为B_1、B_2、G_1、G_2、M_1、M_2、GM、P_1、Q_1和毒醇等。其中以B_1的毒性最大，致癌性最强。黄曲霉毒素B1的毒性是砒霜的68倍，是氰化钾的10倍，对肝脏组织的破坏性极强。是最强的生物致癌剂，1mg就是致癌剂量。1993年它就被世界卫生组织的癌症研究机构划定为一类致癌物。

◆ 黄曲霉素最容易藏在发霉的食物里，尤其是淀粉含量高的食物，在高温湿润的环境下，最容易滋生这种致癌霉菌。一般烹调加工温度不能将黄曲霉素破坏，因为黄曲霉素裂解温度为280℃。只有达到280℃的时候，才能灭活，一般的烹饪方法都不能消毒。连消毒碗柜都不行，黄曲霉素对紫外线有抵抗力。

◆ 减少或消除黄曲霉的小技巧：①油热了先加盐。在花生油等食用油倒入锅里加热后，并放入少量食盐，搅拌10～20s，这样基本上就能消除大部分食用油里的黄曲霉素。食盐对黄曲霉素的中和和降解，大概能消除95%的黄曲霉素。②多吃绿叶蔬菜。多吃绿叶蔬菜可以让平时不小心吃下去的一部分黄曲霉素失效，因为叶绿素能够阻止黄曲霉素吸收，预防肝癌。

哪些人群需要补硒

◆ 肝脏疾病患者。研究表明，病毒性肝炎、慢性迁延性肝炎、慢性活动性肝炎、脂肪肝及肝硬化患者体内血硒水平显著低于正常人。及时补硒能改善肝细胞环境，促进肝细胞的修复和再生，恢复肝细胞的解毒功能，提高肝脏自身的抗病能力，预防酒精性肝病，防止肝脏癌变。

◆ 糖尿病患者。缺硒是糖尿病的诱因之一，补硒对糖尿病患者有较强的辅助治疗功能，可以逐步恢复胰腺功能，还可以延缓、减轻和防治糖尿病并发症的发生。

◆ 前列腺疾病患者。前列腺增生是老年男性常见病，其发病原因尚不明确。资料显示，低硒地区的前列腺增生发病率增高，年龄趋于年轻化，尤其低硒环境下的镉作业工人更多患此病。硒能使白细胞的吞噬、杀菌能力提高 2 倍，并能延长白细胞的寿命，从而提高前列腺局部的抗感染能力，防止致病细菌向精囊、尿道及输尿管等处播散，而且还可以使前列腺组织由于长期炎症刺激形成的疤痕软化，血管疏通，改善其血液循环。

◆ 心脑血管疾病患者。研究发现，硒对各种原因引起的高血压均有调节作用，可通过抗氧化和保护细胞完整来维持心血管细胞的正常功能。自由基、脂质过氧化和低密度脂蛋白的氧化改变在动脉粥样硬化、冠心病和高血压的发病中起重要作用，机体缺硒可增加脂质过氧化和低密度脂蛋白氧化改变，使心血管功能受到损伤。

◆ 癌症患者。许多国家的学者研究发现，硒具有防治癌症的功能，癌症的发生率与死亡率与这些国家和地区的硒含量呈负相关。研究中包括的癌症有乳腺癌、子宫癌、直肠癌、前列腺癌与血癌等。硒被国内外医学家推崇为至今发现最强烈也最具潜力的抗癌之王。

◆ 肠胃病患者。研究发现，硒不但能够消除胃肠内的过氧化物和自由基，直接抑制肠道病菌群，还能调节胃肠道内的平衡，修复和保护胃黏膜，防止其癌变。

◆ 哮喘病患者。脂质过氧化所产生的代谢产物具有强烈的生物活性，可引起支气管平滑肌黏膜水肿，产生强烈收缩作用，造成气管狭窄，引发哮喘病。而含硒酶——谷胱甘肽过氧化物酶可抑制脂质过氧化作用，因而硒在哮喘病的防治中有重要作用。

◆ 从事有毒有害工作者。硒可以解除一些有害元素如铅、镉、汞、砷、铊及锡等的毒性，减轻环境中这些元素的致畸、致癌毒性，降低癌症的发病率。

练习题

一、解释概念

1. 克山病；2. 大骨节病

二、选择题

1. 以月亮女神命名的元素是（　　　）

A. 硒　　　　　　　B. 钴　　　　　　　C. 碘　　　　　　　D. 锌

2. 被称为能抗癌的健康元素是（　　　）

A. 钒　　　　　　　B. 钴　　　　　　　C. 硒　　　　　　　D. 锌

3. 硒在植物体内的分布特点是（　　　）

A. 根=茎叶>果　　　B. 根>果>茎叶　　　C. 果>茎叶>根　　　D. 根>茎叶>果

4. 谷胱甘肽过氧化物酶是哺乳动物体内（　　　）被公认的含硒酶

A. 第一个   B. 第二个   C. 第三个   D. 第四个

5. 磷脂氢过氧化物谷胱甘肽过氧化物酶是意大利科学家发现的哺乳动物中（   ）含硒酶

A. 第一个   B. 第二个   C. 第三个   D. 第四个

6. 研究证明每个谷胱甘肽过氧化物酶分子含有（   ）个硒原子

A. 1   B. 2   C. 3   D. 4

7. 甲酸脱氢酶是从微生物中鉴别出的（   ）个含硒酶

A. 第一个   B. 第二个   C. 第三个   D. 第四个

8. 硒可调节维生素A、维生素C、维生素E、维生素K的吸收与消耗，硒与（   ）在抗氧化方面表现出明显的协同效应

A. 维生素A   B. 维生素C   C. 维生素E   D. 维生素K

9. 被国内外医学家推崇为至今发现最强烈也最具潜力的抗癌之王的微量元素是（   ）

A. 硒   B. 钴   C. 碘   D. 锌

10. 在人体多种组织细胞中，硒含量最高的是（   ）

A. 肝脏   B. 肾脏   C. 眼睛   D. 脑

11. 儿童学生患近视的主要根源之一是（   ）

A. 缺硒   B. 缺铁   C. 缺硅   D. 缺氟

三、填空题

1. 目前被国际认可的四大抗氧化剂，分别是_____、_____、_____、_____。

2. 被世界公认，由杨光圻教授等确定的硒的安全量和生理需要量为_____μg/d。

3. 硒蛋白P的作用大概有两种：一是_____；二是_____。

4. 土壤中科学施用硒肥可增加富硒植物的硒含量，目前使用的硒肥主要是_____。

5. 动植物及人类缺硒的主要原因是_____及_____中含硒量不足。

6. 人类由缺硒引起的地方病主要为_____和_____。

7. 当前补硒的方法主要有两种：一是补_____硒，主要是_____；二是补_____硒，如_____等。

四、简答题

1. 微量元素硒是怎样在人体内连续不断地发挥抗氧化作用的？

2. 哪些外部因素和人自身的原因导致了机体内自由基的产生？

3. 机体内的自由基反应主要有哪些危害？

4. 微量元素硒的抗氧化作用可能包括哪几个方面？

5. 为什么说大多数情况下联合应用硒和维生素E比单独应用任何一种效果更加明显？

6. 为什么硒蛋白能解除重金属的毒性作用？

7. 人类由缺硒引起的疾病主要有哪些？

8. 硒的抗癌作用主要体现在哪几个方面？

9. 为什么人体内的微量元素硒可减少眼疾的发生？

10. 具体说明怎样预防由土壤、水和食物硒含量高而引起的硒中毒。

第七章

钴（Co）与人体健康

引言

　　1753 年，瑞典化学家布朗特在煅烧钴矿时得到纯度较高的钴，布朗特被认为是钴的发现者。1780 年，瑞典化学家伯格曼制得纯钴，钴被确认为一种金属元素。1789 年，法国著名化学家拉瓦锡首次把它列入元素周期表中。

　　含钴的蓝色矿石辉钴矿（CoAsS）在中世纪的欧洲被称为 kobalt，首次出现在 16 世纪居住在捷克的德国矿物学家阿格里科拉的著作里。这一词在德文中原意是"地下妖魔"。这可能是因为当时认为这种矿石是无用的，而且由于其中含砷，妨害工人的身体健康。今天钴的拉丁名称 cobaltum 和元素符号 Co 正是从德文中"妖魔"一词而来。

　　钴的合金（Co、Ni、Cr、Mo、W、Fe、Ta、Nb、La、C 等）在高温下仍能保持其原有的强度和其他有价值的性质，常用来制造超硬耐热合金、磁性合金、碳化钨的基体或黏合剂。喷气飞机的推进器和其他在高温下运转的装置就是用钴合金制造的。钴是少数磁化一次就能保持磁性的金属之一。在热作用下，失去磁性的温度叫居里点，铁的居里点为 769℃，镍为 358℃，钴可达 1150℃。含有 60%钴的磁性钢比一般磁性钢的矫顽磁力高 2.5 倍。在振动下一般磁性钢失去约 1/3 的磁性，而钴钢仅失去 2%～3.5%的磁性，因而钴在磁性材料上的优势就很明显。

　　钴不仅是制造合金钢的重要金属，而且是各种高级颜料的重要原料。几个世纪以来，蓝色的钴盐一直赋予瓷器以及珐琅精美的色彩。古代希腊人和罗马人曾利用它的化合物制造有色玻璃，生成美丽的深蓝色（铝酸钴）。我国唐朝彩色瓷器上的蓝色也是由于有钴的化合物存在。这说明古代劳动人民早已开始利用钴的化合物了。据 17 世纪保存下来的文件记载，沙俄为了购买昂贵的钴颜料曾花费了巨额资金，这种钴颜料叫"戈卢贝茨"，是"蓝色"的意思。俄罗斯克里姆林宫的大厅和安眠大教堂等许多宏伟大厦的墙壁上涂的蓝色颜料，就是这种"戈卢贝茨"。

　　钴的放射性同位素 Co-60 可用来治疗癌症，钴的化合物可用作催化剂。Co-60 是一种放射源，可以代替 X 射线和镭用于检查物体内部的结构，探测物体内部存在的裂缝和异物。Co-60 通常以中子轰击金属钴制取。

1934 年，在丹麦、美国、澳大利亚和新西兰等国，发现牛、羊患了一种怪病，体重减轻，奶量减少，流产甚至死亡。在这一年，研究员弄清了其原因是饲料中缺乏钴元素，在饲料中补充钴就可以防止或治愈，从而认识到钴是动物必需的营养元素。后来，科学家在动物的肝脏中分离出抗恶性贫血因子，并弄清该物质是钴的一种配位化合物，并命名为维生素 B_{12}。

第一节　钴元素简介

钴（cobaltum），原子序数 27，原子量 58.93，位于元素周期表第四周期、Ⅷ族，主要稳定氧化数为+2、+3，其单质是银白色金属，坚硬，有延展性和磁性，相对密度 8.09，熔点 1495℃，导电系数 0.165。不溶于水而溶于稀盐酸、硫酸和硝酸，在碱液中比较稳定。常温下，几乎不与氧、硫和氯等作用，但在高温下易与上述非金属剧烈反应。地壳中的丰度为 0.0025%，排在 27 位。土壤中含量约在 0.1～50mg/kg，海水中含量 0.1～10μg/L。

第二节　生物体内的钴

钴以海产品及蜂蜜中含量较高。肉类食物是钴的良好来源，动物肝脏中含丰富的维生素 B_{12}。含钴丰富的食品有牛肝、蛤肉类、小羊肾、火鸡肝、小牛肾、鸡肝、牛胰、猪肾及其他脏器；含钴较多的食品有瘦肉、蟹肉、沙丁鱼、蛋和干酪；含钴一般的食物有牛奶、家禽肉和酸奶；含微量钴的食品有面包、谷物、水果、豆类和蔬菜。钴含量较高（大约为 0.2mg/kg）的植物有甜菜、荞麦、卷心菜、无花果、洋葱、梨、萝卜、菠菜以及西红柿等；钴含量低于 0.08mg/kg 的食物有苹果、香蕉、杏、胡萝卜、木薯、樱桃、咖啡、小麦、茄子、燕麦、胡椒、土豆、稻谷、红薯以及玉米等；钴含量介于两者之间的有大麦、辣根、豌豆、黑麦、草莓、胡桃、水田芥和西瓜等。值得注意的是，木薯、玉米、土豆、稻谷和小麦这些对多数人往往作为主食的作物含钴量通常较低。牛、鸡、鳕鱼、羊和猪肝中钴的含量远较其他家畜、鸟和鱼类的其他部分高。几种食品中的钴含量见表 7-1。

表 7-1　部分动植物食品中钴含量　　　　　　　　　　单位：mg/kg

名称	含量	名称	含量
大米	0.16	白糖	0.05
苹果	0.14	牛奶	0.06
核桃	0.26	蛋类	0.10
花生	0.26	牛肉	0.52
蘑菇	0.61	猪肉	0.17
红糖	0.4	脂肪	0.37

钴是人和动物体内必需的微量元素，但体内含量极少，正常成人体内含钴 1～2mg。人体皮肤中钴含量在 0.092～0.114mg/kg 之间，并随年龄增加而降低。乳汁中钴含量为 0.006～0.023mg/L。

红细胞中钴含量为 0.059～0.130mg/L，血清中钴含量为 0.005～0.40mg/L，全血中钴含量平均在 0.238mg/L 左右。发中钴含量 0.17～0.23mg/kg。20～50 岁年龄阶段的人血液中钴含量较 50～100 岁年龄阶段的为高；男性血液中钴的含量总是较女性高。我国健康成人心、肝、脾、肺与肾组织中钴元素的含量分别为 0.07mg/kg、0.01mg/kg、0.10mg/kg、0.05mg/kg、0.08mg/kg。

早在 1948 年就发现维生素 B_{12} 中含有 4% 的钴，故通常通过每人每天所需维生素 B_{12} 的量来确定钴的需要量。国际卫生组织推荐钴的日需要量：1 岁以内 0.3μg/d，10 岁以上 2μg/d，孕妇及乳母 2.5～3μg/d。

第三节　钴在人体内存在的形式

钴在体内主要以维生素 B_{12} 的形式发挥生物学功能。维生素 B_{12} 又名钴胺素，1947 年由美国女科学家肖波在牛肝浸液中发现，它是含钴的复杂有机物，有人称它为造血维生素。维生素 B_{12} 分子中的钴（一价、二价或三价）在体内因结合基团不同，有多种存在形式，主要有氰钴胺素（通常称维生素 B_{12}）、羟钴胺素、5′-脱氧腺苷钴胺素（又称辅酶 B_{12}）和甲基钴胺素等，后两者是维生素 B_{12} 的辅酶形式，也是血液中存在的主要形式。

一、氰钴胺素

维生素 B_{12} 是 B 族维生素中迄今为止发现最晚的一种。它们多存在于动物的肝中，从细菌发酵中制备的氰钴胺素性质最为稳定，因此氰钴胺素是维生素 B_{12} 的通俗名称，而钴胺素通常用来描述不含氰基的维生素 B_{12} 分子。氰钴胺素的主要功能是抗恶性贫血。

二、辅酶 B_{12}

辅酶 B_{12} 是氰钴型维生素 B_{12} 的同类物，即其氰基（CN—）被腺嘌呤核苷取代，称为 5′-脱氧腺苷钴胺素，又称腺苷钴胺素或腺苷辅酶维生素 B_{12}。它是体内维生素 B_{12} 的两种活性辅酶形式之一，是几种变位酶的辅酶，如甲基天冬氨酸变位酶催化谷氨酸分子中的羧基（—COOH）的转移，变为甲基天冬氨酸，同时也是甲基丙二酰辅酶 A 变位酶的辅酶。辅酶 B_{12} 是细胞生长繁殖和维持神经系统髓鞘完整所必需的物质。

1958 年，H.A.Barker 在研究谷氨酸发酵时发现了辅酶 B_{12}。辅酶 B_{12} 的结构和性能与维生素 B_{12} 类似，但有别于维生素 B_{12}。两者区别为：①生理功能不同，维生素 B_{12} 抗恶性贫血，辅酶 B_{12} 用于多种代谢；②辅酶 B_{12} 的 pK_a 为 3.5，维生素 B_{12} 的 pK_a 小于 2；③辅酶 B_{12} 对光不稳定，这正是辅酶 B_{12} 比维生素 B_{12} 发现晚的主要原因。

三、甲基钴胺素

甲基钴胺素作为辅酶参与转甲基作用，例如在高半胱氨酸转变为甲硫氨酸的过程中起传递甲基的作用，甲基钴胺素为内源性维生素 B_{12}，存在于血液与髓液中，与其他形式的维生素 B_{12}

相比，其对神经元的传导有良好的改善作用。主要用于治疗缺乏维生素 B_{12} 引起的巨幼细胞性贫血，也用于周围神经病的治疗。

四、羟钴胺素

羟钴胺素的性质比较稳定，是药用维生素 B_{12} 的常用形式，且疗效优于氰钴胺素。

氰钴胺素（维生素 B_{12}）、羟钴胺素、腺苷钴胺素（辅酶 B_{12}）和甲基钴胺素的分子结构见图 7-1。

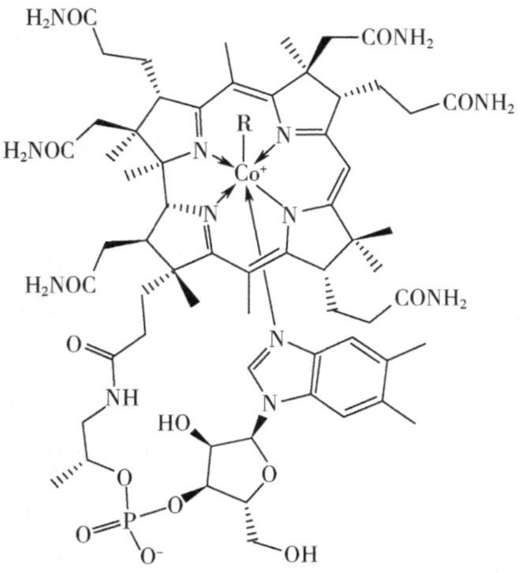

图 7-1　R 不同的 4 种维生素 B_{12} 存在形式

R：—CN，氰钴胺素；R：—OH，羟钴胺素；

R：5′-脱氧腺苷，腺苷钴胺素；R：—CH_3，甲基钴胺素

第四节　钴的生物学作用和生理功能

钴作为机体的必需微量元素具有重要的生理作用，钴是维生素 B_{12} 的一种极其重要的组成成分，它必须以维生素分子的形式从体外摄入，才能被人体利用。因此，微量元素钴的生理作用实际上是指维生素 B_{12} 的营养功效。钴还是某些酶的组分或催化活性的辅助因素，钴具有刺激造血的作用，并对某些微量元素的代谢有一定影响。

一、钴与造血功能

钴通过形成维生素 B_{12} 而发挥其生物学作用及生理功能。自然界中的维生素 B_{12} 都是微生物合成的，人和动物的肠道细菌均能合成维生素 B_{12}。维生素 B_{12} 是唯一一种需要一种肠道分泌物（内源因子）帮助才能被吸收的维生素。有的人由于肠胃异常，缺乏这种内源因子，即使膳食中来源充足也会患恶性贫血。植物性食物中基本上没有维生素 B_{12}。它在肠道内停留时间长，大约需要 3h 才能被吸收，而大多数水溶性维生素只需要几秒钟就能被吸收。维生素 B_{12} 的主要生理

功能是参与制造骨髓红细胞，防止恶性贫血。

钴能刺激促红细胞生成素的生成，促进胃肠道内铁的吸收，还能加速储存铁的动员，使之进入骨髓利用。人体若缺钴及维生素 B_{12}，红细胞的生长发育将受到干扰，出现巨细胞性贫血。大量临床研究证明，钴能治疗多种贫血，维生素 B_{12} 对高血红蛋白巨细胞贫血疗效显著，钴盐对低血红蛋白小细胞性贫血疗效也好。

二、钴与代谢的关系

由钴组成的维生素 B_{12} 有氰钴胺素、羟钴胺素、腺苷钴胺素和甲基钴胺素等几种形式，其中氰钴胺素是食物内维生素 B_{12} 的主要存在形式，腺苷钴胺素和甲基钴胺素是人体内有代谢功能的辅酶，在细胞内代谢中发挥着生理功能。

维生素 B_{12} 参与核酸、胆碱及蛋氨酸的合成及脂肪与糖代谢。胰腺含有大量钴，用以合成胰岛素及一些糖、脂肪代谢所必需的酶。维生素 B_{12} 能参与蛋白质的合成、叶酸的储存、硫酸酶的活化以及磷脂的形成，还有去脂作用，可防止脂肪在肝内沉积。

甲基钴胺素通过甲基转换反应促进核酸-蛋白-脂肪代谢，其作为甲硫氨酸合成酶的辅酶，可使高半胱氨酸转化为甲硫氨酸，参与脱氧核苷合成胸腺嘧啶过程，促进核酸与蛋白合成，促进轴索内输送和轴索再生及髓鞘的形成，防止轴突变性，修复被损害的神经组织。

腺苷钴胺素是几种变位酶的辅酶，在代谢过程中可催化基团的变位转移，加速目标物的生成，从而促进红细胞的发育和成熟，使肌体造血机能处于正常状态，预防恶性贫血；以辅酶的形式增加叶酸的利用率，促进糖类、脂肪和蛋白质的代谢；具有活化氨基酸的作用和促进核酸的生物合成，可促进蛋白质的合成，它对婴幼儿的生长发育有重要作用；是神经系统功能健全不可缺少的维生素，参与神经组织中一种脂蛋白的形成，维护神经系统健康。

三、钴与甲状腺的关系

钴对甲状腺的影响各研究报道不一。有的人认为钴能增强甲状腺功能，引起甲状腺功能亢进。还有人报道钴和锰都是合成甲状腺素所必需的成分，对防治甲状腺肿大有一定疗效，钴能防治甲状腺肿瘤。

四、钴与其他元素的关系

钴与锌有协同作用。锌是氨基酸和蛋白质代谢中不可缺少的元素，而钴能促进锌的吸收并改善锌的生物活性，因而钴也间接影响着氨基酸和蛋白质的代谢。近代研究证明补充锌又可以增加钴的吸收，并改善钴的生物活性。所以，钴和锌是姊妹对，相互都有促进作用，具有抗衰老与增加寿命的作用。

钴与铁的电子结构相似，它们在小肠内吸收时可能存在竞争抑制现象。钴对铁的抑制作用往往大于铁对钴的抑制作用。钴摄入不足除了可影响铁的吸收和利用外，还可阻碍铜吸收而出现缺铜症，加剧铜不足对人体的影响。

钴可能改变硒的代谢，导致硒的吸收减少或排泄增多，或者改变硒在组织中的分布。对大鼠的研究表明，饲料中钴含量增加，可使大鼠心肌硒减少。钴可造成心肌损伤，其原因可能是由于钴耗竭了体内的硒和维生素 E，产生了类似缺硒样改变，而补充硒和维生素 E 可减轻这种危害。

五、钴的其他作用

钴能和蛋白质结合，同时对人体生长、发育、糖类和蛋白质代谢都有重要影响。钴可促进许多营养物质对机体的作用，如增加肝糖原的同化，使氨基酸合成蛋白质，能激活各种酶，加速血红蛋白的合成，并可扩张血管、降低血压等。

第五节　钴的吸收与排泄

钴主要由消化道和呼吸道吸收，经口摄入的钴在十二指肠及回肠末端被吸收，并部分地与铁共用一个运载通道，在血浆中附着在白蛋白上。人体每天从外界吸收约 0.01～0.3mg 钴，在人体对钴的吸收量上，各文献有着不同的报道和结论，一般认为钴的摄入量在 0.015～0.03mg/d 是适宜的。人对食物中钴的吸收率可达到 63%～93%，铁缺乏时可促进钴的吸收。

钴主要由尿液排泄，有 80% 在 5d 内排出，其中绝大部分在 48h 内排出，也有少量钴由肠道、汗腺和头发等途径排出。而静脉注射的钴主要通过肾脏排出，在一周内肾脏排出 74%。但口服钴时，有 17% 由尿液排出，少部分由汗和头发等途径排出，一般不在体内积蓄。尿钴含量为 1616nmol/L，由于钴在体内的生物半衰期比较短，因此测定尿中钴的含量可以了解短期内钴进入体内的状况。

第六节　与钴有关的疾病

一、巨幼细胞贫血

钴在体内主要通过形成维生素 B_{12} 作用于造血过程，人类除了肠道细菌可以合成维生素 B_{12} 外，主要从能合成维生素 B_{12} 的动物及微生物摄取，维生素 B_{12} 在肠道吸收，从血液进入肝脏，然后又从血液进入造血器官。

无机钴盐也有刺激造血的功能，但其生物活性仅为维生素 B_{12} 中钴的千分之一，其机制可能是通过促进胃肠道内铁的吸收，并加速储存铁的动用，使之较易被骨髓利用。另外，钴能抑制细胞内很多重要呼吸酶，引起细胞缺氧，促使红细胞生成素（EPO）合成增多，结果为代偿性的造血功能增加。

钴能通过维生素 B_{12} 参与核糖核酸及造血系统有关物质的代谢。若维生素 B_{12} 及钴缺乏，可致红细胞中 DNA 合成障碍，核酸合成受阻，骨髓细胞 DNA 的合成期和合成后期的时间延长，此时的红细胞只是体积增大而不能正常成熟，于是骨髓中出现"巨幼红细胞"，造成巨幼细胞贫血。巨幼细胞贫血因细胞内 DNA 合成障碍，细胞核分裂受阻，可导致红系、粒系和巨核系细胞的无效生成，多伴有骨髓内溶血，可见乳酸脱氢酶明显升高。

发生巨幼细胞贫血时，小儿呈贫血貌，面色蜡黄，虚胖，面部轻度水肿，头发稀而黄，重症者还可出现心脏扩大、心脏杂音及肝、脾肿大。此外，尚有神经与精神发育迟缓、表情呆滞、反应迟钝、嗜睡、智力减退、头和手足常出现不自主的颤抖、哭时泪少、无汗等表现。

二、神经系统损害

维生素 B_{12} 缺乏可引起斑状与弥漫状的神经脱髓鞘，此种进行性的神经病变起始于末梢神经，逐渐向中心发展，最终累及脊髓和大脑，形成亚急性复合变性，出现精神抑郁、记忆力下降及四肢震颤等神经症状。

三、钴与白内障

研究发现钴可以引起白内障，其原因在于钴干扰钙离子，导致钠和钾通透性改变。有学者研究发现钴在老年性白内障晶体中含量增高，也有人认为钴是蛋白酶的抑制剂。

四、钴与心血管疾病

钴是对心血管功能有益的重要元素之一。心血管疾病与患者体内的微量元素钴长期缺乏有关，而治疗心血管疾病常用的草药黄芪、玉竹等钴含量均较高，适当饮茶能预防心血管疾病。有人分析了高血压、动脉粥样硬化、冠心病、肺心病、先天性心脏病、风湿性心脏病与心肌炎等患者头发中微量元素钴含量，结果发现心血管病患者发钴含量显著低于相同性别、年龄的健康人，提示心血管病与长期钴缺乏有关。

另外，钴是维生素 B_{12} 的主要成分，维生素 B_{12} 缺乏可引起口腔及舌的溃疡、炎症及脊髓退行性病变，给予维生素 B_{12} 治疗可收到明显疗效。

五、缺钴引起的疾病的防治

钴制剂可选用维生素 B_{12}、氯化钴、腺苷钴胺素和甲基钴胺素等。氯化钴用以治疗再生障碍性贫血与肾性贫血等，其副作用有消化道反应、心动过速和心律不齐、甲状腺肿大、多毛、痤疮和皮肤的色素沉着，停药后会自然消失。

人体缺钴的饮食治疗也很重要，为防止钴及维生素 B_{12} 缺乏，小儿日常膳食要荤素搭配，不可偏食。增加含钴量丰富的食品，如蜂蜜、海产品等，增加含维生素 B_{12} 丰富的食品如动物肝、肾、瘦肉、蚌、牛奶、蛋类以及家禽等食品，可防止钴和维生素 B_{12} 缺乏引起的神经系统损害。

消化系统疾病、胃酸过少等导致的钴和维生素 B_{12} 的吸收和运输障碍，应积极治疗消化系统的原发疾病。发生巨幼红细胞性贫血时除了多食钴含量丰富的食品外，还应使用维生素 B_{12} 肌内注射治疗，同时加用叶酸（维生素 B_{11}）可提高疗效。

六、高钴引起的疾病

1.红细胞增生症

过去常将钴作为抗贫血治疗药物，但近年来不少学者认为钴刺激红细胞的生成不是正常的生理刺激，可能是它的毒性反应，出现红细胞增生症。

2.对呼吸系统的影响

工人在接触钴后，较常见的是以呼吸系统症状为主的硬质合金病，也称硬金属疾病。最常见的是上呼吸道刺激症状，呼吸困难，咳嗽，体重下降，外源性哮喘，弥漫性间质性肺炎、肺纤维化和尘肺（肺尘埃沉着病）等。5%的患者有自然过敏的主诉，有严重的过敏现象。

3.对心脏的影响

职业性接触钴的工人也会发生心肌炎，主要表现为心脏扩大和心电图异常，但并不多见。

4.对其他系统的影响

钴过高对皮肤系统也有影响，有过敏反应，产生过敏性或刺激性皮炎。常见于手、腕、前臂等部位和皮肤皱褶出处，出现轻微瘙痒性红斑疹，主要在夏季发病，患者多为接触钴的新工人。除此轻型外，另一类型病变处常伴有轻微的角化过度和裂口，常见于接触钴时间较长的工人。

第七节 钴中毒及其救治

一、钴中毒

动物实验表明，钴过量对蛋白质、氨基酸、辅酶和脂蛋白合成产生有害的影响。例如，对动物使用过量氯化钴后，动物生长发育停滞，体重减轻，血糖增加，肾上腺皮质增生，导致卟啉尿症。钴中毒多为治疗贫血时应用钴盐剂量掌握不当引起，例如一次口服氯化钴500mg后，可以发生中毒现象。

正常人口服氯化钴 $20 \sim 60mg/d$ 后，红细胞、血红蛋白及网织细胞都有所增加，形成红细胞增多症。贫血患者对钴的反应不太规律：出血性贫血、轻度感染引起的贫血反应迅速；重症慢性感染引起的贫血以及巨幼红细胞性贫血病人，可以发生食欲不振、恶心、呕吐、腹泻和热感的功能中毒现象。长期接触钴化合物可造成呼吸道损伤、支气管炎以及胸骨后疼痛，有时有呕吐与肝肿大症状，亦可影响造血系统，并能引起皮肤损伤或过敏。

钴摄入过多对心肌疾病有不利影响，可使心肌疾病恶化，并导致心力衰竭。20世纪60年代，流行于加拿大魁北克等地的"啤酒心肌病"，就是因为钴盐曾作为啤酒的泡沫稳定添加剂，该添加剂中钴的剂量高达 $1mg/L$，大量饮用啤酒者发生钴中毒引起该病，或者说是由钴和酒精的联合作用引起致死性的心肌病。当然，钴盐啤酒泡沫稳定添加剂早已被其他无毒无害的添加剂替代，例如海藻酸丙二醇酯（PGA）就是现在常用的啤酒泡沫稳定剂。

二、钴中毒的救治

① 急性钴中毒一般由口服或误服引起，应立即洗胃并对症治疗，配合用高渗葡萄糖解毒，

保肝、利尿。对于由环境钴污染而引起的慢性中毒，应使用能够降低钴毒性的药物，如依地酸、甲硫氨基酸和半胱氨酸等。因为这些药物可与钴形成难溶的配位化合物而不能被人体吸收，对预防钴中毒也有一定的作用。但根本措施是加强生产和使用钴及其化合物的卫生防护，控制钴污染，防止钴中毒的发生。

② 使用氯化钴治疗肾性顽固性贫血和镰刀状红细胞性贫血时，要严格掌握钴盐的使用剂量，出现胃肠道反应时立即停用。平时注意不要食用被钴污染的食物和饮水，食物中增加蛋白质和维生素 C 的含量以减轻钴的毒性。钴盐溅入眼内应立即用自来水或生理盐水冲洗，并至少冲洗 15min。

知识拓展

维生素 B_{12} 的研究历程

1926 年，迈诺特和墨菲（Minot and Murphy）发现生肝可以治疗恶性贫血症，并于 1934 年获诺贝尔生理学或医学奖。经过 20 多年的研究，到 1948 年才从肝脏中分离出一种具有控制恶性贫血效果的红色晶体物质，定名为维生素 B_{12}。1956 年，霍奇金（Hodgkin）用 X 射线结晶分析确定了维生素 B_{12} 的结构。由于是第一个最复杂的大分子，因而于 1964 年获得诺贝尔化学奖。1972 年，伍德沃德（Woodward）等完成了维生素 B_{12} 的合成。

神奇的"东方奶酪"——豆腐乳

豆腐乳富含蛋白质（该蛋白质的消化率可以达到 92%～96%）、糖类、不饱和脂肪酸、矿物质（钙、磷、铁等）、人体不能合成的 8 种必需氨基酸、胡萝卜素及多种维生素等，其中维生素 B_2 含量比豆腐高 6～7 倍，仅次于乳品中的含量，维生素 B_{12} 含量仅次于动物肝脏中的含量。豆腐乳具有健脾宽中、润燥及除湿等功效，常吃对预治高血压、动脉硬化及风湿病均有一定的作用。正是因为豆腐乳有极高的营养价值而被西方人称作神奇的"东方奶酪"。

细胞

细胞（cell）并没有统一的定义，比较普遍的提法是：细胞是生物体基本的结构和功能单位。已知除病毒之外的所有生物均由细胞所组成，但病毒的生命活动也必须在细胞中才能体现。一般来说，细菌等绝大部分微生物以及原生动物由一个细胞组成，即单细胞生物，高等植物与高等动物则是多细胞生物。细胞可分为原核细胞与真核细胞两类，但也有人提出应分为三类，即把原属于原核细胞的古核细胞独立出来作为与之并列的一类。细胞体形极微，在显微镜下才能窥见，形状多种多样。主要由细胞核与细胞质构成，表面有细胞膜。高等植物细胞膜外有细胞壁，细胞质中常有质体，体内有叶绿体和液泡，还有线粒体。动物细胞无细胞壁，细胞质中常有中心体，而高等植物细胞中则无。细胞有运动、营养和繁殖等机能。

血细胞的六大系

血细胞按所属系列分六大系统，即红细胞系、粒细胞系、单核细胞系、淋巴细胞系、浆细胞系和巨核细胞系。每一系统又依细胞成熟水平分为原始、幼稚和成熟三个阶段。红系和粒系的幼稚阶段又分为早幼、中幼和晚幼三个阶段，而粒细胞根据胞浆所含颗粒特点的不同，又分为中性、嗜酸性和嗜碱性粒细胞。

等渗溶液、低渗溶液及高渗溶液

等渗溶液：渗透量相当于血浆渗透量的溶液，如0.9%NaCl溶液和5%葡萄糖溶液。低渗溶液：低于血浆渗透量的溶液称为低渗溶液，如蒸馏水等。细胞在低渗溶液中可发生水肿，甚至破裂。

高渗溶液：高于血浆渗透量的溶液称为高渗溶液，如10%的葡萄糖液或50%葡萄糖液等。细胞在高渗溶液中可发生脱水而皱缩。

海藻酸丙二醇酯

海藻酸丙二醇酯（PGA）是目前常用的啤酒泡沫稳定剂，它是从褐藻中提取的海藻酸的衍生物，其水溶液呈黏稠状胶体。因为PGA分子结构中有疏水基团和亲水基团，所以它具有良好的乳化性和对胶体溶液的稳定性，是天然的乳化稳定剂。啤酒是一种胶体溶液，在啤酒中适量添加20×10^{-6}PGA即可以增强啤酒泡沫的稳定性，同时可以降低啤酒泡沫破坏因子所造成的影响，使啤酒泡沫更加细腻，增加泡持时间和挂杯效果。

维生素B$_{12}$补充常识

素食且不吃蛋和奶制品的人须补充维生素B$_{12}$；胃肠道疾病患者在积极治疗疾病的同时，须补充维生素B$_{12}$；经常应酬而大量喝酒的人，补充维生素B$_{12}$非常重要；维生素B$_{12}$和叶酸一起摄取时，可使维生素B$_{12}$产生最佳效果，能很快使人恢复活力；老年人对维生素B$_{12}$吸收困难，必须通过注射予以补充；月经前或月经期间，同时服用维生素B$_{12}$和其他B族维生素非常有益；在烹饪过程中，食物中的维生素B$_{12}$会有一定损失，因此烹饪时间不宜过长。

练习题

一、解释概念

居里点

二、选择题

1.喷气飞机的推进器和其他在高温下运转的装置通常是用（　　）合金制造的

A.钴　　　　　　　　　　B.铝　　　　　　　　　　C.铜　　　　　　　　　　D.锰

2.我国唐朝彩色瓷器上的蓝色是哪种元素的化合物产生的（　　）

A.铬　　　　　　　　　　B.钴　　　　　　　　　　C.铜　　　　　　　　　　D.锰

3.目前哪种元素的同位素通常用来治疗癌症（　　）

A.铀　　　　　　　　　　B.铅　　　　　　　　　　C.钴　　　　　　　　　　D.氡

4.动物组织中含有丰富维生素B$_{12}$的是（　　）

A. 脑   B. 肠   C. 肝脏   D. 肾脏

5. 已知的维生素分子结构中，唯一含有的金属元素是（   ）

A. 硒   B. 铁   C. 铜   D. 钴

6. 目前已知唯一含有金属元素的维生素是（   ）

A. 维生素C   B. 维生素B_2 C. 维生素B_{12} D. 维生素A

三、填空题

1. 在热作用下，磁性物质失去磁性的温度叫居里点。铁、钴、镍三种金属的居里点，其中_____的最高，_____的次之，_____的最低。

2. B族维生素中迄今为止发现最晚的一种是_____。_____是维生素B_{12}的通俗名称。

3. 维生素B_{12}在体内因结合基团的不同，可有多种存在形式，主要有_____、_____、_____和_____等。

4. 维生素B_{12}的主要生理功能是参与制造_____红细胞，防止恶性_____。

5. 钴可以引起白内障，其原因在于钴干扰_____离子，导致_____和_____通透性改变。

四、简答题

1. 结构和性能相似的维生素B_{12}与辅酶B_{12}的区别是什么？

2. 微量元素钴为什么能防止恶性贫血？

3. 为何人们常称微量元素钴和锌为姊妹对元素？

4. 为什么缺乏钴及维生素B_{12}会造成巨幼细胞性贫血？

锰（Mn）与人体健康

引言

1774 年，瑞典化学家舍勒首先确定锰是一种元素，同年他的合作者甘恩从锰矿中获得金属锰。锰广泛地分布于世界海洋 2～6km 水深海底的表层，而以生成于 4～6km 水深海底的品质最佳，锰结核总储量估计在 3 万亿吨以上。

锰结核又称多金属结核、锰矿球、锰矿团或锰瘤等，它是一种铁、锰氧化物的集合体，颜色常为黑色和褐黑色。锰结核的形态多样，有球状、椭圆状、马铃薯状、葡萄状、扁平状与炉渣状等。锰结核的大小尺寸变化也比较悬殊，从几微米到几十厘米的都有，重量最大的有几十千克。

锰结核中 50% 以上是氧化铁和氧化锰，还含有镍、铜、钴、钼、钛等 20 多种元素。仅就太平洋底的储量而论，这种锰结核中含锰 4000 亿吨、镍 164 亿吨、铜 88 亿吨及钴 98 亿吨，其金属资源相当于陆地上总储量的几百倍甚至上千倍。

2011 年 7 月 28 日和 30 日，我国"蛟龙"号载人潜水器顺利完成 5km 级海上试验第三、四次下潜任务，"蛟龙"号成功下潜 5km 深度后，带回了 5km 海底锰结核的清晰画面，同时还带回 5km 海底锰结核样本，我国开发海底锰结核矿源迈出重要一步。

1856 年，英国的穆舍特将锰用于炼钢，制得锰钢。在钢中加入 2.5%～3.5% 的锰，所制得的低锰钢简直脆得像玻璃一样，一敲就碎。但如果加入 13% 以上的锰，制成高锰钢，就变得既坚硬又富有韧性。高锰钢加热到淡橙色时，变得十分柔软，很容易进行各种加工。如今，人们大量用锰钢制造钢磨、滚珠轴承、推土机与掘土机的铲斗等经常受磨的构件，以及用于钢轨、桥梁等。在军事上，用高锰钢制造钢盔、坦克钢甲和穿甲弹的弹头等。炼制锰钢时，是把含锰达 60%～70% 的软锡矿和铁矿一起混合冶炼。锰钢没有磁性，不会被磁铁所吸引。

1931 年，Kemmerer 和 Todd 相继证明锰对大鼠和小鼠的生长和生殖功能是必需的。1936 年，Wilgns 证明锰能预防小鸡的禽骨畸形症。1966 年，Erway 提出耳石发育不良是新生儿运动失调的主要原因，锰可预防内耳的遗传性异常。Leach（1967，1971）指出，有两种锰依赖酶——聚合酶和半乳糖转移酶功能异常引起骨骼（包括颅骨）异常。1971 年，

Underwood 报道缺锰引发猪和家禽的特异性缺乏综合征，缺锰幼仔生长迟缓、骨骼畸形、运动失调和惊厥。

锰元素不仅使钢材坚实，在人体内也能使人轻健结实。国际自然医学会于 1965 年 10 月在东京宣布我国新疆为世界长寿地区，专家们分析其长寿的原因，发现这些百岁老人多生活在红土与黄土地带，红土与黄土中生长的植物含有微量元素锰与硒等，尤其含锰丰富，由于锰有防止心血管病、抗肿瘤和增强新陈代谢等作用，因而生活在这些地区的人极少患这种危及人类生命的疾病，所以获享遐龄。看来锰是名副其实的"长寿金丹"。

第一节　锰元素简介

锰（manganum），原子序数 25，原子量 54.94，位于元素周期表第四周期、ⅦB 族，主要稳定氧化数为+2、+4、+7。其单质为灰白色、硬而脆有光泽的活泼金属。密度 7.2g/cm³（20℃），熔点 1260℃，沸点 1962℃。锰在自然界以盐类和氧化物形式存在，其化合物超过 60 余种。常见的锰化合物有二氧化锰（MnO_2）、四氧化三锰（Mn_3O_4）、氯化锰（$MnCl_2$）、硫酸锰[$Mn_2(SO_4)_3$]、铬酸锰（$2MnO \cdot CrO_3 \cdot 2H_2O$）以及醋酸锰[$Mn(C_2H_3O_2)_2$]等，其中以二价盐类和二氧化锰最稳定。锰的化学活性与铁近似，锰与铁形成的合金具有广泛的用途。锰在地壳中的丰度为 0.085%，排在 12 位，海水中含锰 100μg/L。

第二节　生物体内的锰

锰在植物性食品中含量较多，而动物性食品则含锰较少。锰存在于多种植物性食品中，从膳食中摄入的锰一般是无毒的。锰的丰富来源有糙米、米糠、香料、核桃和麦芽等，良好来源有菜豆、花生、栗子、大豆、向日葵籽、小麦粉、全谷粒、大麦和高粱等。锰在粗粮、豆类、干果、绿叶菜、茶叶和咖啡中含量较高。草药补骨脂、肉苁蓉、枸杞子、何首乌和熟地等锰和锌的含量都较高。表 8-1 列出了部分植物中的锰含量。

表 8-1　部分植物中的锰含量　　　　　　　　　　　　　　单位：mg/100g

植物	锰含量	植物	锰含量	植物	锰含量	植物	锰含量
麦芽	39.0	小米	2.4	莴笋	13.3	萝卜	1.7
麦胚	13.9	全大麦	2.2	菠菜	8.9	青豆	1.1～2.7
燕麦	6.6	大米	1.8	甜菜	2.2	土豆	0.4～2.8
大豆	2.4	玉米	1.1	香蕉	1.9	洋葱	0.7～1.4

人体共含锰 12～30mg，分布于一切组织中，以骨骼、肝、脑、肾、胰和脑垂体含锰较多。一般认为，30% 分布于肌肉，近 20% 分布于肝脏，15% 分布于消化道，其余则较均匀地分布于各种组织中。大脑中的锰以大脑皮质、脑干和神经核中含量最高。在细胞内则主要集中于线粒体中，线粒体是细胞进行锰代谢和能量转换的场所。正常成人血含锰量（8.0±1.6）μg/L，血清

锰含量（1.32 ±0.64）μg/L，头发锰含量 1～2.1μg/g。

第三节　锰的生物学作用和生理功能

锰的生化作用类似镁，镁和锰离子能桥联 ATP 与磷酸转移酶。人体的凝血机制、生长发育、神经及内分泌系统等与锰的生物学作用有关。

一、锰参与许多酶的合成及激活

锰参与精氨酸酶、脯氨酸肽酶、丙酮酸羧化酶、超氧化物歧化酶、羧化酶、磷酸化酶、醛缩酶、磷酸葡萄糖变位酶、异柠檬酸脱氢酶、胆碱酯酶、多糖聚合酶、半乳糖转化酶和三磷酸腺苷酶等的合成及激活。

二、锰对代谢的影响

动物实验发现，胚胎或出生后的动物缺锰，可发生胰腺尤其是 β 细胞发育不良及胰岛素分泌量减少，糖耐量曲线下降，出现糖尿。

锰对脂质代谢和蛋白质合成都起着重要作用。锰有去脂作用，能加速细胞内脂肪的氧化，并减少肝脏内脂肪的堆积，有利于保护心、脑血管。

锰是硫酸软骨素合成酶的必须辅助因子，硫酸软骨素大量存在于动物软骨中，商品硫酸软骨素是从动物组织中提取制备的酸性糖胺聚糖，是糖类中的一种，具有很好的保温性及抑制炎症的效果，是治疗腰痛及其他关节炎的内服药的重要原料。日本爱媛大学医学院的研究人员发现，硫酸软骨素具有抑制肥胖的特殊作用。

三、锰对生长发育的影响

锰不但参与蛋白质的合成，还参与遗传信息的传递及甲状腺和性腺的分泌。缺锰时可发生输精管退行性变、精子减少及性周期紊乱以致不育。

青少年生长发育不可缺少锰元素。锰与结缔组织韧性及硬度、糖胺聚糖合成、硫酸软骨素合成与代谢、钙磷代谢密切相关。缺锰动物软骨生长障碍，干骺骨小梁稀少，长骨短而弯曲甚至畸形，生长发育停滞，智力下降。

研究还发现，锰是过氧化物酶的组成成分，过氧化物歧化酶能清除自由基，因此锰是与衰老有密切关系的元素。

四、锰与心血管疾病的关系

世界卫生组织认为，锰是对心血管疾病有益的元素，它对维持血糖、血脂和血压正常水平有良好的影响。临床研究发现，动脉硬化患者心脏及主动脉内锰含量比健康人低。心血管疾病与锰的吸收不足有关，富锰地区的长寿老人心血管疾病发病率低。

五、锰参与造血作用

研究表明，10～15 天的动物胚胎中锰含量很丰富，骨骼和肝脏中含有较多的锰，很可能与它们的造血作用有一定关系。给贫血动物以小剂量的锰盐或含锰蛋白，可使血红蛋白、中幼红细胞、成熟红细胞及血液总量增加。

锰参与造血过程的机制可能是改善机体对铜的利用，促进对铁的吸收、利用以及红细胞的成熟和释放。

六、锰对脑功能的影响

锰是脑发育和功能活动所必需的微量元素，是涉及精神、神经系统功能最广泛的微量元素。缺锰除了可引起神经衰弱综合征、影响智能发展、与癫痫有关外，还与思维、情感和行为有一定关系，因此锰对于维持正常的脑功能是必不可少的。目前虽然对锰在脑中的生理功能尚不太清楚，但一般认为锰对于生命活动所必需的胺类化合物如多巴胺及 5-羟色胺等的正常代谢是必不可少的。也有报道称过量的锰会对中枢神经系统产生不可逆转的损害，是帕金森症的主要致病因素之一，这也要引起足够重视。

七、锰对生殖、发育的作用

动物实验研究证明，锰是生殖必需微量元素，动物缺锰会出现发育迟缓、卵巢和睾丸萎缩、性成熟明显障碍等表现。但饲以高锰食物的雄性小鼠睾丸、精囊和包皮腺重量减轻，雄性大鼠血清睾酮水平和雌性大鼠生育力降低，大鼠子宫内锰暴露导致胎鼠神经管缺陷和死亡率增高。

人体过量吸收锰后，可能破坏育龄妇女卵母细胞的正常成熟，使受精能力下降，甚至导致不孕或不育。

八、锰与其他元素和营养素的关系

锰能影响与改善机体对铜的利用，贫血病人的血锰多半降低。有人报道某地区食管癌发病率高，该地区饮用水及食物中锰和钼含量低，致使有致癌性的亚硝酸盐不能还原成氨而解毒。

低锰可能降低组织对硒的吸收或增加硒的排泄，在低硒环境下，锰对大鼠血浆内维生素 E 水平影响较大，而正常硒环境下，锰则无明显影响。锰可通过影响硒代谢从而影响血浆维生素 E 水平及抗氧化作用。而低硒是克山病的主要病因之一，这对于研究克山病有着积极意义。另外，过量的钙和磷会干扰锰的吸收。

锰虽然不是维生素的成分，但与维生素 A、维生素 B 族及维生素 C 的代谢有密切关系，并刺激机体抗毒素的形成。缺锰可影响某些维生素的合成及发挥其作用，从而降低机体抗病能力。

第四节　锰的吸收与排泄

人主要从食物、水和空气中摄入锰，吸收部位主要在十二指肠。易溶解的锰容易吸收，经口服以不溶性的锰矿粉则锰不能被吸收。肺部可通过吞噬作用吸收锰尘，有机锰可经皮肤吸收。茶树是聚锰植物，茶叶中锰含量丰富，成年人可通过喝茶摄取锰，据调查经常喝茶的人10%以上的锰可来自所喝的茶。

正常成年人对锰的需要量，我国暂定标准为5～10mg/d。美国国家科学院食品与营养委员会1980年推荐从膳食中摄入的安全量为：0～0.5岁婴儿为0.1～0.5mg/d，0.5～1岁为0.7～1.0mg/d，1～3岁为1.0～1.5mg/d，4～6岁为1.5～2.0mg/d，7～10岁为2.0～3.0mg/d，11岁以上为2.5～5.0mg/d。当成年人每日摄取量少于3.0mg时就不再能维持锰的平衡水平了。

由于锰及锰化合物在胃液中溶解度低，各种途径吸收的锰和各种锰化合物如金属锰粉、二价锰和三价锰的化合物以及高锰酸盐等进入体内后，都主要经粪便排出。汗液排锰量仅占2%，尿液排锰量亦甚微，只占6%。

第五节　缺锰引起的疾病

一般来说，因谷类富含锰，锰缺乏的情况相对比较少，机体不易发生锰缺乏症，但当食物中锰摄入不足，食物中钙、磷和铁等成分过多干扰了锰的吸收，或消化道疾病使锰的吸收发生障碍时，则可引起机体锰缺乏症。

一、骨质疏松症和骨骼畸形

锰缺乏可能是引起骨质疏松和易发生骨折的重要原因。报道称，经常发生骨折的患者血中缺锰，却含有大量的钙和磷。缺锰时，可出现骨质疏松、骨骼畸形及软骨受损。人体的骨骼中有"成骨细胞"和"破骨细胞"，二者相辅相成，共同维持骨骼的正常代谢。当体内长期缺乏锰时，破骨细胞的破骨作用增强而成骨细胞的活性受到抑制，骨孔增大，于是骨组织的强度和硬度均下降、韧性减退，骨质变得疏松薄脆，受外力易发生骨折。

酸性糖胺聚糖是构成软骨与骨组织的重要成分，硫酸软骨素也是构成骨骼与软骨、肌腱、皮肤和眼角膜的重要成分。这两种物质在体内的合成过程均需要含锰的酶参与。当体内缺乏锰时，含锰酶的活性下降，这两种物质的合成减少，于是发生骨骼畸形，软骨受损。尤其是中老年人易出现疲劳乏力、腰酸背痛、牙齿早脱、骨骼畸形且易断裂。

二、侏儒症

研究证明侏儒症与内分泌异常有关，而人体的内分泌功能受多种微量元素的影响。锰是硫酸软骨素合成酶的必需辅助因子，与结缔组织韧性及硬度、糖胺聚糖合成、硫酸软骨素代谢及钙、磷代谢密切相关。缺锰使软骨生长障碍，干骺端骨小梁稀少，长骨缩短弯曲甚至畸形，发育停滞，引起侏儒症。

三、贫血

大量研究表明，贫血除缺铁、铜等元素外，还与锰的缺乏有关。锰有刺激红细胞生成素和促进造血的作用。锰在线粒体内含量很高，而血红蛋白的合成与线粒体有特殊关系。血红蛋白由一个二价铁离子与原卟啉分子上的 4 个吡咯环上的氮原子结合而成。元素锰可以取代二价铁，使血红蛋白结合氧的能力减弱，造成组织细胞缺氧，反馈产生红细胞生成素，从而刺激造血。

四、肿瘤

流行病学调查资料表明，缺锰地区肿瘤发病率高。如我国某些地区食管癌发病率高，研究发现这些地区的饮水及食物中锰含量低，缺锰可能影响了有致病性的亚硝酸盐不能及时还原成氨而致癌。据报道，锰是癌基因抑制剂，能抑制肿瘤的生长和转移。锰与癌症的关系尚需进行更多的研究，尤其是要多进行锰对动物诱癌的预防、治疗及其机制的深入研究。

五、不孕症

体内严重缺锰可导致不孕症，甚至出现死胎、畸胎和孕妇死亡。缺锰可使男性雄性激素分泌减少，性功能低下，睾丸萎缩，精子减少等。中医学上常讲的"肾虚"，实质上是指内分泌系统功能低下的表现，这与锰和锌缺乏密切相关。

第六节　锰中毒及其救治

锰中毒主要发生在长期职业性接触锰的作业人群中，多由长期吸入较高浓度的锰尘及锰烟所致。这些职业性作业包括锰矿石的开采、运输与加工，锰合金冶炼与制造，电焊条的制造与使用等。

一、高锰与脑血管疾病

锰含量高时引起神经细胞的退行性变、坏死和胶质细胞增生，脑血管内膜增厚，血管变窄，脑血流量减少。同时锰能抑制多巴胺的合成，使体内多巴胺含量降低，引起血管收缩，血压升高。急性脑出血、脑血栓及蛛网膜下腔出血患者表现为血浆、红细胞及头发中锰含量明显增高，说明体内锰含量高时可以引起脑血管疾病。

二、锰中毒的临床表现

1.非职业性中毒

口服 1g/L 高锰酸钾溶液可引起口内烧灼感、恶心、呕吐及胃部疼痛。2～3g/L 溶液可引起口腔和咽部肿胀，吞咽困难。口服 40～50g/L 溶液，口唇黏膜呈棕黑色，肿胀糜烂，剧烈腹痛，呕吐，血便，休克乃至死亡。动物实验证实，高锰酸钾的腐蚀性致死量约为 5～19g。口服高锰酸钾中毒时应立即用温水洗胃，或添加 30g/L 双氧水 100mL。清洗后可口服牛奶和氢氧化铝凝胶，也可服浓豆汁。

2.职业性中毒

在锰矿开采与提炼过程中，钻孔爆破、岩石破碎以及研磨、筛选、干燥都可以产生高浓度的微细粉尘。在钢铁工业中，冶炼锰矿石时可产生高浓度的锰烟。生产干电池、电焊及涂料都可产生大量锰尘和锰烟。

（1）急性中毒

一次吸入大量新生的氧化锰烟雾，如在通风不良的条件下进行电焊操作，可发生"金属烟热"，出现头晕、头痛、恶心、寒战、高热、咽痛、咳嗽以及气喘等症状，往往持续几小时，热退时全身大汗。对锰烟雾引起的"金属烟热"，可对症处理，往往在脱离接触后，症状可自行消失。

（2）慢性中毒

慢性锰中毒是锰的主要职业危害。早期以神经衰弱症候群和自主神经功能障碍为主。除有头晕、头痛、失眠、疲乏无力与嗜睡等症状外，还有明显的记忆力降低、性功能减退、四肢酸痛、易兴奋及情绪改变等症状。体格检查有多汗，皮肤划痕阳性，心动过速及眼心反射异常，眼、睑、舌及手指震颤，肌张力有改变。锰的长期过度积累是帕金森症的主要发病因素之一。

驱锰治疗用依地二钠钙加葡萄糖 500mL，静脉滴注。二巯丁二钠也有驱锰作用。有神经衰弱症候群和自主神经功能紊乱者，可服用谷维素、利眠宁与安定等药物。

知识拓展

瑞典化学家舍勒

卡尔·威尔海姆·舍勒（Carl Wilhelm Scheele，1742.12.19—1786.5.21），18 世纪中后期瑞典著名的化学家，氧气的发现人之一，同时对氯化氢、一氧化碳、二氧化碳与二氧化氮等多种气体都有深入的研究。1774 年他对软锰矿做了多种实验并确定它是一种新金属的氧化物，将这种金属定名为锰。

茶叶的成分

茶叶中所含的成分很多，主要有咖啡因、茶碱、可可碱、胆碱、黄嘌呤、黄酮类及苷类化合物、茶鞣质、儿茶素、萜烯类、酚类、醇类、醛类、酸类、酯类、芳香油化合物、糖类、多种维生素、蛋白质和氨基酸。茶叶中还含有钙、磷、铁、氟、碘、锰、钼、锌、硒、铜、锗与镁等多种矿物质。茶叶中的这些成分对人体是有益的，其中锰能促进鲜茶中维生素 C 的形成，提高茶叶抗癌效果。它们的共同作用是对人体防病治病有着重要意义，故有"不可一日无茶"之说。

硫酸软骨素

◆ 硫酸软骨素（CS），是共价连接在蛋白质上形成蛋白聚糖的一类糖胺聚糖。CS 广泛分布于动物组织的细胞外基质和细胞表面，糖链由交替的葡萄糖醛酸和 N-乙酰半乳糖胺二糖单位组成，通过一个似糖链接区连接到核心蛋白的丝氨酸残基上。虽然多糖的主链结构并不复杂，但就硫酸化程度、硫酸基和两种差异向异构醛酸在链内的分布来说，呈现高度的不均一性。硫酸软骨素的精细结构决定着功能的特异性和与多种蛋白质分子的相互作用。

◆ CS 在医学上的主要应用是作为治疗关节疾病的药品，通常与氨基葡萄糖配合使用，具有止痛、促进软骨再生的功效，可以从根本上改善关节问题。临床试验已经证明，硫酸软骨素能够减少骨关节炎患者疼痛，改善关节功能，减少关节肿胀和积液，防止膝关节和手关节部位的间隙狭窄。提供垫衬作用，缓和行动时的冲击和摩擦，能将水分吸入蛋白多糖分子内，使软骨变厚，并增加关节内的滑液量。软骨素的重要功能之一就是作为输送管道，把重要的氧供和营养素输送至关节，帮助清除关节内的废物，同时把 CO_2 和废物加以排除。由于关节软骨并无血液供应，因此所有的充氧、滋养及润滑作用皆来自滑液。

高锰——帕金森症的发病因素之一

脑是锰的主要靶器官之一。长期吸入高浓度锰烟和尘所致慢性中毒患者可出现典型的震颤麻痹。症状包括乏力、头痛、肌肉痉挛、食欲低下、感情冷淡、失眠、性欲减退、语言单调、面无表情、书写及精巧动作障碍、前进与后退步态异常等。即使脱离锰的接触，症状并不因此减退。

5-羟色胺

5-羟色胺是一种吲哚衍生物，简称 5-HT，化学式为 $C_{10}H_{12}N_2O$，分子量为 176.22。5-羟色胺最早是从血清中发现的，又名血清素，广泛存在于哺乳动物组织中，特别在大脑皮层质及神经突触内含量很高，它也是一种抑制性神经递质。

多巴胺

◆ 多巴胺是大脑中含量最丰富的儿茶酚胺类神经递质，能调控中枢神经系统的多种生理功能，多巴胺系统调节障碍涉及帕金森病、精神分裂症、Tourette 综合征、注意力缺陷多动综合征和垂体肿瘤的发生等。

◆ 多巴胺是一种神经传导物质，用来帮助细胞传送脉冲的化学物质。这种脑内分泌物和人的情欲、感觉有关，它传递兴奋及开心的信息。另外，多巴胺也与各种上瘾行为有关。瑞典科学家阿尔维德·卡尔森确定多巴胺为脑内信息传递者的角色，这一发现使他赢得了 2000 年诺贝尔医学奖。

Tourette 综合征

本病是发生于青少年期的一组以头部、肢体和躯干等多部位肌肉的突发性不自主多发抽动，同时伴有爆发性喉音或骂人词句为特征的锥体外系疾病。典型表现为多发性抽动、不自主发声、言语及行为障碍，可伴有强迫观念、人格障碍，也可伴有注意力缺陷多动症。Tourette 综合征有家族遗传倾向，发病年龄 2～18 岁，多在 4～12 岁起病，至青春期后逐渐减少。因法国神经病学家 Georges Gilles de La Tourette 于 1885 年首先详细描述，后来以其名字命名。

练习题

- -

一、解释概念

锰结核

二、选择题

1.2011年，我国"蛟龙"号载人潜水器带回的5km海底的金属结核样本是（　　　）

A. 锰结核　　　　　　B. 铁结核　　　　　　C. 钒结核　　　　　　D. 钼结核

2.国际自然医学会于1965年10月在东京宣布我国一个地区为世界长寿地区，这一地区是（　　　）

A. 西藏　　　　　　　B. 青海　　　　　　　C. 新疆　　　　　　　D. 广西

3.硫酸软骨素合成酶的必需辅助因子是哪种微量元素（　　　）

A. 铁　　　　　　　　B. 锰　　　　　　　　C. 锌　　　　　　　　D. 铜

三、填空题

1.锰结核中50%以上是_____和_____，还含有镍、铜、钴、钼、钛等20多种元素。

2.锰在植物性食品中含量_____，而动物性食品则含锰_____。

3.锰是硫酸软骨素合成酶的必需_____，硫酸软骨素大量存在于动物_____中，商品硫酸软骨素是从动物组织中提取制备的酸性_____，是糖类中的一种，具有很好的_____性及抑制_____的效果，是治疗腰痛及其他关节炎的内服药的重要原料。

4.缺锰可影响有致病性的_____不能及时还原成_____而致癌。

四、简答题

1.高锰钢在工业和军事上的主要用途是什么？

2.为什么微量元素锰有"长寿金丹"的美誉？

3.为什么世界卫生组织认为锰是对心血管有益的元素？

4.为什么说锰对于维持正常的脑功能是必不可少的？

5.为何经常喝茶的成年人一般体内不会缺锰？

6.人长期缺锰为什么易骨折？

7.为什么锰有刺激红细胞生成素和促进造血的作用？

第九章

铬（Cr）与人体健康

引言

铬元素是 1797 年法国化学家沃克兰（Louis Vauquelin）在西伯利亚红铅矿（铬铅矿）中发现并命名的一种新元素，但在随后的 100 多年中，这种矿物质元素被认为是一种有害元素，甚至是致癌物质，其应用也局限于印染、制革与化工等行业。直至 1957 年，Schwarz 和 Mertz 观察到铬在糖代谢中的作用，提出"葡萄糖耐量因子（GTF）"假说，并发现 GTF 含有铬。1959 年，Schwarz 证明三价铬是 GTF 的活性成分，用酵母-蔗糖饲料（串酵母）可减轻大鼠受损的葡萄糖耐量。此后的研究证据支持铬是人体必需营养素。1977 年，Jeejeebhoy 发现长期全肠胃外营养（铬含量极低）病人葡萄糖耐量受损或出现高血糖症，阻碍胰岛素作用，这些异常可用铬含量相对较高的输液纠正。1987 年，Anderson 发现，缺铬的人与红细胞结合的胰岛素数和胰岛素受体数降低。次年又报道，大鼠和小鼠缺铬出现各种铬缺乏症状。其他研究小组在人体补铬试验中证实，无论营养不良儿童还是胰岛素依赖型糖尿病患者，补充铬都能使损伤的葡萄糖耐量得到改善或维持（Anderson R A，1993、1998；Merty W，1993）。1998 年，Viecent 从大鼠中提取到一种参与糖和脂质代谢的天然含铬低聚合肽，这种低分子量键合铬物质含有 4 个铬原子，分子量为 1500，从而正式确认了铬的特异生化功能。

铬的名称来自希腊文 chroma，意为颜色，因为这种元素在自然界中以多种不同颜色的化合物存在，故被称为"多彩的元素"。

第一节　铬元素简介

铬（chromium），原子序数 24，原子量 51.996，位于元素周期表中第四周期、ⅥB 族。其单质是银白色坚硬的脆性金属，而且是所有金属中最硬的一种，人们常把铬掺入钢中制成既硬又耐腐蚀的合金。常见氧化数为+2、+3、+6。在空气中，二价铬不稳定，能迅速地氧化成三价铬，因此 Cr^{2+} 在生物体内极少可能存在；六价铬不论在晶体中还是在溶液中都是以酸根阴离子的形式存在，主要是铬酸盐或重铬酸盐，是一种氧化能力较强的氧化剂，在酸性环境中易被还原为 Cr^{3+}，六价铬有很强的毒性；三价铬是铬的最稳定价态，也是生物体内最常见的一种价态，该价态的铬具有生物学作用和生理功能。铬在地壳中的含量为 0.01%，居第 17 位。

第二节　生物体内的铬

铬在天然食品中的含量较低，均以三价的形式存在。含铬较多的食物为粗粮、红糖、不饱和植物油、鱼、肉、虾、贝类、啤酒酵母、家畜肝脏、黑胡椒、大米、小米、小麦、玉米、食菌类、鸡和葡萄等。红糖中铬的含量比白糖高 6 倍；胚芽米中铬的含量是大米的 10 倍。蛋黄及某些蔬菜与水果也含铬，但活性小，不易吸收。

铬在人体内含量甚微。成人体内含三价铬共约 6mg，它广泛分布于体内各个组织器官和体液中，并且随着年龄增长有下降趋势。铬主要分布在肝、肾、肺、心、脑与脾等组织内，以脑的尾核含量最高。血清铬正常范围：0.246～1.064μmol/L，平均值 0.530μmol/L。正常成人发铬：男性（4.9±0.8）ng/g；女性（5.1±0.7）ng/g。

富铬酵母是在酵母培养的过程中加入无机铬，通过酵母在生长过程中对铬的自主吸收和转化，降低了铬的毒性，使铬能够被人体更高效、更安全地吸收利用，是一种含铬量高的营养补充剂。富铬酵母的铬含量在 2000mg/kg 以上，通过酵母吸收转化，人体对无机铬吸收利用率大大提高。富铬酵母的毒性大大低于三氯化铬，可应用于各种食品、保健食品和药品中，富铬酵母是对 2 型糖尿病、高脂血症和减肥有一定疗效的天然保健品。

第三节　铬的生物学作用和生理功能

铬是人和动物必需的微量元素，三价铬是维持人体健康的有益元素，而六价铬是有毒害的。体内铬与蛋白质、核酸以及各种低分子量的配体结合，参与人体糖和脂肪等代谢，促进人体生长发育。虽然铬的生物活性很小，难以吸收，但当与烟酸、甘氨酸和谷氨酸等结合时，就呈现出强大的生物活性从而发挥其生物学作用。

一、参与糖代谢

胰岛素是糖代谢的核心物质，而胰岛素发挥作用又必须有铬参加，三价铬通过形成"葡萄糖耐量因子"或其他有机铬化合物同胰岛素发挥作用，并体现其生理功能。

研究发现，血内铬与胰岛素含量有平行关系，血清铬减少时，胰岛素内铬也减少，糖耐量受损，组织胰岛素的反应降低，严重时出现尿糖。补充铬后即可加速血糖的运转。血糖进入细胞，增强糖的利用，使糖转变为能量供机体利用，也可使糖转变为糖原或脂肪存储备用，从而使血糖降低。因此，铬是葡萄糖耐量因子中的重要活性成分，严重缺铬的人群容易发生糖尿病。

二、影响脂质代谢

1959 年，Schwary 等首先发现缺铬能使大鼠发生动脉粥样硬化。胆固醇是神经细胞、细胞膜、固醇类激素特别是性激素的重要成分，过少对人体是不利的，但过多的胆固醇堆积在血液中，可从动脉的内膜渗透到血管壁上，日积月累，使血管腔变窄，管壁变硬变脆，容易形成动脉粥样硬化，导致冠心病、高血压和脑血管疾病。铬能增加胆固醇的分解和排泄，缺铬可致脂肪代谢紊乱，出现高脂血症，特别是高胆固醇血症，因而容易诱发动脉硬化及冠心病。从小就缺铬的人，年轻时就有可能出现高血压与冠心病。研究发现，美国人摄食含铬量低的精制食品及含饱和脂肪高的食品，较亚洲人、非洲人摄入铬少，其高血压、冠心病与动脉硬化的发病率和死亡率均较这些地区要高。死于冠心病、动脉硬化的患者其主动脉内铬含量很少，而死于其他疾病的患者，主动脉含有一定量的铬。补充铬可以显著改善动脉粥样硬化症状，降低胆固醇。

铬能改变糖代谢与脂质代谢的机制尚不太清楚，有人认为铬是葡萄糖协同因子，与胰岛素、胰岛素受体中的巯基配位形成三元铬复合体，促进胰岛素与受体间的反应。也有人认为铬是琥珀酸-细胞色素脱氢酶和葡萄糖磷酸变位酶等的必需微量元素，参与机体糖与脂质代谢，促进糖碳链及醋酸根掺入脂肪并加速脂肪氧化，这有助于动脉壁中脂质的运输和清除。

三、铬与蛋白质代谢的关系

铬与机体血中焦磷酸盐、核蛋白、蛋氨酸和丝氨酸等结合，对蛋白质代谢起到重要作用。动物实验证明，缺铬动物除糖耐量异常外，甘氨酸、丝氨酸和蛋氨酸等进入心肌的速度减小，数量减少，生长发育迟缓，死亡率增高。铬对血红蛋白的合成及造血过程具有良好的促进作用。

铬对人体的作用最突出的还是在心血管系统。我国的研究表明，凡心脑血管病发病率高的地区，人群头发中铬含量也明显偏低。要防止心脑血管病，除注意生活调节之外，还应补充适量微量元素铬。

四、铬与其他元素的关系

铬与铁有拮抗作用，铬经过肠道吸收后，进入血浆与蛋白质结合，才能运至肝脏及全身。如果血铁过多，蛋白质处于饱和状态，铬离子与蛋白质结合部位全部被铁离子占有，使铬离子无法与蛋白质结合，则铬离子的运输、代谢和利用也将有困难，最后导致生理功能紊乱和病变。

有学者报道糖尿病患者体内铬、锌、硒、铁、钒、镍、镁等元素低于正常人，而血中铜、磷、钼均高于正常人。

第四节　铬的吸收与排泄

铬在人体内主要经肠道吸收。无机铬的吸收率较低，大约为 0.4%～3%，三氯化铬在人体内的吸收率为 0.50%～0.69%。天然的有机铬配位化合物较易吸收，吸收率为 10%～25%，葡萄糖耐量因子形式的铬的吸收率为无机铬的100倍以上。研究推测，铬很可能是以小分子量的有机铬配位化合物的形式，通过肠黏膜进入体内而被器官和组织吸收利用的。

铬主要由肾脏经尿路排泄，少量经胆汁由肠道排出，也可经皮肤、汗腺与毛发等途径排出。有研究报告指出，健康成人24h共排泄尿铬（11.31±1.17）μg，高糖饮食可加速尿铬排泄。然而尿铬排出量似乎并不能反映机体的营养状况，头发铬曾被建议作为衡量机体铬营养状况的指标。测定头发铬的优点是，头发铬含量一般较血清或尿中铬含量高，分析方法可靠易行，而且受膳食等因素的影响较小，更能反映铬的长期营养状况。

铬对维持人体健康非常重要，目前各国对铬摄入量的膳食标准还没有统一数据，由于铬的生理需要量很小，约1μg/kg即可满足机体的需要。澳大利亚健康部门建议，成年人每日摄入25～35μg铬，以维持人体所需。1980年，美国国家研究会推荐成年人安全的铬摄入量为50～200μg/d。

第五节　缺铬引起的疾病

铬是机体正常糖代谢和脂代谢不可缺少的元素。膳食摄入不足导致的铬缺乏可引起血糖、胆固醇和三酰甘油升高及高密度脂蛋白降低。有报道称，在通过胃肠道外进食的患者中，严重的铬缺乏症状如神经功能障碍可以通过补铬而得到好转。

一、缺铬与糖尿病

糖尿病是一种内分泌疾病或慢性代谢紊乱疾病。其内分泌改变主要是由于胰岛素分泌不足，引起糖类、脂肪、蛋白质、维生素、水和电解质的代谢紊乱。该病的特点是高血糖及尿糖，临床上可出现多尿、多饮、疲乏及消瘦等症候群，严重时发生酮症酸中毒。若得不到恰当的治疗，易并发心血管、肾脏、眼部及神经等病变。铬参与糖代谢，胰岛素是糖代谢紊乱关键物质，而胰岛素分泌和发挥作用又必须有铬的参与。有学者认为，富含铬的饮食可以增强胰岛素的效应，预防2型糖尿病的发生。

有人报道糖尿病患者血铬比正常人低，补充铬后即可加速血糖运转，从而使血糖下降，病情稳定。美国糖尿病发病率为5%～6%，而且近年来有增长趋势，与其高糖饮食习惯有关。我国糖尿病患病率为6.09‰，并且城市高于农村，这与环境污染和饮食习惯均有关系。糖尿病是中老年常见疾病，防治糖尿病必须补充足够铬。有些食物如花椰菜、某些水果及果酒含铬量高，摄入这些食物，限制单糖引起的矿物质排泄是增加机体供铬的最好方法之一。

二、缺铬与冠心病

冠心病是指冠状动脉硬化导致心肌缺血、缺氧引起的心脏病。研究发现，某些低铬食物能引起动脉粥样硬化，而高铬食物不引起这种病症。在食物中加入含铬化合物，可以预防和控制动脉粥样硬化引起的冠心病的发生。因此，铬在预防动脉粥样硬化过程中起着重要作用。

医学检验发现，冠心病人血浆铬水平明显低于正常人，铬缺乏可使循环中胰岛素水平增高，最终导致动脉硬化。另外，冠心病心绞痛发病时头发中铬明显降低，提示铬的缺乏可能是致冠心病的危险因素之一。

三、缺铬与近视

提起近视，许多人常将其归咎于不良用眼，如看书、看电脑及看手机等距离不当，或者光线太暗与持久用眼等。但近年医学研究表明，饮食不当也是诱发青少年近视的原因之一。美国纽约大学研究员贝兰博士对大量青少年近视病例进行研究之后指出，体内缺乏微量元素铬与近视的形成有一定的关系。研究认为，人体内铬含量下降会引起眼的晶状体和眼房水的渗透压改变，使晶状体变凸及屈光度增加而造成近视。

四、与其他疾病的关系

近年来有报道，孕妇、营养不良的儿童、出生时体重过低的婴儿、原发性血色病及烧伤病人等，体内都有缺铬现象。肥胖病与铬也有密切的关系，已经被列入研究课题。儿童的发育成长需要多种元素，缺铬会造成儿童发育停滞、智力低下，因此适量补充铬能促进儿童发育。

临床应用氯化铬和醋酸铬防治糖尿病和动脉粥样硬化。蛋白质热能营养不良的患儿口服氯化铬。对长期肠道外营养的病人，为矫正严重缺铬，可静脉给以氯化铬。对于一般缺铬或预防心脑血管病和糖尿病时，可通过调整膳食结构补铬，补充铬含量丰富的食物。

第六节 铬中毒及其救治

三价铬是生物体内最常见的铬的存在状态，因其在胃肠道不易吸收，而在皮肤表层与蛋白质易结合为稳定的配位化合物，不容易引起皮炎或皮肤溃疡，故毒性不大，目前尚无口服三价铬中毒的报道。六价铬的毒性比三价铬大100倍，通常铬中毒主要指由六价铬污染环境而引起的人体中毒。

一、非职业性中毒

经口误服重铬酸钾，对胃肠黏膜有刺激作用，口腔黏膜变黄，呕吐黄色或绿色物质，吞吐困难，上腹部烧灼痛，腹泻，血水样便，严重者出现休克、面部青紫及呼吸困难症状。重铬酸钾对肝和肾都有毒性，尿中出现蛋白，严重者发生急性肾功能衰竭。婴幼儿可发生中枢神经系统症状，与脑炎鉴别诊断。有病例报道，患者产生惊厥、昏迷、瞳孔放大症状，尿和粪中含铬。

用铬酸治疗疣或烧灼痔疮曾引起过中毒。报道称有一患者患面部皮肤癌，敷用铬酸结晶治疗，发生肾炎，在用药后48h出现无尿，30天后急性肾功能衰竭死亡。

二、职业性中毒

接触铬及其化合物，主要是铬矿石和铬冶炼时的粉尘和烟雾，电镀时吸入铬酸雾，生产过程中产生六价铬化合物。在临床上主要侵害皮肤、呼吸道和消化道，并引起肿瘤发病率增加。

1.皮肤损害

六价铬化合物对皮肤有刺激和致敏作用，皮肤出现红斑、水肿、水疱与溃疡，皮肤斑贴试验阳性。铬疮是一种小型较深溃疡，发生在面部、手部与下肢等。铬溃疡多发生于电镀、铬化学工业与鞣皮工业等。日本报告过铬引起鳞状上皮癌的事件。

2.呼吸系统损害

铬酸盐及铬酸的烟雾和粉尘对呼吸道有明显损害，引发鼻中隔穿孔、鼻黏膜溃疡、咽炎与肺炎，患者咳嗽、头痛、气短、胸闷、发热、面部青紫、两肺广泛哮鸣音及湿性啰音，若及时治疗，症状持续两周。国外报道铬可引起肺癌。

3.消化系统损害

长期接触铬酸盐，味觉和嗅觉可减退甚至消失，可出现胃痛、胃炎与胃肠道溃疡，伴有周身酸痛及乏力等。

4.肿瘤发病率增加

调查和动物医学研究发现，长期接触铬，特别是生产铬酸盐的工人肿瘤发病率增加。20世纪30年代，德国首先报道六价铬化合物制造工人肺癌高发。1985年，我国全国调查从事铬酸盐生产的工人的肺癌发生率和死亡率是一般人群的3倍多，平均潜伏期是15.6年。日本学者石川雄报道，铬作业者肺癌发生率比一般人群高16.6倍，多在从事铬作业19.5年后发现肺癌，以鳞状细胞癌多见。

三、铬中毒的救治与预防

1.急性中毒

口服六价铬盐中毒应立即洗胃排毒，然后用牛奶和蛋清保护胃黏膜。皮肤接触铬酸或铬酸盐应及时用清水或肥皂水清洗创面，以防继续吸收。解毒可用硫代硫酸钠、二巯基丙醇和二巯基丙醇磺酸钠等。如有面部青紫，考虑有高铁血红蛋白血症。如有急性肾功能衰竭，应注意水及电解质平衡，给予保护肝治疗。

2.皮肤损害

皮炎涂炉甘石洗剂或撒含有止痒剂粉，过敏性皮炎可用氢化可的松软膏。铬疮要立即清洗，并用100g/kg依地酸二钠钙软膏治疗。溃疡用50g/L硫酸钠溶液清洗，然后用50g/kg硫代硫酸钠软膏或20g/kg二巯基丙醇软膏治疗。

3.鼻中隔溃疡和穿孔

鼻中隔溃疡和穿孔可以局部用100g/L抗坏血酸溶液搽洗，或涂100g/kg依地酸二钠钙软膏，使溃疡愈合而不穿孔或穿孔不再扩大。

4.预防铬中毒

对六价铬生产和流通的行业，应改善劳动条件，防止环境污染，定期监测，通风排气，改革工艺，防止"跑、冒、滴、漏"，加强个人防护。定期定格检查，如发现患有萎缩性鼻炎、慢性喉炎、慢性支气管炎、肺气肿、支气管哮喘及皮肤病者则不宜从事铬作业。

多彩的元素——铬

元素铬是一种"多彩的元素"，其不同价态及形态的物质具有不同的颜色，例如：Cr^{2+} 蓝；Cr^{3+} 紫；$Cr_2O_7^{2-}$ 橙红；CrO_4^{2-} 黄；$Cr(OH)_4^-$ 亮绿；$Cr(OH)_3$ 灰蓝；Cr_2O_3 绿；CrO_3 暗红色针状；$[CrO(O_2)_2]$ OEt_2 蓝；CrO_2Cl_2 深红色液体；$Na_2Cr_2O_7$、$K_2Cr_2O_7$ 橙红；Ag_2CrO_4 砖红；$BaCrO_4$ 黄；$PbCrO_4$ 黄；$Cr_2(SO_4)_3 \cdot 18H_2O$ 紫红；$Cr_2(SO_4)_3 \cdot 6H_2O$ 绿色；$Cr_2(SO_4)_3$ 桃红；$[Cr(H_2O)_4Cl_2]$ Cl 暗绿；$[Cr(H_2O)_6]$ Cl_3 紫色；$[Cr(H_2O)_5Cl]$ Cl_2 淡绿；$[Cr(H_2O)_6]^{3+}$ 紫；$[Cr(H_2O)_4(NH_3)_2]^{3+}$ 紫红；$[Cr(H_2O)_3(NH_3)_3]^{3+}$ 浅红；$[Cr(H_2O)_2(NH_3)_4]^{3+}$ 橙红；$[Cr(NH_3)_5H_2O]^{3+}$ 橙黄；$[Cr(NH_3)_6]^{3+}$ 黄等。

古老的铬盐钝化技术

1974 年在陕西临潼举世闻名的秦始皇兵马俑坑中，考古工作者发现了 3 把宝剑，剑身乌亮，寒光逼人。在五六米深的潮湿土壤中埋了两千多年，出土时不但毫无锈迹，其锋利还能一下子划破 19 层报纸。据化验分析，原来宝剑的表面是用铬酸盐氧化法处理的，它使宝剑表层生成一层致密而稳定的氧化膜，从而保护了内部的金属历经两千多年而不朽。这种铬盐钝化技术，在国外直到 20 世纪 30 年代才开始应用于金属的抗腐蚀上。

铬元素膳食补充剂可能致癌

澳大利亚新南威尔士大学与悉尼大学等科研机构研究发现：备受减肥人士和健身爱好者欢迎的铬元素膳食补充剂，在进入人体后，会部分转化成致癌物质。研究小组在实验室中向动物脂肪细胞内注入三价铬，然后利用 X 射线荧光显微镜元素映射技术等对经过处理的细胞进行观察，发现这些细胞中的铬被氧化，丢失了电子，并转化为一种致癌的化合物。一些铬元素膳食补充剂的铬含量高达每片 $500\mu g$，但澳大利亚健康部门建议，成年人每日摄入 $25 \sim 35\mu g$ 铬，以维持人体所需。该报告发表在德国周刊 2015 年第一期《应用化学》上。

胰岛素

◆ 胰岛素（insulin）是由胰脏中胰岛 β-细胞所分泌的一种蛋白质激素。它由 A、B 两条肽链连接而成，A 链含 21 个氨基酸残基，B 链含 30 个氨基酸残基。胰岛素在胰腺胰岛 β-细胞中被合成时，首先是以活性很弱的前胰岛素原（preproinsulin）的形式存在。经专一性蛋白酶水解掉 23 肽段（称前肽），生成胰岛素原，后者由 $78 \sim 86$ 个氨基酸残基组成一条肽链。胰岛素原储存于 β-细胞的高尔基体中，形成 β-颗粒，在其中受蛋白酶作用水解掉一段多肽（成 C 肽），剩下胰岛素原的两个小片段，即 A 链和 B 链，通过两对二硫键而连接，形成有活性的胰岛素，经胞溢作用将胰岛素和 C 肽排入细胞间隙而释放入血。

◆ 胰岛素分子有一个链内二硫键和两个链间二硫键，若二硫键被碱或还原剂作用而破坏，则胰岛素活性丧失。胰岛素的最小分子量为 6000 左右，常以二聚体以及多聚体形式存在。含锌胰岛素可形成六聚体，较为稳定，在血液循环中也可以单体形式存在。

毒胶囊事件

◆ 2012年4月21日，卫生部要求毒胶囊企业所有胶囊药停用，药用胶囊接受审批检验。2012年4月22日，公安部通报，经调查，公安机关已立案7起，依法逮捕犯罪嫌疑人9名，刑事拘留45人。事件的起因是：河北一些企业用生石灰处理皮革废料，熬制成工业明胶，卖给浙江绍兴新昌一些企业制成药用胶囊，最终流入药品企业，进入患者腹中。

◆ 由于皮革在工业加工时要使用含六价铬的鞣制剂（重铬酸钾），因此这样制成的胶囊往往重金属铬含量超标。经检测，多家药厂13个批次药品，所用胶囊重金属铬含量超标。

练习题

一、解释概念

富铬酵母

二、选择题

1. 被称为"多彩的元素"的微量元素是（　　）

A. 铁 　　　　　　B. 铬 　　　　　　C. 钒 　　　　　　D. 铜

2. 铬在天然食品中的含量较低，均以（　　）价的形式存在。

A. 六 　　　　　　B. 三 　　　　　　C. 二 　　　　　　D. 一

3. 葡萄糖耐量因子中的重要活性成分是（　　）

A. 铬 　　　　　　B. 铁 　　　　　　C. 钴 　　　　　　D. 铜

4. 严重缺铬的人群容易发生（　　）

A. 肾病 　　　　　B. 肝病 　　　　　C. 糖尿病 　　　　D. 白内障

5. 已知金属中最硬的金属是（　　）

A. 钒 　　　　　　B. 钨 　　　　　　C. 钼 　　　　　　D. 铬

三、填空题

1. 铬常见化合价为+3、+6、+2。六价铬有很强的＿＿＿＿＿，是常见的环境毒物；三价铬是铬的最稳定价态，也是维持人体健康的＿＿＿＿元素；二价铬不稳定，能迅速地氧化成＿＿＿＿铬，因此二价铬在生物体内极少存在。

2. 铬是葡萄糖耐量因子中的重要＿＿＿＿成分，严重缺铬的人群容易发生＿＿＿＿。

3. 从小就缺铬的人，年轻时就有可能出现＿＿＿＿与冠心病。

4. 美国人体内含铬量比亚洲人和非洲人＿＿＿＿，冠心病的发病率显著＿＿＿＿于亚洲与非洲人。

5. 研究表明，凡心脑血管病发病率高的地区，人群头发中铬含量也明显偏＿＿＿＿。因此，要防止心脑血管病，除注意生活调节之外，应补充适量微量元素＿＿＿＿。

四、简答题

1. 为什么铬被称为"多彩的元素"？

2.为什么富铬酵母中铬的利用率远高于无机铬？

3.为什么严重缺铬的人群容易发生糖尿病？

4.为何头发铬的分析被建议作为衡量机体铬营养状况的指标？

5.为何富含铬的饮食可以增强胰岛素的效应，预防2型糖尿病的发生？

6.为什么缺铬易造成眼睛近视？

7.为什么通常铬中毒主要指由六价铬污染环境而引起的人体中毒？

第十章

钼（Mo）与人体健康

引言

钼主要用于炼钢工业，钼能提高钢的强度、硬度和抗腐蚀性，其合金耐热、抗腐蚀，可作宇航、火箭及核工业的耐热部件。金属钼在电子工业中可制作大型电极和栅极，以及放大器与发射管等部件。三氧化钼在化学工业和石油工业中用作催化剂；钼酸盐可用作颜料和染料，将其加于搪瓷中可使搪瓷与铁结合得更加牢固；二氧化钼可用作固体滑润剂。

钼对哺乳动物有生理作用的证据是通过发现钼依赖酶而确定的。1953 年，Renzo 发现饲料中的钼含量对大鼠组织中的黄嘌呤氧化酶活性有明显影响，同年 Richert 等证实，提纯的黄嘌呤氧化酶中含有钼，并证实了钼在哺乳类动物体内代谢中的作用。1954 年，Mahler 发现兔肝中的钼酶——醛氧化酶。1956 年，Higgins 通过钨-钼拮抗观察到缺钼小鸡黄嘌呤氧化成尿酸的能力降低，死亡率增加。1967 年，Mudd 报道 1 例儿童有先天性缺乏硫酸盐氧化酶所导致的神经症状。1971 年，Cohen 发现钼是该酶的金属组分。1981 年，Abumrad 报道 1 例青年在长期全肠外条件下出现了一系列钼缺乏症状及生化指标异常的情况，在补充钼酸盐后症状完全消失，进一步证实钼是人类必需的微量元素。

第一节　钼元素简介

钼（molybdenum），原子序数 42，原子量 95.94，位于元素周期表第五周期、ⅥB 族；钼的氧化数为+2、+4、+6，稳定氧化数为+6；单质硬而坚韧，是一种灰色的过渡金属，也是难熔金属元素之一，熔点 2610℃，沸点 5560℃，密度 10.22g/cm^3；在常温下不受空气的侵蚀，跟盐酸或氢氟酸不起反应；可与铝、铜及铁等制成合金，为电子工业的重要材料。地壳中钼的含量不多，地壳丰度 $1.1×10^{-4}$%，占所有元素的第 53 位，自然水体、岩石、土壤及动植物体内均含有钼，是生物体必需的微量元素之一。

第二节　生物体内的钼

钼是动植物生命中不可缺少和不可替代的微量元素。一般食物都含有钼，富含钼的食物包括奶类和奶制品、动物内脏（主要指肝和肾）和干豆类，但蔬菜、水果、水产品、糖和脂肪中含钼较少（<0.1mg/kg）。部分动植物中的钼含量见表 10-1。

表 10-1　部分动植物中的钼含量（87%干物计）　　　　　　　　　单位：mg/kg

种类	含量	种类	含量	种类	含量	种类	含量
肝、肾	200～400	小麦胚芽	670～1340	蚕豆	7.78	甘薯	0.64
鸡蛋	210～840	多叶蔬菜	40～900	黑豆	7.52	谷类	0.33
小鸡	150～600	花生	250	豌豆	4.01	水果	0.10
鱼	30～100	葵花籽饼	2.06	大麦	1.18		

钼在成人体内含量 5～9mg，分布于组织及体液中。钼主要在骨骼、肾和肝中沉着，以肝脏含量最高，达到 1.54mg/kg；体内的钼 1/2 以上蓄积在骨骼中，膳食钼增高时，钼还可在牙齿中蓄积。血清钼含量 59ng/L，头发钼含量 0.31mg/kg。

第三节　钼的生物学作用和生理功能

证实钼的生物学作用始于 20 世纪 30 年代。最初发现微生物和植物的生长与固氮作用需要钼，后又发现一个 24 岁青年在长期全肠外给营养条件下出现的一系列症状，补充钼后完全消失，由此进一步认识了钼可能是人类又一必需微量元素。

钼是一切固氮高等植物所必需的营养元素。有人认为钼与维持植物的抗坏血酸平衡有关，在人体内参与一些酶的代谢。钼在 20 世纪 50 年代才被公认为人体必需微量元素。

一、与钼有关的酶类

钼参与哺乳动物体内黄嘌呤氧化酶、醛氧化酶与亚硫酸氧化酶的合成，它是这三种金属硫蛋白的构成成分。

1.黄嘌呤氧化酶

黄嘌呤氧化酶又称黄嘌呤脱氢酶，每个酶分子中含有 8 个钼原子和 8 个铁原子，主要分布于肝、肾、肺和小肠黏膜内，参与核酸代谢。黄嘌呤氧化酶在核酸代谢过程中，不仅催化次黄嘌呤氧化为黄嘌呤，而且能进一步使黄嘌呤生成尿酸。动物体内肝黄嘌呤氧化酶的水平主要与每日食物中蛋白质、维生素 B_2、钼和铁的含量有关。黄嘌呤氧化酶是含有钼和铁的黄素蛋白，是由两个分子量为 15.5 万的亚单位所构成的二聚体，每个亚单位均含有 1 个钼原子。底物的氧化-羟基化发生在酶的钼中心部位，由底物传递出来的电子将六价钼还原为四价钼。黄嘌呤氧化酶有广泛的底物，它可以氧化嘌呤、嘧啶、蝶啶、吡啶以及其他含氮的化合物。吸收光谱动力学研究表明，黄嘌呤氧化酶催化氧来氧化黄嘌呤，电子传递顺序是黄嘌呤→钼（Ⅵ）→FADH

（黄素腺嘌呤二核苷酸）→非血红蛋白铁→氧。黄嘌呤氧化酶在肝、肺、胃及小肠中的含量明显高于其他组织。痛风是以血中尿酸含量过高为主要特征的一种疾病，临床上常用别嘌醇加以治疗。别嘌醇在黄嘌呤氧化酶的催化下氧化为羟基嘌呤醇，羟基嘌呤醇能与钼相结合，使钼由六价变为四价，故可抑制黄嘌呤氧化酶，从而抑制尿酸的生成。

2.醛氧化酶

醛氧化酶也是一种含钼酶，其结构和性能与黄嘌呤氧化酶十分相似，作用底物有醛、吡啶、噻啶、喹啉、吡唑、嘧啶、蝶啶以及其他杂环化合物。此酶可能参与动物体内的解毒功能，例如能解除人体内有毒醛的毒害作用，清除人体自由基，有抗癌和抗衰老作用。

3.亚硫酸氧化酶

在含硫氨基酸的分解代谢中，亚硫酸氧化酶催化亚硫酸盐转变为硫酸盐。亚硫酸氧化酶位于细胞线粒体内，是由两个完全相同的亚单位构成的二聚体，每一个亚单位含有一个钼原子和一个细胞色素 b_5 型正铁血红蛋白。细胞色素 c 是亚硫酸氧化酶的电子载体，与黄嘌呤氧化酶和醛氧化酶不同，亚硫酸氧化酶的特异作用底物为亚硫酸。亚硫酸氧化酶缺乏时，可使尿液中含硫氨基酸降解的异常代谢产物亚硫酸盐与硫代硫酸盐排出量增加。

二、钼与心血管的关系

动物实验证明，钼对心肌有保护作用。国外有人发现心律不齐及原因不明的心绞痛病人血清钼降低。我国克山病病因研究表明，病人除缺硒、铜过多外，缺钼也可能是因素之一。试验用钼酸铵施肥的方法进行人工观察，发现钼对克山病有良好的预防作用，能降低克山病的发病率。这可能是钼降低粮食与蔬菜中硝酸盐及亚硝酸盐的含量，间接地减少了造成急性心肌坏死缺氧的条件而起到预防作用。此外，用克山病区粮食加亚硝酸钠喂养的大鼠，其心肌细胞肌酸磷酸激酶和乳酸脱氢酶的含量可因加钼而减少，说明钼有减轻心肌损伤的作用。

据调查，居住在地理环境低钼区的人群，其心脏和主动脉内钼含量显著低于不缺钼地区的人群，尸检也发现心肌梗死者心肌的含钼量显著降低，心肌中含钼越少的部位损害越重。钼还能增强强心苷药物的治疗效能，如栽培洋地黄类药物追施钼肥，可增加其强心苷含量和药物活性。

三、钼与肿瘤的关系

钼是植物体内亚硝酸还原酶的组成成分，能使亚硝酸还原成氨而失去致癌毒性。缺钼可使环境及农作物中亚硝酸的含量增加，从而影响动物和人群对亚硝酸的摄入量及储积量，增加致癌因素。据对国内及国外南非一些地方的研究发现，缺钼的人群中，食管癌发病率增高。

用钼酸处理谷物或对农作物使用钼酸肥料后，不仅使农作物获得增产，还使这些地区人群的食管癌发病率明显降低。

四、钼与免疫力

钼对机体的免疫能力有影响，还能调节甲状腺功能。在克山病区粮食中，补充硒的同时适当补充钼，更易使处于亢奋状态的甲状腺功能恢复正常。

五、钼与其他元素的关系

钼过多影响铜、钙及磷代谢，钼与铜形成难溶的钼化铜而不能被利用，同时干扰钙和磷代谢，出现骨骼代谢紊乱，使儿童患佝偻病及软骨病。

钼过多时肝内硫化物氧化酶活性降低，使组织含硫化合物增多，造成贫血和白血病，临床已有病例报道。钼与锌、铜、锰、钴等元素也可相互拮抗，抑制、干扰人和动植物对钼的吸收。

第四节　钼的吸收与排泄

钼主要由呼吸道和消化道吸收，六价水溶性钼化合物迅速由肠道吸收，不溶性钼化合物，如三氧化钼和钼酸钙，大量给予时，也可由肠道吸收，但不溶性的二硫化钼在肺与消化道中不易被吸收。在对钼的长期平衡研究中，证实钼经胃肠道的吸收率在 50% 左右。

钼的吸收与食物中的硫及其代谢产物关系十分密切，硫酸盐能使钼在肠道内的吸收率降低，这可能是因为硫酸盐干扰钼的运转，阻止钼通过细胞膜；或者是钼酸根与硫酸根在消化道的吸收过程中相互竞争一个共同的载体系统，导致竞争性吸收抑制所致。

可溶性钼的排泄十分迅速，主要由尿液排出，部分随粪便排出体外，少量的钼经胆汁排泄。钼排泄速度主要取决于钼在组织中固定的速度，同时还受体内铜和硫酸盐的影响，食用含铜和硫酸盐过多的食物，可加速钼的排泄。

第五节　缺钼引起的疾病

钼缺乏可引起疾病，因为钼是多种酶的组成成分，缺钼可引起这些酶活性降低。调查资料显示，缺钼导致儿童和青少年生长发育不良，神经异常，智力发育迟缓，影响骨骼生长，龋齿的发生率显著增加，而且还会引起急性心肌炎、肾结石、大骨节病和食道癌等疾病，使人易患高血压和糖尿病。更为严重的是在一些低钼地区食管癌发病率高，机体内外环境中的钼水平与食管癌的死亡率呈负相关，补充钼后能降低食管癌的发病率。

一、心血管疾病

钼参与一些酶的代谢，它广泛分布于人体磷脂内，在心肌、动脉壁及神经组织的髓鞘中特别丰富，是维持动脉壁弹性的必需物质之一，缺钼可以造成心肌坏死。对冠心病患者，钼有保护心肌的作用，能预防心绞痛发作。对心律不齐患者，有调节心律的作用，对使用洋地黄治疗心力衰竭的病人，能增加药物活性，防止不良反应。

二、肿瘤

钼是抗癌物质，可以减少机体对致癌物质的吸收，并加速其分解排泄。当致癌物质进入靶器官时，钼可能起到与致癌物竞争的作用。钼是植物硝酸还原酶的组成部分，缺钼时能导致硝酸盐在植物体内积累，而硝酸盐易转变成亚硝胺，亚硝胺是被证实并公认的致癌物质。

我国某地为食管癌高发区，经调查与缺钼有关。食道癌与胃癌多由致癌物质亚硝胺引起，而亚硝胺多是从食物特别是蔬菜中硝酸盐和亚硝酸盐转化而来的。钼能使硝酸盐和亚硝酸盐减少。

有人做过实验，对大白菜等 6 种蔬菜施以钼肥后，蔬菜中钼含量增加 5～6 倍，硝酸盐的含量减少 19.0%，亚硝酸盐的含量减少 26.5%，并使 6 种蔬菜的产量平均增产 6.6%，这些蔬菜中维生素 C 的产量平均增加 24.8%，而维生素 C 又能阻断硝酸盐和亚硝酸盐合成亚硝胺。可见钼的防癌抗癌作用：一是通过减少致癌物质亚硝胺的合成原料，犹如釜底抽薪；二是通过增加维生素 C，来阻断合成亚硝胺的途径，致癌物质亚硝胺就不能合成，从而消除引起食道癌与胃癌的病因。

适量的钼可以防治食道癌，但过量的钼也可诱发癌症。我国某地的钼矿附近，粮食及土壤中钼含量都很高，这里却是食道癌的高发区。

三、缺钼与龋齿

人体缺钼可诱发龋齿。牙釉质含较丰富的钼，研究表明，钼有明显的防龋齿作用。缺钼的地区，儿童的龋齿发病率很高，补充含钼食品后，龋齿就得到有效的防治。流行病学资料表明，长期居住在高钼区的儿童龋齿率比低钼区的低 20%。最新研究指出，含钼化合物氟钼酸铵可以加强牙本质的抗酸性能，显著抑制脱矿过程，被认为是一种有效的预防牙釉质和牙本质龋的药物。

钼能增强氟在体内的潴留，因而对预防龋齿有一定作用。研究表明，饮水加钼、加氟比单纯加氟更能有效地降低龋齿发病率。

第六节　钼中毒及其救治

人类钼中毒的报道极少。在亚美尼亚共和国一个州的高钼地区土壤含钼 77mg/kg、铜 39mg/kg，居民平均每日进食钼 10～15mg、铜 5～10mg，而对照组区居民平均每日进食钼和铜的量分别为 1～2mg 和 5～10mg，362 名高钼区受检成人 17 人具有较为典型的痛风症状，膝关节、指关节及指、趾等多个小关节受累、肿胀、疼痛，经常发作并伴有关节畸形。该地区人群血清尿酸盐含量和组织黄嘌呤氧化酶活性均高于对照区居民。有学者根据反刍动物慢性钼中毒结合高钼区和对照区居民钼反应对比情况，推算出人的慢性钼中毒剂量为 0.3mg/kg，约为成人每日摄入 20mg 钼。钼盐的毒性较低，机体对其排泄又快，一般不会引起中毒现象，但也不能因此掉以轻心。

一、非职业性中毒

钼吸收过多可以影响铜和磷的骨骼代谢，出现佝偻病及软骨病，影响儿童生长发育，造成侏儒症。

临床发现贫血和白血病患者血钼增高，血钼的浓度主要取决于饮食中钼和无机盐含量。

二、职业性中毒

对于职业性接触而导致钼中毒的情况亦少有报道，但在冶炼钼时接触钼及其氧化物、硫化物的粉尘和烟雾，喷淋润滑剂接触钼，镀钼时接触六羰基钼和氢氧化钼，以及接触三氧化钼人群，主要临床表现为眼、鼻和咽部黏膜可有刺激症状，钼盐类化学物质对作业人员眼部有一定影响。

钼中毒可用铜盐和硫酸钠治疗，采用对症和支持疗法。对职业性钼中毒应主要采取预防措施，避免钼中毒事件的发生。

知识拓展

固氮菌

◆ 固氮菌是细菌的一科。菌体呈杆状、卵圆形或球形，能固定空中的氮素。氮是植物生长不可缺少的物质，是合成蛋白质的主要来源。固氮菌擅长从空气中取氮，它们能把空气中植物无法吸收的氮气转化成氮肥，源源不断地供植物享用。

◆ 氮气是空气的主要成分，占空气总量的 4/5。然而由于氮气分子被三条"绳索"——化学键所束缚，因此大部分植物只能"望氮兴叹"。固氮菌的本领在于它有一把"神刀"——固氮酶（含有铁、钴、钼），可以轻易地切断束缚氮分子的化学键，把氮分子变为能被植物消化、吸收的氮原子。俄罗斯莫斯科大学生化物理研究所的科研人员别尔佐娃经过多年探索研究，成功地解释了固氮菌在空气中生存固氮的机理。别尔佐娃由此获得了 2002 年的欧洲科学院青年科学家奖。

缺钼与龋齿的传说

◆ 相传，1931 年，在南太平洋地区发生了一次剧烈的地震，使新西兰的纳皮尔城附近的沧海变成了桑田，原来的一个海湾，一夜间变成了小岛。当地农民就在这块充满海底泥的肥沃的土地上种植蔬菜，随着小岛出产的蔬菜大量上市，人们吃了这个小岛出产的蔬菜，患龋齿病的病人大大减少了。而邻近的哈斯廷斯城居民因为吃不上该岛产的蔬菜，仍然为龋齿所苦。

◆ 当时人们并不知道这是海底泥使得蔬菜含钼丰富的缘故，还以为是上帝使他们免去牙痛之灾。现在研究发现，小岛上蔬菜中钼的含量比邻近城市蔬菜中的钼高出许多，正是这些钼防止了龋齿的发生。

秦始皇统一中国的原因之——钼

◆ 秦始皇能统一中国，原因是多方面的。有政治体制改革的原因，有社会经济发展的原因，有技术进步的原因，也有军事强大、将领辈出的原因。还有一个原因，是因为秦国当时掌握了最先进的兵器制造技术，秦国的兵器无敌于天下，秦剑与其他国家的剑一撞击，其他国的剑不是弯曲变形，就是断裂，而秦剑则毫发无损。这给秦军将士以信心，给敌人以威慑。

◆ 秦剑的制造技术，在当时是最高的机密，相当于现在的尖端武器制造技术，是秘而不宣的。秦始皇在灭掉六国后，怕别人掌握造剑技术和原料，立即杀尽造剑的工人，并尽收天下造剑的关键原料——钼，但用尽手段，却无法毁之，便搜集到一处，藏于深山，这便是今天的金堆城，从此，金堆城有了一座巨大的、举世罕见的钼露天矿。

练习题

一、解释概念

黄嘌呤氧化酶

二、选择题

1.一切固氮高等植物所必需的营养元素是（　　）

A.钼　　　　　　　B.铬　　　　　　　C.钒　　　　　　　D.铜

2.证实钼的生物学作用始于时间是（　　）

A.20世纪30年代　　B.20世纪40年代　　C.20世纪50年代钒　D.20世纪60年代

三、填空题

1.机体中钼主要在骨骼、肾和肝中沉着，以_____含量最高，达到1.54mg/kg；体内的钼1/2以上蓄积在_____中，膳食钼增高时，钼还可在_____中蓄积。

2.钼参与合成的哺乳动物体内三种金属硫蛋白分别是_____、_____、_____。

3.钼是植物体内亚硝酸还原酶的组成部分，能使_____还原成_____而失去致癌毒性。缺钼可使环境及农作物中_____的含量增加。

4.用钼酸处理谷物或对农作物使用钼酸肥料后，不仅使农作物获得_____，还使这些地区人群的_____癌发病率明显降低。

5.食用含_____和_____过多的食物，可加速钼的排泄。

四、简答题

1.黄嘌呤氧化酶在核酸代谢过程中的作用是什么？

2.醛氧化酶的功能是什么？

3.钼过多怎样影响铜、钙、磷代谢？

4.硫酸盐能使钼在肠道内的吸收率降低的可能原因是什么？

5.微量元素钼能抗癌的可能原因是什么？

第十一章

氟（F）与人体健康

引言

氟是自然界中广泛存在的化学元素之一，它的发现颇具悲剧色彩。自 1768 年德国化学家马格拉夫（Marggraf）发现氢氟酸以后，到 1886 年法国化学家莫瓦桑（Henri Moissan）制得单质氟，历时 118 年之久，不少化学家为此献出了健康乃至生命。氟是制造特种塑料、橡胶和冷冻剂氟氯烷的原料。由其制得的氢氟酸是唯一一种能够与玻璃反应的无机酸。

1936 年已证明斑釉齿是饮水中氟过多引起的，1971 年才证明氟是人体营养和代谢所不可缺少的微量元素，尤其对牙齿和骨骼的正常发育和矿化起到非常重要的作用。

第一节　氟元素简介

氟（fluorine），原子序数 9，原子量 18.998，是气体元素；氟是卤族元素之一，位于元素周期表第二周期、ⅦA 族；氟的电负性最高，是所有元素中唯一显负一价的元素，在已发现的 100 多种元素中，是最活泼的元素；单质为淡黄绿色的气体，有毒，有特殊刺激气味，熔点 −219.62℃，沸点 −188.14℃，在低温下才能变成液体；几乎能与所有的元素发生化学反应，因此在自然界找不到单质氟。氟是自然界中广泛分布的元素之一，在卤素中，它在地壳中的含量仅次于氯，地壳中氟含量 950×10^{-6}。

第二节　生物体内的氟

自然界的植物普遍含有氟，但不同种类的植物氟含量差别较大，地脚植物氟含量为 0.5～40mg/kg，海生植物氟含量为 4.5mg/kg，谷类氟含量为 3.0mg/kg，蔬菜叶片氟含量为 7.0mg/kg，茶叶中氟含量很高，为 140～400mg/kg。同一植物的不同部位，其氟含量也有差异，有人发现谷物的外皮和胚芽中的氟含量比胚浆中高。植物中的氟约40%～80%呈水溶状态，易被机体吸收。

　　陆生动物体内的氟含量一般较低，海生动物体内的氟含量相对较高。同一动物体内的不同组织氟含量不同，软组织氟含量较低，角质类组织氟含量较高，骨组织氟含量最高。对某一地区相关调查检测数据如下：绵羊肉氟含量5.01～7.30mg/kg，畜禽股骨氟含量湿重43～1710mg/kg，动物骨灰粉氟含量232～2471mg/kg，蛋壳鲜重氟含量7.75～16.40mg/kg，烤干的腊肉氟含量均值为11.62mg/kg。牛的蹄子、牙齿、股骨、肋骨和颈骨组织是富集氟的组织。

　　人体含氟0.74～4.76g，平均约2.6g，在人体必需微量元素中仅次于硅和铁，主要分布于骨骼、指甲和毛发中。牙齿与骨骼等机体骨组织中的氟约占全身总氟的95%，吸入血液的氟约50%蓄积于骨相组织，其余被排泄出体外。成人全血氟0.28～0.38mg/L，血清氟0.0076～0.05mg/L，唾液氟0.01～0.05mg/L，尿氟2.5mg/L，头发氟14～30mg/kg，指甲氟5～300mg/kg。

第三节　氟的生物学作用和生理功能

一、氟对骨骼的影响

　　机体正常的钙、磷代谢离不开适量的氟。在一定酸度条件下，氟有助于钙和磷形成羟基磷灰石，促进成骨过程。但羟基磷灰石易被酸溶解，也容易被骨细胞吸收。实验证实，补充适量的氟，羟基磷灰石的羟基可被氟取代，形成了均一的氟化磷灰石。后者的溶解度明显降低，其热力学稳定性明显升高，从而增强了骨骼的强度。因此氟对儿童的生长发育有促进作用，对老年人骨质疏松病起着有益作用。

二、氟对牙齿的影响

　　自1945年以来，世界许多地区广泛实施饮水加氟。当前已趋向于局部用氟防龋，氟的防龋机制与氟对骨骼代谢的作用一致。氟在牙釉质大部分矿化之后，仍能取代羟基磷灰石的羟基，形成氟化磷灰石，在牙齿表面形成氟化磷灰石的致密保护层，提高了牙齿的强度，增强了牙釉质的抗酸能力。

　　氟能抑制嗜酸细菌的活性，以及对抗某些酶对牙齿的损害，从而更有利于牙齿的防龋作用。使用氟化水或含氟牙膏，可使龋齿发病率降低50%～70%。但氟吸收过量也会对牙齿造成损害，产生氟斑牙和牙缺损。

三、氟与生长发育和繁殖的关系

　　适量的氟对哺乳类动物的生长发育和繁殖是十分必要的。研究发现，当小鼠饲料中含氟量小于0.005mg/kg时，动物生长发育迟缓，生殖能力降低，甚至发生不孕，补充一定量的氟后，可恢复正常发育和生殖能力。

四、氟对造血功能的影响

　　当氟缺乏时，可引起实验动物的造血功能障碍。动物缺氟时主要表现为小细胞性贫血，这种贫血补充铁剂后可以得到纠正。同样，补以适量的氟也可以纠正铁在临界量时出现的小细胞贫血。

当机体出现缺铁的状态时，氟对铁的吸收与利用有促进作用。1966 年发现氟碳化合物能替代血液携带氧气，1979 年美国首次将其作为血液代用品应用于临床。

五、氟对神经系统的作用

氟可影响一些酶的活性，特别是烯醇酶，烯醇酶在糖类的代谢中起重要的作用，它可促进磷酸甘油酸向磷酸丙酮酸的转化。氟能抑制胆碱酯酶活性，减少体内乙酰胆碱分解，从而提高神经的兴奋性和传导作用。氟还能抑制三磷腺苷酶使体内的三磷腺苷含量增多，三磷腺苷能提高肌肉对乙酰胆碱的敏感度，从而提高神经肌肉接头处的兴奋传导。

六、氟对脂代谢的影响

研究发现，给动物饲以高氟饲料可降低脂肪和类脂质的吸收，氟还能阻止游离脂肪酸通过黏膜上皮细胞时的再脂化作用。实验发现，对大白鼠饲以高脂饲料的同时，补充适量的氟，结果大白鼠血清胆固醇在早期明显升高，高密度脂蛋白胆固醇亚组分也同时升高，而动脉壁中的胆固醇含量则明显减少，防止了动脉硬化的发生。大白鼠早期血清胆固醇升高可能是一种保护性反应。

也有研究表明，给实验大白鼠补氟，红细胞超氧化物歧化酶活性明显升高，血清过氧化脂质和心肌中脂褐素含量明显减少，提示补充适量的氟能提高生物体的抗过氧化能力，减少体内衰老色素脂褐素的生成和积聚，从而发挥良好的抗衰老作用。

七、氟与其他元素的关系

氟与钙和磷有协同作用，氟是生物钙化作用所必需的物质，适量氟、钙和磷有利于骨骼生长发育。氟能促进肠道对铁的吸收，有利于防治贫血。氟过量也能影响钙和磷代谢，过量的氟在进入机体后在血液中与钙结合成难溶的氟化钙，其中大部分沉积于骨组织中，小部分沉积于骨周及软组织中。血中大量的钙和氟结合后可破坏正常的钙代谢。由于氟化钙的沉积，骨质硬化，引起骨密度增加，对骨骼有脱钙作用。

第四节　氟的吸收与排泄

一、氟的吸收途径

氟可以通过呼吸道、消化道及皮肤等途径进入人体。在燃煤型或职业接触条件下，含氟气体及颗粒物可经呼吸道吸入肺内。由于肺泡的表面积大，以及呼吸道内具有促进氟化物溶解和吸收的适宜条件，氟化物的吸收迅速、完全。氟化氢等气态化合物或某些氟化物溶液在与皮肤、黏膜接触时可直接吸收，但是氟易被皮肤及黏膜上的蛋白质所结合，故实际通过皮肤进入体内的氟量是很少的。绝大多数的氟随饮水和食物经消化道进入体内，从口腔黏膜、牙齿表面到胃肠，尤其以小肠上段为主，通过胃肠壁正常的扩散作用而被吸收。氟化物被吸收后，约有75%与蛋白质结合。

二、影响氟吸收的因素

经呼吸道进入机体的氟，可迅速完全地被吸收进入血液。而由消化道进入机体的氟，其吸收程度受诸多因素的影响。

① 无机氟化物主要以离子形式被吸收。因此，溶解度高、易解离的氟化物如 NaF 和 HF 等易于吸收，而难溶性的氟化物如 CaF_2、磷灰石和冰晶石等则吸收不完全。胃酸能增加某些难溶性氟化物的溶解度，提高胃肠对氟的吸收率。有机氟化物以分子形式被吸收，其吸收程度取决于氟化物分子颗粒的大小。

② 饮水中的氟化物不论其浓度大小几乎完全被胃肠吸收，其他饮料中的氟化物的吸收要比水中低 5%～10%，如牛奶在胃中凝结成块影响氟的吸收。固体食物中的氟比水中的氟吸收得慢且少。通常人体膳食中的氟化物有 80%左右可被吸收。含溶解度低的氟化物时，如骨粉中只有37%～50%的氟能被成年人吸收。

③ 饮食中的氟化物，在同时摄入钙、镁及铝时，氟与这些元素结合成难溶性的氟化物从而降低氟的吸收率，其中以铝的作用更为显著。据报道，水中氟含量为 1.0mg/L 时，其中0.03%～2.8%与镁结合，结合的量与水的硬度有关。当食物中加入钙和铝的化合物时，其对氟的吸收率可降低 50%。而摄入磷酸盐、硫酸盐、铁和钼等可促进氟化物的吸收。但人类普遍饮食中，许多元素的浓度及组成方式，很少能达到对氟的吸收产生影响的程度。

④ 膳食中缺乏营养物质，如蛋白质、维生素 C 及钙等含量不足时，可增加对氟的吸收。脂肪有促进氟吸收的作用。动物实验发现，当饮料中加入的脂肪由 5%增加到 10%时，则动物骨骼中的氟化物便有明显增加。

此外，氟的吸收与机体的发育状况、生理状态、消化道功能状态、摄入氟化物的频率以及气候因素都有一定的关系。

一般认为每天 0.5～1mg 氟已能满足生理需要。实际摄入多为每天 3.3～4.1mg。中国营养学会公布的不同人群氟安全和适宜摄入量见表 11-1。

表 11-1　不同人群氟安全和适宜摄入量　　　　　　　　　　　　　　　单位：mg/d

人群	摄入量	人群	摄入量
0.5 岁以下	0.1～0.5	7～10 岁	1.5～2.5
0.5～1 岁	0.2～1.0	11 岁以上	1.5～2.5
1～3 岁	0.5～1.5	成年人	1.5～4.0
4～6 岁	1.0～2.5		

氟的排泄主要经肾脏由尿排出，尿排出的氟占总排氟量的 75%左右，自粪便排出的氟量占总排氟量的 12.6%～19.5%，汗液排出 7%～10%，仅极少量的氟经乳汁、唾液、头发、指甲和泪液排出。

第五节　缺氟引起的疾病

一、龋齿

龋齿是牙齿硬组织的一种慢性疾病，是牙齿在外界因素的影响下，牙釉质、牙本质甚至牙骨质发生进行性破坏所致。这种疾病分布很广，是人类最常见的疾病，儿童患病率非常高。患者出现牙齿缺损及疼痛，乃至破坏咀嚼器官的完整性，并能引起牙槽及颌骨的炎症，甚至影响全身健康。氟在机体含量极微，但对体内硬组织，特别是牙齿有很重要的影响。环境氟化物与龋齿有密切关系，美国调查两个城镇学校龋齿患病率有 7.9%，与城镇饮水含氟低有关。经流行病学调查结果，饮水含氟 1mg/L 时，对牙齿健康有益，用氟溶液和氟牙膏可以防治龋齿。

二、缺氟与其他疾病

缺氟容易引起老年性骨质疏松，可增加老年骨折发生率；缺氟影响肠道对铁的吸收，引起缺铁性贫血；缺氟不利于创伤的伤口愈合；缺氟不利于人体生长发育，甚至可能影响生殖功能。

经调查发现氟缺乏地区易发生动脉硬化，导致冠心病，应及时补充适量氟化物使冠心病发病率降低。

第六节　氟中毒与防治

适量的氟对维持机体健康具有重要作用，但过量的氟则对机体产生毒性作用，这是氟的生物学效应对立统一的两个方面。

过量的氟对机体的毒性作用是多方面的。它是一种原生质毒物，神经细胞对其尤为敏感。过量的氟又是一种强烈的酶抑制剂，能抑制多种酶的活性，影响机体的代谢过程。过量的氟对骨骼、牙齿结构及其功能的影响更是显而易见的。

一、氟斑牙

在地方病和职业病人群调查中发现，饮用水中含氟量达 1mg/L，饮用这种水的儿童有 10% 患不同程度的牙齿氟中毒症状。氟作用于牙齿使牙釉受到损害，出现斑痕，人们称为氟斑牙。氟斑牙与水、空气和食物中含氟量有关。在自来水中加氟防治龋齿是不安全的，其安全阈值很窄，会引起氟中毒。因为氟斑牙影响美观，难以治疗，应积极防治。氟斑牙是氟中毒的早期症状之一。

氟斑牙只是氟化物对人们的一次警告，更可怕的是，长期摄入高剂量的氟化物，可能导致癌症、神经疾病以及内分泌系统功能失常。

调查发现，多吃烤鱼片易致氟斑牙。烤鱼片是用海鱼加工制成的，其中虽然含有丰富的蛋白质、钙和磷等营养成分，但其中氟元素含量较高。据测定，烤鱼片中的氟含量是牛、羊、猪肉的 2400 多倍，是水果及蔬菜的 4800 多倍。而人体每日对氟元素的生理需要量仅为 0.5～1.0mg。

如果每天从食物中摄取的氟超过 4～6mg，氟就会在体内积蓄起来，时间长了可引起慢性氟中毒。

二、氟骨症

氟骨症主要病理表现为广泛性骨硬化或明显的骨质疏松软化，通过 X 射线片可诊断。因为过量的氟破坏了正常的钙、磷代谢，从而抑制酶的活性而进入人体。此时，氟与钙结合形成氟化钙，沉积于骨组织中使之硬化，并引起血钙降低。血钙降低使甲状旁腺激素分泌增加，动员骨钙入血，骨基质溶解，最终引起骨质疏松和软化。该病在我国北方很多地区均有流行。

机体缺氟可引起龋齿，但氟过多又可导致氟斑牙甚至氟骨症。在必需微量元素中，人体对氟的含量最为敏感（见表 11-2）。目前，氟被 FAO/IAEA/WHO 列入"人体可能必需，但有潜在毒性的微量元素"。所以，原来氟被定为人体必需的微量元素之一，但 1996 年 WHO 专家委员会的观点也发生了很大的变化，氟不再列入人体必需的微量元素内了。

表 11-2　不同氟量对机体的影响　　　　　　　　　　　　单位：mg/L

含氟量	介质	作用及毒性影响
1	水	预防龋齿
2	空气	对植物有害
2	水	氟斑牙
5	水	可出现骨硬化症
8	水	10%骨硬化症
20～80	水，空气	有残疾氟骨症
50	水，食物	甲状腺异常
100	水，食物	生长发育延迟
125	水，食物	肾脏病变

预防氟中毒，首先应降低氟对空气和水的污染，不要盲目加氟。少年儿童少食烤鱼片，少饮茶饮料。预防性的治疗可膳食补充钙和维生素 C。做到"除氟害，兴氟利"，让氟成为人类的健康元素。

知识拓展

氟利昂

◆ 氟利昂是一种含氟的烷烃，一般在常温常压下均为气体，略有芳香味。在低温加压情况下呈透明状液体。能与卤代烃、一元醇或其他有机溶剂以任何比例混溶，氟制冷剂之间也能互溶。由于氟利昂具有较强的化学稳定性、热稳定性、表面张力小、汽液两相变化容易、无毒、亲油及价廉等特点，被广泛应用于制冷、发泡、溶剂、喷雾剂及电子元件的清洗等行业中。然而，氟利昂排放到大气中会导致臭氧含量下降，导致地球上的生物受到严重紫外线的伤害，平流层下部和对流层温度上升。因此，人们正致力于开发解决氟利昂污染问题的方法与技术，解决环境污染问题的途径主要包括限制与禁用、替代品开发和氟利昂的无害化。

◆ 氟利昂大致分为三类，包括氯氟烃类、氢氯氟烃类、氢氟烃类。

① 氯氟烃类：简称 CFC，主要包括 R11、R12、R13、R14、R15、R500、R502 等，该类产品对臭氧层有破坏作用，被《蒙特利尔议定书》列为一类受控物质。

② 氢氯氟烃类：简称 HCFC，主要包括 R22、R123、R141、R142 等，臭氧层破坏系数仅仅是 R11 的百分之几，因此，目前 HCFC 类物质被视为 CFC 类物质最重要的过渡性替代物质，在《蒙特利尔议定书》中 R22 被限定 2020 年淘汰，R123 被限定 2030 年淘汰。

③ 氢氟烃类：简称 HFC，主要包括 R134a（R12 的替代制冷剂）、R125、R32、R407C、R410A（R22 的替代制冷剂）、R152 等，臭氧层破坏系数为 0，但气候变暖潜能值很高，在《蒙特利尔议定书》没有规定使用期限，在《联合国气候变化框架公约》京都协议书中定性为温室气体。

◆ 氟利昂的命名规则：氟利昂属于卤代烃类，卤代烃类制冷剂化学式的通式为 $C_mH_nF_xCl_yBr_z$，链烷烃的卤族元素衍生物制冷剂编号规则为 R$(m-1)(n+1)(x)$B(z)，若无 Br，则编号中不出现 B(z)项，对于同分异构体，在后边加英文字母来区别。根据对臭氧层的作用，美国杜邦公司首先提出了卤代烃类物质新的命名方法，并已为全世界接受。CFC，表示全卤化氯（溴）氟化烃类物质；HCFC，表示含氢的氯氟化烃类物质；HFC，表示含氢无氯的氟化烃类物质。

◆ 主要用途：20 世纪二三十年代以后，人类合成的一种叫"氯氟烃"（CFC）的物质被广泛使用起来。它们成了冷冻设备、家用冰箱和空调的制冷剂，成了塑料工业中各类硬软泡沫塑料的发泡剂，成了医用、美发、空气清新的气雾剂，还成了烟草工业的烟丝膨胀剂、电子元件的清洗剂等。目前，氟利昂在各行业中的运用比例为：制冷剂 31.1%，发泡剂 20%，喷雾剂 19.7%，清洗剂 14.6%，灭火剂 2%，其他 12.6%。

塑料王——PTFE

塑料王是聚四氟乙烯（polytetrafluoroethylene，PTFE）的俗称，也称特富龙、特氟龙、铁氟龙、陶氟隆及德氟隆等，为以四氟乙烯作为单体聚合制得的聚合物。白色蜡状，半透明，耐热，耐寒性优良，可在 -180～260℃ 长期使用。这种材料具有抗酸抗碱、抗各种有机溶剂的特点，几乎不溶于所有的溶剂。同时，聚四氟乙烯具有耐高温的特点，它的摩擦系数极低，所以可作润滑剂之余，亦是易清洁水管内层的理想涂料。据世界卫生组织国际癌症研究机构致癌物清单，聚四氟乙烯为 3 类致癌物，暂尚不清楚其对人体致癌作用的原因。

特氟龙不粘锅

◆ 常见的不粘锅涂层使用的是特氟龙（PTFE）分散乳液，因 PTFE 的分子结构是大分子抱团，必须要添加稳定助剂使 PTFE 稳定均匀地分散在乳液中，目前国内的厂家一般使用 PFOA（全氟辛酸铵）或 PFOS（全氟辛烷磺酸钾）作为助剂，但这两种物质是一种 2B 类致癌物质，欧美国家禁止进口含 PFOA 及 PFOS 的含氟聚合物，一般国外生产 PTFE 的公司均不使用此类致癌物质作为助剂。

◆ PTFE 可长期且稳定地在 260℃ 下工作，温度过高会降低使用寿命。国内消费者的烹饪习惯一般以高油、煎炒、爆炒及高温为主，因而 PTFE 用于不粘锅不适宜国内中餐的烹饪方式，即便不含 PFOA 及 PFOS 的不粘锅，也不建议使用。

中国十大名茶（2020）

1.西湖龙井：产于浙江杭州西湖，为名优种炒青绿茶。外形似碗钉，扁平光滑，尖削挺秀，芽毫隐藏，犹如兰花瓣。色翠绿，润匀鲜活。汤色碧绿明亮，香气鲜嫩高长。滋味甘鲜醇和。叶底嫩绿，匀齐成朵，一旗一枪，交错相映，素有"色绿、香郁、味醇、形美"四绝佳茗之誉。尤以狮峰龙井品质最好。

2.洞庭碧螺春：产于江苏吴县（现苏州市），为名优特种炒青绿茶。外形卷曲如螺状，浑身毛，汤色碧绿，原称"吓煞人香"。芽毫密披，色泽银绿隐翠，汤色清澈明亮，清香幽雅，浓郁甘醇，鲜爽生津，回味绵长，有"一嫩（芽叶）、三鲜（色、香、味）"之称。

3.黄山毛峰：产于安徽歙县，为名优烘青绿茶。细扁如雀舌，带金黄色鱼叶，誉称"金黄片"，肥壮匀齐多毫，色嫩绿油润，俗称"象牙色"。香气清鲜高长，叶鲜浓醇厚，回味甘甜，汤色杏黄、清澈，叶底嫩黄肥壮。冲泡时可观赏到芽叶竖直悬浮于杯中，继之徐徐下沉而立，宛如兰花待放，别有一番情趣。

4.庐山云雾：产于江西庐山。庐山云雾茶在古代被称为"闻林茶"，始产于汉代，明代以来被称为"庐山云雾茶"。庐山云雾茶绿又香，有幽香般的香，醇香而新鲜，芽叶嫩嫩。朱德曾经赞扬庐山云雾茶云："庐山云雾茶具有浓烈的辛辣风味。如果长时间饮用，会延长寿命。"

5.六安瓜片：产于安徽六安，为名优特种炒青绿茶。由单片鲜叶制成，条型直顺完整，叶边背卷，平摊如瓜子。色银绿，汤清绿，叶底黄绿亮，味醇和鲜爽，回味清口甘甜，清香浓郁。

6.君山银针：产于湖南岳阳洞迁君山岛，为名优黄芽茶。芽头苗壮，紧实而挺直，银毫披露，芽身金黄，誉称"金镶玉"。冲泡后，香气清郁，汤色浅黄，滋味甘醇甜和，叶底黄亮，茸毛清晰。

7.信阳毛尖：产于河南信阳，为名优特种炒青绿茶。条索细圆紧直，色翠绿，白毫显露，汤色碧绿，香鲜浓，味鲜醇，回甘，叶底嫩绿，有"色翠、味鲜、香高"之美。

8.武夷岩茶：产于福建南平，是闽北乌龙茶中最负盛名的品种。香气馥郁，兰花香、鲜锐，色泽绿褐润，带砂绿，汤色橙黄浓艳，叶底肥厚软亮，滋味浓厚醇，带岩韵。

9.安溪铁观音：产于福建安溪，发明于1725～1735年间，属于乌龙茶类，既是茶树品种名，又是成品茶商品茶名。茶条卷曲，肥壮圆结，沉重匀整，色泽砂绿，整体形状似蜻蜓头、螺旋体、青蛙腿。有天然馥郁的兰花香，滋味醇厚甘鲜，俗称有"音韵"。

10.祁门红茶：产于安徽祁门，始制于清代光绪年间1875年，为工夫红茶中名贵品种。条索紧秀，锋苗毕露，色泽乌黑泛灰光俗称"宝光"。香气浓郁高长，似蜜糖香，又蕴藏有兰花香。汤色红艳，滋味醇和，回味隽永，叶底嫩软红亮，被誉为茶中"英豪"。

另外，武夷大红袍、普洱茶等也常在历年中国十大名茶中崭露头角。

练习题

- -

一、解释概念

1.龋齿；2.氟斑牙；3.氟骨症

二、选择题

1. 已知所有元素中唯一显负一价的元素是（　　）

A. 氟　　　　　　　B. 氧　　　　　　　C. 氯　　　　　　　D. 氮

2. 已发现的100多种元素中最活泼的非金属元素是（　　）

A. 钾　　　　　　　B. 氟　　　　　　　C. 氯　　　　　　　D. 氮

3. 人体内含量仅次于硅和铁的必需微量元素是（　　）

A. 钙　　　　　　　B. 氟　　　　　　　C. 铜　　　　　　　D. 硒

4. 氟约占全身总氟95%的组织或器官是（　　）

A. 肌肉　　　　　　B. 血液　　　　　　C. 骨组织　　　　　D. 头发

三、填空题

1. 陆生动物体内的氟含量一般_____，海生动物体内的氟含量相对_____。同一动物体内的不同组织氟含量不同，软组织氟含量_____，角质类组织氟含量_____，骨组织氟含量_____。

2. 氟与钙和磷有_____作用，氟是生物的钙化作用所必需的物质，适量氟、钙和磷_____于骨骼生长发育。

3. 饮食中的氟化物，在同时摄入钙、镁、铝时，氟与这些元素结合成_____性的氟化物而_____氟的吸收率，其中以_____的作用更为显著。而摄入磷酸盐、硫酸盐、铁与钼等可_____氟化物的吸收。

4. 机体对固体食物中的氟比水中的氟吸收_____得多。

5. 膳食中缺乏营养物质，如蛋白质、维生素C及钙等含量不足时，可_____对氟的吸收。脂肪有_____对氟吸收的作用。

四、简答题

1. 为什么在自然界中找不到单质氟？

2. 为什么适量的氟能增强骨骼的强度？

3. 为什么适量的氟能预防龋齿？

4. 机体中过量的氟对骨骼有什么危害？

5. 由消化道进入机体的氟，其吸收程度主要受哪些因素的影响？

第十二章

镍（Ni）与人体
健康

引言

镍是瑞典矿物学家克朗斯塔特（Gronstedt）于 1751 年发现的。镍为不锈钢主要合金原料之首，全球约 66%的精炼镍用于制造不锈钢。

镍是地球上含量较高的元素，居第六位，且分布较广。镍是正常机体必不可缺少的微量元素，根据大量的研究事实，到 1974 年证明镍也是人体必需的微量元素。科学家认为，各种生物体表现出来的白色可能和镍有关，如植物雪白的花、动物银光闪闪的毛发等。

第一节　镍元素简介

镍（niccolum），原子序数 28，原子量 58.70，位于元素周期表第四周期、Ⅷ族，主要稳定氧化数+2；其单质是银白色硬金属，密度 4.9g/cm³，熔点 1455℃，沸点 2900℃；有良好的导电性和导热性，有高度的延展性和磁性；可与铁、铜、铝等形成合金，用于生产高温、高强度合金、磁性合金和合金钢。地球平均含镍为 2.43%，镍在地壳中的含量为 0.0008%。地球上的镍主要集中在地核，其含量为 8.5%。镍是亲铁元素，地壳表层中的镍多与铁共生。土壤中含镍约为 40mg/kg，海水中含镍 3ng/L，人体内镍含量小于 10mg。

第二节　生物体内的镍

植物性食物含镍高。植物中的镍含量接近镍在土壤中的平均含量，但不同种类、不同地区植物中的镍含量不同。陆地植物对镍的浓缩系数有很大的差异，多数植物的浓缩系数都小于1；海洋生物对镍有不同程度的富集，如海藻类的浓缩系数约为 500，海带中含镍较高。富镍食物包括巧克力、坚果、干豆和谷类。含镍较多的食物为：丝瓜 166.3mg/kg，洋葱 137.3mg/kg，海带 131.8mg/kg，大葱 115.4mg/kg，蘑菇 114.6mg/kg，茄子 113.4mg/kg，黄瓜 97.1mg/kg，扁豆 89.9mg/kg，笋干 78.8mg/kg。

动物性食物含镍低。镍在动物中的存在研究较多的是鼠、兔与山羊等，而对这些动物的组织器官研究得较多的是血液、肝、肾、心、肺及脑等。有研究者发现，人类器官中镍的含量比正常山羊相应的值高。

现代人和原始人体内的镍含量均约为 0.1mg/kg，说明镍在人体内的储存并不明显，但由于世界镍排放量的增加，人体通过各种途径吸收的镍也在增加。成人体内含镍约 6～10mg，主要分布于肾、肺、脑、脊髓、软骨、皮肤与结缔组织等。正常成人全血镍含量为 1.0～5.0μg/L，头发镍含量（0.64±0.44）mg/g，尿镍平均含量 4μg/L，不同年龄的人体镍含量差异不大。

第三节　镍在生物体内存在的形式

镍在生物体内是普遍存在的，其中 Ni^{2+} 和 Ni^{3+} 显示其生物学功能。此外，由于职业接触或受环境镍污染的影响，人和动物体内也存在非生理需要的 0 价态镍。

一、二价镍

Ni^{2+} 在生物体内最稳定，数量最多。在生物体内常见 Ni^{2+} 形成配位数为 4、5 和 6 的配位化合物而起作用，其主要结构类型是八面体、三角双锥、四方锥、四面体和四方形等，其特征是在这些结构类型之间存在着复杂的平衡，正是这些众多形态的镍配位化合物在生物体内起着复杂的作用。能与 Ni^{2+} 键合的配体，在细胞外镍的传递、细胞内镍的键合以及胆汁和尿中镍的排泄等方面都起着重要的作用。在人体血清中，Ni^{2+} 主要与氨基酸键合；在兔血清中，半胱氨酸、组氨酸和天冬氨酸可以与 Ni^{2+} 键合或配位。镍也存在于细胞膜及细胞核中，RNA 和 DNA 中含有 Ni^{2+}。Ni^{2+} 还是某些生物必不可少的成分，存在于一些微生物及含镍酶中。

二、三价镍

目前对 Ni^{3+} 的作用研究得不多，只知道其存在于一些微生物中，并参与酶的作用，还缺乏 Ni^{3+} 在其他生物体内存在的直接证据。有学者研究指出人血清蛋白能稳定 Ni^{3+}。

第四节　镍的生物学作用和生理功能

一、镍对心血管的作用

谷草转氨酶，又名天门冬氨酸氨基转移酶，是转氨酶中比较重要的一种。正常情况下，谷草转氨酶存在于组织细胞中，其中心肌细胞中含量最高，其次为肝脏，血清中含量极少。它是医学临床上肝功能主要检查的指标，用来判断肝脏是否受到损害，也作为心肌梗死病人的诊断指标。一个健康人正常情况下，谷草转氨酶的参考值为 0～40U/L。

医学研究发现，凡心肌梗死发作后，病人血清中镍含量显著升高，以此作为心肌梗死的诊断指标，比测定血清中谷草转氨酶含量的方法更准确可靠。

镍在冠心病发病中具有一定作用，实验研究发现外源性镍对冠状动脉和冠状动脉血流均有一定影响。尤其在心肌缺血缺氧的条件下，冠状动脉对镍的敏感性明显增加，使扩张的冠状动脉收缩，抑制冠状动脉血压下降，减少心肌缺氧反应。

二、镍对内分泌系统的影响

镍能激活胰岛素，这一点与铬的作用相似，镍可能是胰岛素分子中的一个组成部分，相当于胰岛素的辅酶或辅基。缺镍、缺铬可使胰岛素的活性减弱，糖的利用发生障碍，血液中的脂肪及类脂质含量升高，这些物质沉积在血管壁上，就会导致动脉粥样硬化，从而引发冠心病、高血压。

另外，在接触镍的动物中，镍在脑垂体中的浓度相当高，并可以影响垂体激素和促进肾上腺皮质激素的分泌。所以，镍也可能是通过垂体激素从而间接影响胰岛素分泌的。

三、镍对血液系统的影响

镍参与维生素 B_{12} 和叶酸代谢。镍可能是体内稳定凝血机制中的易变因子，对维持稳定和核酸代谢有作用。动物实验和临床观察提示，补充适量镍，可使红细胞、白细胞及血红蛋白的生成增多。各种贫血及肝硬化病人血镍均降低。镍有刺激生血功能的作用，硫酸镍和溴化镍等镍盐曾用于治疗贫血。含镍 20～50μg/kg 的饮食可减轻许多轻度缺血的表现。

镍与造血功能的机制尚未完全清楚，可能是镍能与铁协同作用明显提高了铁的吸收，或者在铁的吸收过程中必须有镍的存在。实验研究发现，缺镍的大鼠对铁的吸收较差，引起严重贫血。给予铁饲料，在缺镍 30 天时仍然会出现严重的贫血，表现为与镍正常的大鼠相比，红细胞、白细胞和血红蛋白均减少 30%以上，而在大鼠腹腔内注射 $NiCl_2$ 后红细胞及白细胞均见增多。可能是镍作为生物配位体的辅助因子促进了小肠对 Fe^{3+} 的吸收，或者由于镍的活化使 Fe^{3+} 容易转化为 Fe^{2+}，从而促进铁的吸收和利用，共同产生造血效应。

四、镍对机体超微结构的影响

动物实验证明，缺镍可使肝细胞中的固缩核和线粒体发生肿胀，超微结构发生异常。还有些研究也同样提示，镍在维持大分子结构稳定、膜稳定和细胞的超微结构方面有重要作用。

五、镍与其他元素的相互作用

科学家研究认为，具有相同价电子壳层结构的离子在生物系统中具有竞争性的相互作用。在动植物、微生物体内，镍至少与钙、铬、钴、铜、碘、铁、镁、锰、钼、磷、钾、钠、锌等13 种必需元素发生作用。在这些相互作用中，有重要生物学意义的是镍与铁、铜、锌之间的相互作用。

1.镍与铁

镍和铁在生物体内的相互作用既是协同性的又是拮抗性的。在动物试验中，当补充硫酸铁时，三价铁与镍之间的作用会影响到红细胞的生成作用。当食物中硫酸铁的含量较低时，缺镍的大鼠体内的血蛋白和细胞比率都比补充了镍的大鼠低。当食物中镍不足时，也会出现较严重的缺铁症状。

2.镍与铜

镍与铜在生物系统内相互作用，既有协同的一面，又有相互拮抗的一面，但后者是最主要的。镍在一种或多种代谢器官中起着拮抗铜的作用，这种拮抗作用与从饮食中摄入的镍、铜和铁的量相关，在不严重缺铜时，添加镍则变得更显著，如果补充的镍更多，则缺铜的症状更严重。

3.镍与锌

镍与锌在生物体内的相互作用机制还不明确。如果在生物体内镍形成四面体配位化合物，则镍和锌之间也会发生竞争性的作用。但到目前为止，大部分的实验现象都表明镍与锌之间的反应是非竞争性的。缺镍和镍中毒并不直接影响到锌的功能区，而只是明显改变体内锌的分布。

第五节　镍的吸收与排泄

人们除了通过消化道从饮食中摄入一定量的镍外，也通过皮肤和呼吸道吸入极少量的镍。金属镍不容易从消化道和皮肤吸收，主要由呼吸道吸收，且吸收好，吸收率高。镍化合物的粉尘不能经皮肤吸收，经呼吸道和消化道吸收均较缓慢。有人曾将镍盐涂于人体和动物皮肤上，一定时间后用光谱分析检查血液和组织中镍含量，未发现有吸收的证据。

镍的化学形态决定其脂溶性和溶解度等，如游离 Ni^{2+} 几乎不被机体吸收，但转化成其他形式，如有机态或被载体结合后可增加其吸收量。例如镍羰基化后形成 $Ni(CO)_4$，可通过呼吸道黏膜和皮肤进入人体，也可经消化道进入血液循环。

经消化道和呼吸道吸收的镍进入血液后，总镍的 95.7% 与血清蛋白结合，4.2% 的 Ni^{2+} 与组氨酸配位，0.1% 的 Ni^{2+} 则与高分子量的巨球蛋白结合分布于血浆中，然后通过血液输送到各个代谢器官中。因此，血清蛋白是人体和动物体内主要的运镍载体。

普通膳食时每天摄入镍的量约 0.3～0.5mg。镍吸收后分布于各组织器官，其中以肺含量最高，占 38%，脑占 16.7%。世界卫生组织指出，成人每天摄取 0.4mg，如按 5%吸收率计算，实际每天吸收 0.02mg 可满足生理需要。

摄入人体内的镍只有不到 5%留存在体内或被人体组织吸收利用，其他一般随粪便和尿液排出体外。镍主要是通过肠道从粪便排出，尿液和汗液也排出一定量的镍，也有少量的镍从皮肤和头发中排出。人体每日镍的排泄量接近吸收量，以保持体内平衡。美国人平衡研究结果表明，镍在人体中的总含量为 10mg，每天摄入量约为 415μg，吸收率为 5%，其中经食物摄入约 400μg、水 14μg、空气 0.6μg，每天经尿液排出 11μg、粪便排出 380μg、汗液排出 20μg、毛发排出 1μg。

第六节　缺镍或镍过量引起的疾病

一、缺镍引起的疾病

有人对母牛、小猪、大鼠、小鸡、山羊和绵羊6种动物进行实验表明，动物镍缺乏表现为生长迟缓、生殖受到抑制、血糖降低和体内其他元素如钙、铁、锌等的分布发生改变。人体缺镍容易引起贫血、肝硬化、头痛、神经痛和失眠、慢性尿毒症、肾衰竭、脂肪肝、磷脂代谢异常、糖原代谢低下、氮的利用减少以及降低铁的代谢等。

但是，由于人体新陈代谢对镍的需求量极微，而环境中镍的来源充足，因此目前还未发现正常饮食情况下镍缺乏而导致人体健康受影响。相反，镍摄入量过多则会带来麻烦。

二、镍过量引起的危害

1.镍与肿瘤

过量镍带来的健康危害中最主要的是致癌作用。国际研究镍对人类致癌委员会（ICNCM）以国际协作方式对10个主要的职业性接触镍人群进行了大规模的流行病学调查，通过综合分析所调研的资料认为，呼吸系统癌症危险度增高应归因于接触硫化物、氧化物镍及可溶性镍，但没有证据提示金属镍与肺癌和鼻癌危险度有关。1990年，国际癌症研究机构（IARC）依据资料综合流行病学和动物实验研究结果对镍致癌性的评价认为，镍化合物如硫酸镍、硫化物镍与氧化物镍对人体是致癌的，它们对人的致癌性证据充分，但金属镍对人的致癌性尚不能确定。

（1）镍与肺癌和鼻癌　据国外资料报道，1933年，首先在威尔士克莱达契（Clydach）镍精炼工中发现肺癌和鼻癌患者增多。Doll等的调查发现，845名镍精炼厂工人死于肺癌的人数比全国死亡预期率高5～6倍，死于鼻癌的工人数比预期值大100～900倍。在1938～1956年，全部镍工人死亡数的35.5%都患了肺癌或鼻癌。1958年，Morgen总结威尔士镍精炼厂所有工人情况，共发生肺癌131例，鼻癌62例。欧美和日本的镍矿工人中，肺癌发病率比一般居民高2.6～16倍、鼻癌高37～196倍。从1921年到1977年间，世界各地记载的直接接触镍导致肺癌和鼻癌的病例达1100例以上。据统计，镍精炼厂工人呼吸道癌的潜伏期：肺癌为5～40年，平均为27年；鼻癌为10～40年，平均为23年。国内选择了3991名接触镍的作业人群进行肺癌的回顾前瞻性队列研究，结果发现在某镍矿和某镍精炼厂男性肺癌标化死亡比（SMR）分别为229.9和451.1，接触镍作业工龄最短为11.4年，平均死亡年龄提前4.3岁，从而证实了我国镍冶炼工肺癌危险度增高。

肺癌病理组织检查发现，主要是鳞状细胞癌，其次为未分化癌。对于精炼镍作业的工人肺癌高发的原因，目前较一致的看法是工作环境的污染物，如亚硫化镍、氧化镍尘粒、羰基镍蒸气及镍粉尘等吸入人体所致。动物实验发现，大鼠吸入Ni_3S_2诱发肺癌，肌内注射可诱发肉瘤；羰基镍为镍精炼过程的中间产物，让大鼠吸入或者静脉注射，均可诱发肺癌。

（2）镍与鼻咽癌　鼻咽癌是我国常见的恶性肿瘤，根据WHO的统计，约80%的鼻咽癌发生在中国，在我国南方人群中发病率较高，尤以广东省是世界上突出的鼻咽癌高发中心。为此，广东省地矿局（现广东省地质局）研究了环境中微量元素与鼻咽癌死亡率分布的关系，发现在鼻咽癌高发区的井水、河水、土壤和岩石中镍含量都一致地比鼻咽癌低发区高得多，而且镍含量均与鼻咽癌死亡率呈正相关。对广东省鼻咽癌高、中、低发地区的调查结果发现，大米、饮水、人发与血清等样品中的微量元素只有镍含量与鼻咽癌的死亡率呈正相关；同时进行细胞遗传学实验和实验肿瘤学研究，首次发现易溶于水的硫酸镍具有协同诱变作用，对鼻咽癌有促癌作用。镍的促癌作用在有小剂量的亚硝胺作用下才会发生。此外，还发现大鼠鼻咽癌组织对镍有亲和作用。

（3）镍与白血病　据我国对微量元素的研究报告，镍与白血病有一定的关系，血清中镍含量在急性白血病病人和慢性白血病病人中都高于健康人，约为健康人的2倍。不同的是，急性白血病病人起病初期血清镍就明显升高，而且在病情恶化时持续增高，在病情缓解时明显下降；而慢性白血病病人血清镍含量与病情变化则始终呈现正相关。另外，急性白血病病人比慢性白血病病人的血清镍增高得更为显著，且血清镍含量过高的病人生存时间较短，这提示镍可能是促使急性白血病发病的一个因素。因此，血清镍的测定可以作为诊断白血病的辅助指标，并且可以根据病人血清中镍的含量变化估计病情的严重程度和预测病情的变化趋势，具有临床实用价值。

（4）镍与其他癌症　镍精炼厂工人除了呼吸道癌症外，其他癌症的发生也受镍暴露的影响。例如，挪威和加拿大报道，镍暴露可能使肾癌发病率增加，在挪威还发现喉癌和前列腺癌危险性增加，苏联报道胃癌和软组织肉瘤的发生率可能增加。在国内食管癌高发区的食物中镍含量比低发区高，江苏某一肝癌高发区的土壤中镍含量很高并与肝癌发病率呈正相关。

2.镍对皮肤的损害

镍及其化合物对人类最常见的损害是镍接触性皮炎，发病率较高。调查表明，对镍过敏的发病率为4%～13%。目前认为，镍接触性皮炎主要是皮肤吸收镍引起的。

金属镍及镍盐对皮肤的影响在生产中较为常见，如镀镍工人中多由于接触硫酸镍引起镍痒疹，表现为接触性皮炎或过敏性湿疹。多发在接触耳环、皮鞋扣眼、汽车门把及表带等部位。镍痒疹的特点是以发痒起病，有时在1周后才出现皮疹，接触部位呈红斑、丘疹或毛囊性皮疹，也可出现浅表性溃疡、结痂、湿疹和湿疹病损。在慢性期，皮肤可出现色素斑或色素脱屑斑，也会引起过敏性皮损。流行病学调查发现，镍作业工人初次发生皮炎后，2～17年后进行皮肤过敏实验，仍有90%的人对镍过敏。

3.镍与眼损害

1971年，Swanson等发现镍在白内障晶体中的含量比正常透明晶体中高，Heygenreich认为镍离子是白内障的致病因子，对晶体有破坏作用。Jacob等则发现当钙存在时，镍可增加钾、钠离子的通透性，损伤晶体。国内从某镍矿区随机抽样414名镍钴作业人员进行晶状体检查，结果晶状体浑浊检出率为53.5%，与之相对应的是作业场所空气中镍浓度升高，镍污染程度是对照组的2.7～18倍，作业工人尿镍和发镍含量明显增高。因此，认为作业环境中的镍可能是影响晶体浑浊的原因，而且晶体以混合性浑浊为主。

第七节　镍中毒与防治

接触或摄入过多的镍和镍盐，对人体健康危害很大。金属镍的毒性小，大量吞入也不会产生急性中毒，而由粪便排出。吸入金属镍粉尘易导致呼吸器官功能障碍。镍盐的吸收受饮食结构的影响，毒性大小也不同，一般认为，250mg 水溶性镍对人体可产生毒性症状，但对镍敏感的人即使饮食中含有较低浓度的镍身体也可能受影响。

一、非职业性疾病

硫酸镍或溴化镍在治疗贫血或缺镍引起的疾病时，大剂量使用可出现眩晕、恶心与呕吐症状，对症治疗后会好转。

经动物和人类流行病调查证明，吸收过量镍能使细胞恶变，有致癌作用。某些地区的肝癌及鼻咽癌发病率高，与该地区饮水与土壤中含镍量高有关。

有些学者报道，给试验动物冠状动脉内滴注含镍溶液，15min 后出现心肌细胞超微结构的变化，线粒体与肌浆膜受损。同时观察到，缺血心肌释放的镍可使冠状动脉进一步痉挛，使冠状动脉供血不足，加重心肌损伤，镍直接作用于心肌，引起冠心病。

二、职业性疾病

镍是一种很重要的金属材料。镍矿经过浮选进行冶炼，其金属镍粉和烟雾对人体有毒害作用。接触后对呼吸道、鼻、咽结膜可能有刺激作用，出现咳嗽、咯痰症状。国外资料报道镍可以引起肺癌和胃癌。有人报道镍烟雾可致急性肺炎病变，尘肺（肺尘埃沉着病）尚无报道。

三、镍中毒的防治

镍冶炼应自动化，密闭化，通风排毒。镍作业工人应加强个人防护，有慢性呼吸系统疾病和皮肤过敏者不宜从事镍作业。

依地酸、半胱氨酸、谷胱甘肽及抗坏血酸等抑制镍的过敏反应。二乙二硫代氨基甲酸钠对镍皮炎有治疗和预防价值，可用 100g/kg 软膏涂皮肤，效果较好。镍粉尘或烟雾引起呼吸症状，可对症处理，给予止咳、解痉及抗炎药物治疗。

知识拓展

不锈钢

不锈钢是不锈耐酸钢的简称，耐空气、蒸汽、水等弱腐蚀介质或具有不锈性的钢种称为不锈钢，而将耐化学腐蚀介质（酸、碱、盐等化学浸蚀）腐蚀的钢种称为耐酸钢。由于两者在化学成分上的差异而使它们的耐蚀性不同，普通不锈钢一般不耐化学介质腐蚀，而耐酸钢则一般均具有不锈性。"不锈钢"一词不仅仅是单纯指一种不锈钢，而是表示一百多种工业不锈钢，所开发的每种不锈钢都在其特定的应用领域具有良好的性能。成功的关键首先是要弄清用途，然后再确定正确的钢种。和建筑构造应用领域有关的钢种通常只有六种。它们都含有 17%～22% 的铬，较好的钢种还含有镍。添加钼可进一步改善大气腐蚀性，特别是耐含氯化物大气的腐蚀。就一般而言，不锈钢的硬度高于铝合金，不锈钢的成本也比铝合金高。

不锈钢的历史起源

不锈钢的发明和使用要追溯到第一次世界大战时期。第一次世界大战时，英国在战场上的枪支，总是因枪膛磨损不能使用而运回后方。军工生产部门命令布雷尔利研制高强度耐磨合金钢，专门研究解决枪膛的磨损问题。布雷尔利和其助手搜集了国内外生产的各种型号的钢材，各种不同性质的合金钢，在各种不同性质的机械上进行性能实验，然后选择出较为适用的钢材制成枪支。一天，他们实验了一种含大量铬的国产合金钢，经耐磨实验后，查明这种合金并不耐磨，说明这不能制造枪支，于是，他们记录下实验结果，往墙角一扔了事。

几个月后的一天，一位助手拿着一块锃光瓦亮的钢材兴冲冲地跑来对布雷尔利说："先生，这是我在清理仓库时发现的毛拉先生送来的合金钢，您是否实验一下，看它到底有什么特殊作用！""好！"布雷尔利看着光亮耀眼的钢材，高兴地说。实验结果证明：它是一块不怕酸、碱、盐的不锈钢。这种不锈钢是德国的毛拉在 1912 年发明的，然而，毛拉却并不知道这种不锈钢有什么用途。

布雷尔利心里盘算道："这种不耐磨却耐腐蚀的钢材，不能制枪支，是否可以做餐具呢？"他说干就干，动手制作了不锈钢的水果刀、叉、勺、果盘及折叠刀等。布雷尔利发明的不锈钢于 1916 年取得英国专利权并开始大量生产，至此，从垃圾堆中偶然发现的不锈钢便风靡全球，亨利·布雷尔利也被誉为"不锈钢之父"。

304 不锈钢

◆ 304 不锈钢是不锈钢中常见的一种材质，密度为 7.93g/cm³，业内也叫作 18/8 不锈钢。耐高温 800℃，具有加工性能好、韧性高的特点，广泛使用于工业、家具装饰行业和食品医疗行业。市场上常见的标示方法中有 06Cr19Ni10、SUS304，其中 06Cr19Ni10 一般表示国标标准生产，304 一般表示 ASTM（美国材料实验协会）标准生产，SUS 304 表示日标标准生产。

◆ 304 是一种通用性的不锈钢，它广泛地用于制作要求良好综合性能（耐腐蚀和成型性）的设备和机件。为了保持不锈钢所固有的耐腐蚀性，钢必须含有 18% 以上的铬及 8% 以上的镍含量。304 不锈钢是按照美国 ASTM 标准生产出来的不锈钢的一个牌号。

◆ 对于 304 不锈钢来说，其成分中的 Ni 元素非常重要，直接决定着 304 不锈钢的抗腐蚀能力及其价值。行业常见判定情况认为只要 Ni 含量大于 8%，Cr 含量大于 18%，就可以认为是 304 不锈钢。这也是业内会把这类不锈钢叫作 18/8 不锈钢的原因。

中国不锈钢产业发展状况

镍为不锈钢主要合金原料之首，全球约 66% 的精炼镍用于制造不锈钢。2000 年中国产量仅为 40 万吨，但 2006 年已超 500 万吨，首超日本。继 2001 年中国成为全球最大的不锈钢消费国后，2006 年中国已成为全球最大的不锈钢生产国。2013 年全球不锈钢产量为 4000 万吨，而中国的产量就达 2050 万吨。2019 年全球不锈钢产量 5221.8 万吨，中国的产量为 2940 万吨。

纳米比亚戈巴陨铁

纳米比亚戈巴陨铁是世界上最大的铁镍陨石，戈巴陨铁于 1920 年在纳米比亚北部小城赫鲁特方丹郊外的戈巴农场被发现。陨石长 2.95m，宽 2.84m，最厚处达 1.22m，重约 60t，主要成分为铁和镍，是目前全球已知最大的铁陨石。20 世纪 80 年代起，戈巴陨铁作为纳米比亚国家文物得到妥善保护并对外展出，有效地遏制了人为破坏现象。

练习题

一、解释概念

谷草转氨酶

二、选择题

1.一种人体必需微量元素，为不锈钢主要合金原料之首的元素是（　　）

A.镍　　　　　　　　B.锌　　　　　　　　C.铜　　　　　　　　D.钨

2.各种生物体表现出来的白色，如植物雪白的花、动物银光闪闪的毛发等可能和微量元素（　　）有关

A.锌　　　　　　　　B.镍　　　　　　　　C.锡　　　　　　　　D.铅

3.在生物体内最稳定、数量最多的是（　　）

A.一价镍　　　　　　B.二价镍　　　　　　C.三价镍　　　　　　D.零价镍

三、填空题

1.地球上的镍主要集中在_____，其含量为 8.5％。镍是亲_____元素，地壳表层中的镍多与_____共生。

2.植物性食物含镍_____，动物性食物含镍_____。

3.医学研究发现，凡心肌梗死发作后，病人血清中镍含量显著_____，以此作为心肌梗死的诊断指标，比测定血清中谷草转氨酶含量的方法更_____。

4.镍至少与 13 种必需元素发生作用，在这些相互作用中，有重要生物学意义的是镍与_____、_____和_____之间的相互作用。

四、简答题

1.微量元素镍、铬缺乏为什么能引发冠心病、高血压？

2.缺乏微量元素镍对人体有哪些不利影响？

3.目前人体微量元素镍的实际情况是怎样的？

4.为什么有人认为镍离子是白内障的致病因子？

第十三章

钒（V）与人体健康

引言

1830 年，瑞典斯德哥尔摩采矿学院教授、化学家尼尔斯·加布里尔·塞弗斯托姆在分析挪威斯马兰的铁矿时发现了一种新的元素，后来就以希腊神话中美丽的女神"凡娜迪丝"（Vanadis）的名字命名为钒（vanadium）。

钒具有众多优异的物理性能和化学性能，因而钒的用途十分广泛，有金属"维生素"之称。最初的钒大多应用于钢铁，通过细化钢的组织和晶粒，提高晶粒粗化温度。在钢中加入百分之几的钒，就能使钢的弹性和强度大增，抗磨损和抗爆裂性极好，既耐高温又抗奇寒。钒在钛合金中有优异改良作用，并应用到航空航天领域。随着科学技术水平的飞跃，人类对新材料的要求日益提高，钒在非钢铁领域的应用越来越广泛，其应用范围涵盖了航空航天、化学、电池、颜料、玻璃、光学及医药等众多领域。

20 世纪 30 年代，生物学家研究发现，钒对于一些植物、微生物和某些动物是一种必需的微量元素。

第一节　钒元素简介

钒（vanadium），原子序数 23，原子量 50.94，位于元素周期表中第四周期、ⅤB 族。金属钒呈淡银灰色，有韧性和延展性，质坚硬，无磁性。钒的熔点 1890℃，常与铌、钽、钨及钼并称为难熔金属。

钒具有耐盐酸和硫酸的性质，并且耐空气-盐-水腐蚀的性能要比大多数不锈钢好。在空气中不被氧化，可溶于浓硫酸、浓硝酸、氢氟酸和王水中。常见氧化数为+5、+4、+3、+2。较常见的钒化合物中氧化数+5 的有五氧化二钒、偏钒酸铵、偏钒酸钠和原钒酸钠，氧化数+4 的有二氯化氧钒和硫酸氧钒，氧化数+3 的有氧化钒等。五氧化二钒和钒酸盐广泛用作催化剂，还用于制造彩色玻璃和陶瓷，以及作为涂料和墨水的催干剂。

钒在地壳中的含量较丰富，约为 0.01%，平均浓度为 135mg/kg，比铜、锌、锡及镍的蕴藏量都高，其丰度居地壳中元素的第 21 位，但钒的分布较为分散。海水中含钒约为 5μg/L，生活在海洋中的海洋动物从海水中摄取钒的能力很强，在海洋动物的灰分中钒含量达 15%。

第二节　生物体内的钒

植物含钒量一般为 1～2mg/kg（干重），其含量与土壤中钒的含量有关，不同种类、不同地区的植物中钒含量不同。豆科植物比其他植物含钒量高。一些海参类和软体动物富含钒，水生贝壳类和被囊类动物含钒量随产地而异，几种鱼含钒量都比多数水生贝壳类动物低，大概范围在 20～112μg/kg。鱼类从水中吸收钒后主要在鱼鳞、鳍、肠和骨中累积，而大脑、眼睛和肌肉含钒量较低。钒含量丰富的食品有红薯、土豆、山药、芋头、木薯、西米、人参果、胡萝卜、红萝卜、芥菜头、竹笋、藕、荸荠、慈姑、百合、芦笋、包心菜、苋菜、空心菜、生菜、菊花菜、芹菜、茴香菜、香菜、韭菜、木耳菜、黄花菜、菜花、黄瓜、菜瓜、冬瓜、苦瓜、丝瓜、南瓜、倭瓜、茄子、西红柿、青椒、菜豆、豇豆、蚕豆、豌豆、鲜蘑菇、核桃、芝麻、花生、板栗、松子、榛子、香榧子、瓜子及植物油等。豆油、谷物油及橄榄油中钒含量超过 40mg/kg。部分植物和水生动物含钒量见表 13-1。

表 13-1　部分植物和水生动物含钒量　　　　　　　　　　　　　　　单位：μg/kg

名称	钒含量	名称	钒含量
莴苣，红萝卜，菠菜	21～52	鳕鱼，鲭鱼，沙丁鱼，金枪鱼	3～28
莳萝	140	鲭鱼和金枪鱼（骨）	128～2000
莳萝籽	431	淡水鲑鱼	0.4
谷物，青豆	<1～93	龙虾	5～43
欧芹	790	扇贝	22
干野生蘑菇	50～2000	蟹，蠔，牡蛎，白河虾	455～1840
干蕈	51000	海洋浮游动物（干重）	70～290000
可可粉	610		
干茶叶	150		
干黑胡椒	204～987		
烟叶	1000～8000		
海洋浮游植物（干重）	1500～4700		

钒在人体内含量极低，总量不足 1mg，主要分布于内脏，尤其是肝、肾及甲状腺等部位含量高，骨组织中含量也较高。正常人血钒 40μg/L，尿钒 0.046μg/L，头发钒 0.062μg/g。部分动物和人器官（组织）含钒量见表 13-2。

表 13-2　部分动物和人器官（组织）含钒量　　　　　　　　　　　　　单位：μg/kg

鸡		哺乳动物		人体	
器官（组织）	钒含量	器官（组织）	钒含量	器官（组织）	钒含量
骨骼	370～760	骨骼（猪、羊）	20～40	骨、牙	1～8
肝脏	38	肝脏（牛、猪、鼠）	2～10	肝脏	5～19，3～13

鸡		哺乳动物		人体	
器官（组织）	钒含量	器官（组织）	钒含量	器官（组织）	钒含量
心脏	5～9	心脏（鼠、猪、兔）	1～9	心脏	1
肾脏	15	肾脏（鼠、猪、狗、兔）	9～34	肾脏	3～7，67～104
轻肌肉	2～22	骨骼肌（牛、猪、兔、马）	<1～14	骨骼肌	<1～7
墨肌	12	动物胶	9～43	脾脏	3～4
蛋白	<1～2	骨髓（猪）	<1	甲状腺	3～4
蛋黄	2～21	脑（鼠、牛）	<1～3	脑	<1
		脂肪（猪）	<1～2	脂肪	<1
		肺脏（兔、牛）	5～25	肺脏	13～140
		血浆（鼠）	2～5	胰腺	14
		全鼠	66	胆汁	<1～2
				头发	12～87

在生物界，只有少数几种动植物具有富集钒的能力，如蕈及海鞘。蕈干重含钒 61～181mg/kg，是普通植物和菌类含钒量的 100 倍。而海鞘能将海水中的钒浓缩 10 万～1000 万倍。

第三节　钒的生物学作用和生理功能

钒化合物早年就被用于治疗梅毒、结核、贫血及风湿热等疾病。对于钒的生物学效应，20 世纪 30 年代生物学家发现钒是某些海洋生物血液中氧的载体，钒对于微生物、植物和某些动物（如鸡、大鼠等）是一种必需的微量元素。70 年代后期发现钒酸盐离子可以作为 Na^+、K^+-ATP 酶和其他磷酸羟化酶的有效抑制剂。80 年代发现其可模拟胰岛素对大鼠脂肪细胞、骨骼肌和肝细胞的代谢作用。90 年代以后又发现钒的多种生物学效应，特别是其多种预防和治疗作用。

一、钒参与造血功能

钒有能刺激造血功能的作用。钒可促进血液中红细胞的成熟，促进血红蛋白再生。给营养性贫血动物补充钒，可见血红蛋白、网织细胞及红细胞皆增加，贫血得到改善。在铁治疗的同时给予钒时，血红蛋白恢复正常的时间可缩短 1/3～1/2。给出血后贫血及患败血症的人补充钒，也可见到有促进造血功能的反应。钒对哺乳动物和人有造血作用。用钒给大鼠治疗贫血，产生造血作用的最合适剂量是 0.6mg/kg；给家兔钒量为每天 0.3～1.5mg/kg，40 天后网织细胞明显增多，停用钒时网织细胞数量恢复正常，红细胞也慢慢增加，最后引起红细胞增多症。但对血红蛋白影响较小，据此认为钒对造血功能有刺激作用。

研究发现，钒的促进造血作用是由于其干扰了细胞呼吸，阻碍了体内氧化还原系统引起缺氧，从而刺激骨髓造血机能实现的。

二、钒影响胆固醇代谢

钒在机体内浓度达到正常水平时，可促进脂质代谢，抑制胆固醇合成，减轻诱发动脉硬化的程度。动物实验发现，肝脏内磷脂显著降低，与游离态高胆固醇含量降低一致。低浓度钒饲料对大鼠和家兔肝脏内胆固醇的合成有明显的抑制作用。钒可以降低肝脏内磷脂和胆固醇含量，低浓度钒可降低血压。

三、钒影响心血管系统

钒对心肌可产生变力效应。钒能促进心脏配糖苷对肌肉的作用，使心血管收缩，增强心室肌的收缩力。人群流行病学调查发现，钒与心血管疾病的发病和死亡呈负相关。此后又发现钒酸盐对游离的豚鼠和大鼠心房肌可产生负性变力效应，但产生正性变力效应的钒酸盐浓度比产生负性变力效应的钒酸盐浓度低。产生收缩性变化的浓度范围是 $10\sim50\mu g/L$，此浓度远远超过了 Na^+、K^+-ATP 酶的抑制浓度。因此认为钒酸盐的变力效应是由于对 Na^+、K^+-ATP 酶的作用。随后又发现较高浓度的钒酸盐能刺激腺苷酸环化酶，影响心肌肌原纤维 ATP 酶、线粒体的 ATP 酶及肌钙蛋白 I 磷酸化作用。由此可见，钒对心脏的作用可能非单一机制所能解释的。

钒还能增加血管床阻力。给实验动物静脉注射钒酸盐时，肺、肾及冠状动脉外周阻力明显增加，动脉压升高，说明血管平滑肌对钒酸盐比心肌敏感。实验已经证实，钒酸盐对离体血管也有强烈的收缩作用。钒对血管收缩作用的机制尚不清楚，可能是由钒抑制 Ca^{2+}-ATP 酶导致钙流出减少。

四、钒影响生长发育

动物实验证明，饲料中缺钒，动物骨骼发育不正常，生长缓慢，生殖功能受损，补充足够钒时生长发育正常。钒离子在牙釉质和牙质内可增加羟基磷灰石的硬度，同时也可增加有机物质和无机物质之间的黏合性。牙釉质和牙质都属于磷灰石，钒可以置换到磷灰石分子中，起到预防龋齿的作用。

五、钒影响肾脏

研究发现，钒可能有调节肾脏功能的作用。大鼠实验表明钒酸盐可抑制肾小管对水和电解质的重吸收，导致多尿和尿中钠增多的现象，但对肾小球滤过率和动脉压无影响。这种多尿和尿中钠增多的现象有剂量依赖性，随着给予钒酸盐剂量的增加，这种现象加重。在离体肾脏实验中也观察到类似结果。钒的这种效应是通过对 Na^+、K^+-ATP 酶的抑制而影响肾小管效应所致。而钙的重吸收减少则是由于钒酸盐对 Ca^{2+}-ATP 酶的抑制，并与钠和钙的交换机制有关。

六、钒与其他元素的关系

钒有刺激造血功能的作用，同时加钒可以促进铁的利用，增加血红蛋白的再生。钒对造血的刺激是一种特异作用，可能与元素钴、铜及锰有协同作用。钒能抑制钠潴留，并与钙竞争使钙呈游离状态，易发生脱钙现象。

第四节　钒的吸收与排泄

钒进入人体的途径主要有两条：一是经饮食摄入，这是钒进入体内的主要途径，婴儿、儿童和青少年每天摄入钒的范围是 6.5～11.0μg，成年人和老年人每天摄入钒的范围是 6.0～18.0μg；二是经呼吸道和皮肤进入，据调查，美国正常人群最高平均每天摄入钒的量是 18.0μg。

人和动物的胃肠道对钒的吸收程度与钒化合物的溶解度和化学性质有关。一般说来，水溶性的阳离子钒容易吸收，吸收量可达摄入量的 10%；而阴离子钒则不易吸收，人口服 100mg 可溶性钒盐，从胃肠吸收的仅有 0.1%～1%。实验发现，人和动物经呼吸道对钒的吸收都比较快。

用示踪原子 V^{48} 经腹腔注射、气管注入、皮下注射和灌胃 4 种不同途径将钒给予大鼠，发现钒在 5～10min 内进入血液，30min 后在肝、肾、脾、肺、肠、肌肉、骨骼、睾丸、甲状腺、脑及心肌等组织中均发现钒。

静脉注射可溶性钒化合物，钒的吸收既快又完全。钒在胃肠中的吸收率仅 5%，其吸收部位主要在上消化道。此外，环境中的钒可经皮肤和肺吸入体中。血液中约 95% 的钒以离子状态与运铁蛋白结合而运输，因此钒与铁在人体内可相互影响。

钒主要由肾脏随尿排出体外，24h 内约排出 60%。但不同吸收途径有差异，经口摄入的钒，由于胃肠道吸收很少，大部分未吸收的钒从粪便中排出，6 天后粪便中排出钒的累积量占给药量的 80% 以上。然而吸收的钒主要从尿液中排出。当血浆中钒含量过高时，胆汁可以促进钒在肠道中的释放。给大鼠静脉注射五价的 V^{48}，发现钒主要由肾脏排出。肾脏排出量是胆汁排出量的 5～10 倍，96h 后可排出注射量的 46%，只有 8.6% 由粪便排出。

人经吸入途径摄取的钒也主要经尿排出。经气管内给予钒，从尿中排出的钒水平是粪便中排出的 2 倍。其排出分两相，即初始快速相，接着是一缓慢相，推测缓慢相的钒是经组织逐渐释放的。

第五节　缺钒引起的疾病

尽管人类的钒缺乏病一直未加以肯定，但已经发现某些疾病可能与钒缺乏有关。

一、贫血

贫血的病因有多种，主要是由于体内储存铁缺乏，影响了血红素的合成，与其他微量元素铜、锌、铬、锰及锗等也有密切关系。钒能刺激造血系统，缺钒可妨碍体内氧化还原系统，引起组织细胞缺氧。钒既可促进铁的利用，增加血红蛋白的再生，也可增加红细胞数目。

钒对造血系统的刺激作用可能是一种特异作用，并可能与钴、铜及锰有协同作用。实验证明，出血性贫血和再生障碍性贫血，补充钒制剂后好转。

二、冠心病

冠心病是指冠状动脉硬化导致心肌缺血、缺氧而引起的心脏病。钒可以抑制胆固醇合成，有抗动脉硬化的作用，补充足够钒能防治冠心病，同时也能降血压，改善心肌功能。

三、龋齿

龋齿是牙釉质、牙本质和牙骨质发生进行性破坏，钒离子可以在牙釉质和牙本质内增加有机物质和无机物质间的黏合性。钒可以置换破坏牙釉质的磷灰石，因此钒可以防治龋齿，这在儿童生长发育过程中起到重要作用。

四、糖尿病

日本学者研究证明，糖尿病患者毛发中钒含量异常降低，生活在高钒地区的人群，糖尿病患者明显减少。提示钒与糖代谢及糖尿病有某种内在联系。1980 年，Schecher 等发现四价钒（VO^{2+}）在体外实验中有胰岛素样活性，用低浓度的 VO^{2+} 作用于大鼠的脂肪组织细胞，能够促进细胞内葡萄糖氧化分解。Na_3VO_4 或 VO^{2+} 能够刺激大鼠肝和隔膜中糖原的合成，抑制肝脏葡萄糖异生。目前已证实，四价钒（VO^{2+}）和五价钒（VO_4^{3+}）无机盐在体内和体外均有类似胰岛素的功能，而且钒在所有胰岛素组织的代谢调节中均起作用。

五、胆石症

胆石症是中、老年人的常见病和多发病。对胆石症病人头发钒含量的测定发现，病人头发钒含量明显高于正常人，这可能与体内代谢失调有关，可能与心血管疾病有共同的根源。

第六节　钒中毒与防治

一、非职业性疾病

金属钒无毒性，只有五氧化二钒和钒酸铵有毒性。钒在人体内有加速氧化的作用，很早就用于治疗梅毒，偏钒酸盐曾用于治疗结核、贫血、神经衰弱和风湿病。100g/L 偏钒酸钠对皮肤有刺激作用，5g/L 偏钒酸铵、8g/L 五氧化二钒饱和溶液对皮肤无刺激作用。

钒对呼吸道、眼和皮肤有刺激作用。钒是一种可被全身吸收的毒物，能影响胃肠、神经系统和心脏。钒中毒时肾、脾及肠道出现严重血管痉挛，并有支气管痉挛及胃肠蠕动亢进等症状。

二、职业性疾病

含钒的矿物种类很多，接触钒作业主要是采矿和冶炼工业。沥青、石油、煤及矿物油内也含有钒，接触面广。由于钒在体内蓄积较少，钒中毒多为急性中毒，接触大量钒后，在 1h 内出现呼吸道刺激现象，随即出现消化系统和神经系统症状。

1.鼻眼黏膜刺激症状

工人接触大量钒后 15～60min，首先出现鼻黏膜发痒，随之出现鼻塞、流清水鼻涕、打喷嚏、眼灼痛和流泪等。

2.上呼吸道刺激症状

在 1～2 天内出现咽痒、干咳及哮喘等，劳动时呼吸困难。体检时常见咽部充血，肺部可听到干性啰音。急性支气管炎不经治疗会引发胸膜炎。

3.消化系统症状

常发生恶心、呕吐及腹痛，并可见舌乳头肿大。舌有墨绿色苔是钒的一种特殊表现，它的出现与空气中钒的浓度有关，停止接触后 2～3 天可自行消退，但不能清洗掉。这种舌苔可使五氧化二钒还原成三氧化二钒并通过口腔内唾液淀粉酶和细菌的作用形成绿色钒盐。舌墨绿色苔是接触的指标，但不能以此诊断为职业中毒。

4.神经系统症状

在出现呼吸道刺激症状的同时，伴有头晕、头痛及疲乏无力，2～3 天后出现嗜睡，少数人有手颤及下肢活动障碍等。

5.心血管系统症状

伴有心悸及自主神经功能紊乱，引起心律不齐。有人报道钒中毒引起动脉硬化。

6.肾脏损害

钒中毒患者会出现蛋白尿和管型尿，严重者引起急性肾功能衰竭。

7.皮肤损害

接触钒尘或 V_2O_5 时，皮肤容易受刺激，会出现湿疹与荨麻疹。用钒酸钠做皮肤过敏实验阳性，证明钒对皮肤可致皮肤刺激和过敏损害。

三、钒中毒的防治

1.急性钒中毒

用大量维生素 C 和依地酸二钠钙加高渗葡萄糖内静脉注射，抗感染和对症治疗，及时给予支气管扩张剂，镇咳治疗。用氯化铵酸化尿液，可促进钒的排出，特别要注意防止肝、肾与心血管并发症的出现。

2.慢性钒中毒

慢性钒中毒报道较少，以对症治疗为主。皮肤损害可用氢化可的松软膏外用治疗。发现钒中毒症状后立刻脱离钒作业岗位，症状会缓解，经过治疗会好转。

3.预防钒中毒

空气中钒最高允许浓度为：五氧化二钒烟尘 $0.1mg/m^3$，五氧化二钒粉尘 $0.5mg/m^3$，钒铁合金 $1mg/m^3$。严格将空气中钒控制在最高允许浓度以下，钒作业岗位加强通风密闭措施，注意个人防护，戴防尘口罩。有明显的呼吸道和心血管疾病者，不宜接触钒作业。

知识拓展

钒有金属"维生素"之称

钒固溶于奥氏体中可以提高钢的淬透性，增加钢的回火稳定性并有强烈的二次硬化作用。固溶于铁素体中有极强的固溶强化作用。有细化晶粒作用，所以对低温冲击韧性有利，碳化钒是金属碳化物中最硬最耐磨的，可以提高工具钢的使用寿命。钒通过细小碳化物颗粒的弥散分布可以提高钢的蠕变和持久强度。钒、碳含量比大于5.7时可以防止或减轻介质对不锈耐酸钢的晶间腐蚀，并大大提高钢抗高温、高压、氢腐蚀的能力。

彩色玻璃的色彩——钒化合物

钒的氧化物及盐类有丰富的颜色，有绿的、红的、黑的、黄的。其中，绿的碧如翡翠，黑的犹如浓墨。如二价钒盐常呈紫色，三价钒盐呈绿色，四价钒盐呈浅蓝色，四价钒的碱性衍生物常是棕色或黑色，而五氧化二钒则是红色的。这些色彩缤纷的钒的化合物被制成鲜艳的颜料，既可加到玻璃中制成彩色玻璃，也可以用来制造各种颜色的墨水。

练习题

一、解释概念

1. Na^+、K^+-ATP酶；2. Ca^{2+}-ATP酶

二、选择题

1. 在20世纪30年代，生物学家发现的某些海洋生物血液中氧的载体的微量元素是（　　）

A. 钒　　　　　　　B. 锌　　　　　　　C. 铜　　　　　　　D. 碘

2. 有金属"维生素"之称的元素是（　　）

A. 锌　　　　　　　B. 钒　　　　　　　C. 铜　　　　　　　D. 铬

三、填空题

1. 生活在海洋中的海洋动物从海水中摄取钒的能力_____，在海洋动物的灰分中钒含量达15％。

2. 钒离子在牙釉质和牙本质内可增加羟基磷灰石的_____，同时也可增加有机物质和无机物质之间的_____。

3. 钒有刺激造血功能的作用，同时加钒可以促进_____元素的利用，增加血红蛋白的_____。

4. 钒对造血的刺激是一种特异作用，这可能与元素钴、铜、锰有_____作用有关。

5. 钒能抑制钠引起的细胞潴留，并与钙竞争使钙呈游离状态，易发生_____。

6. 血液中约95％的钒以离子状态与运铁蛋白结合而运输，因此钒与_____在人体内可相互影响。

四、简答题

1. 微量元素钒刺激造血功能的作用是怎样实现的？

2. 为什么适量的钒能预防龋齿？

3. 人和动物的胃肠道对钒的吸收程度与什么有关？

第十四章

锡（Sn）与人体健康

引言

锡是鼎鼎有名的"五金"之"金、银、铜、铁、锡"之一。早在远古时代，人们便发现并开始使用锡了。在我国的一些古墓中，常挖掘到一些锡壶与锡烛台之类的锡器。据考证，我国周朝时，锡器的使用已十分普遍。在埃及的古墓中，也发现有锡制的日常用品。

锡对人类历史有直接的影响，主要是因为青铜，铜与约5%的锡铸成合金就会产生青铜，青铜不仅熔点变低，还更易于加工，但生产出来的金属则会更坚硬，是工具和武器的理想材料。青铜器时代是一个被认可的文明发展的阶段。

虽然人们利用锡和铜制造青铜器已有3000多年的历史，但直到20世纪70年代人们才发现锡也是人体不可缺少的微量元素之一，它对人们进行各种生理活动和维持人体的健康有重要影响。1970年，Schwarz观察到缺核黄素大鼠补充锡后能轻微改善生长不良症状。1990年，Yokoi发现与喂含锡量2.0mg/kg饲料的大鼠比较，饲喂锡含量17μg/kg的缺锡饲料的大鼠生长较差，对声音的响应降低，食物效价减低，几种器官的矿物质成分改变，并出现脱毛现象。锡最重要的功能是抗肿瘤活性。

第一节 锡元素简介

锡（stannum），原子序数50，原子量118.71，碳族元素。其单质呈略带蓝色的白色光泽金属，密度7.28g/cm³，熔点231.89℃，沸点2260℃，硬度2，柔软，抗腐蚀性好，能溶于稀酸及强碱。氧化数为+2、+4，常见氧化数为+2，容易形成有机锡化合物。有机锡化合物通常有一烷基锡化合物、二烷基锡化合物、三烷基锡化合物和四烷基锡化合物四种类型。此类化合物多为挥发性固体或油状液体，难溶于水，易溶于有机溶剂，有腐败的青草气味和强烈的刺激性。有机锡化合物可作为聚乙烯塑料和橡胶合成工业的稳定助剂、工业防腐剂及农业上的杀菌剂等。例如二月桂酸二丁基锡和二氯二丁基锡用作塑料稳定助剂；三烷基锡具有杀菌作用，在农业上作为除草剂、杀菌药物和杀螺贝药物；氯化三乙基锡在工业上用作电缆、油漆、造纸及木材等的防腐剂等。

自然界中锡主要以二氧化锡（锡石）和各种硫化物（例如硫锡石）的形式存在。土壤中的锡平均含量为 4mg/kg，一般小于 10mg/kg。尽管土壤中的锡含量不高，但还是高于钴、钼、硒和碘在土壤中的含量。天然水、管网自来水中锡含量极低，据 Beeson 等报道，美国 42 个城市的公共给水含锡量为 1.1～2.2μg/L，从亚利桑那州西部中心区的 175 个天然水源采集的水样，含锡 0.8～30μg/L。

海洋面积占地球面积的 71%，从大气尘埃中落入海洋中的锡估计每年达 $2×10^7$kg。海水中无机锡含量 0.008～18μg/L，平均 3μg/L，有的可达到毫克每升级。港口及海湾的锡含量略高，在 1～50μg/L 之间。作为世界上的稀有金属之一，锡在地壳中的含量为 0.004%，正常人体内含锡约 17mg。

第二节　生物体内的锡

植物可从土壤中吸收锡，锡矿地区的植物含锡量要比非矿区高出 3～10 倍。可以认为植物吸收累积的锡随土壤含锡量的增加而增多。锡含量比较丰富的食物有鸡胸肉、牛肉、羊排、黑麦、燕麦、龙虾、黑豌豆、蘑菇、甜菜、甘蓝、咖啡、糖蜜、花生及牛奶等。某些食物中的锡含量见表 14-1。

表 14-1　某些食物中的锡含量（湿重）　　　　单位：mg/kg

样品	锡含量	样品	锡含量	样品	锡含量	样品	锡含量
洋李脯	21～24	土豆	0.97	蚕豆	0.22～5.8	瘦牛肉	2.76
芦笋	9.07	菠菜	0.89～6.47	韭黄	0.14	鸡胸肉	1.73
黑豌豆	6～8.7	甘蓝	0.86	豌豆	0.12～8.5	羊排	1.36
通心面	4.76	芝麻	0.76	大米	0.11	蛋	0.91
燕麦皮	2.63	蘑菇	0.72	芫荽	0.07～0.11	瘦猪肉	0.84
面包	2.48	绿豆	0.67	玉米	0.06	狗肉	0.80
燕麦	2.28	大豆	0.50	花生	0.01	烤牛肉	0.51
甜菜	2.10	洋白菜	0.40	香蕉肉	0.004	乳酪	0.32
黑麦	1.90	全麦面	0.3～2.5	小萝卜	0～0.38	羊肝	0.32
葵花籽	1.58	大蒜	0.30	肥牛肉	3.44	牛奶	0.19～0.96

使用镀锡马口铁制作容器的罐头食品含锡量高。罐头一经开启，应及时更换容器，因空气可促进罐头壁腐蚀从而加快锡的溶出，易引起锡中毒。某些马口铁容器罐头食品中的锡含量见表 14-2。

表 14-2　某些马口铁容器罐头食品中的锡含量（湿重）　　　　单位：mg/kg

类型	样品	含量	类型	样品	含量	类型	样品	含量	类型	样品	含量
有涂层	菠菜	11.82	有涂层	杏	4.99	无涂层	桃	16.6	无涂层	辣椒粉	3.90
	芦笋	8.96		甜茶	3.38		糖蜜	4.15		咖啡	3.65
	土豆酱	7.35		蚕豆	2.84		玉米油	4.10		沙丁鱼	1.57～18.65
	胡萝卜	6.45									

在人体内，无机锡主要存储于肾、脂肪、皮肤、肝脏、骨骼、肺及脾等处。脑和肌肉含锡量极微。正常人体某些组织或器官中的锡含量见表14-3。

表14-3 正常人体某些组织或器官中的锡含量（湿重） 单位：mg/kg

肾	心	肺	肝	脾	胃膜	皮	胸腺
0.2～20.0	0.0～22.0	0.8～55.0	0.4～60.0	1.7～20.0	3.5～20.0	2.9～15.0	12.8
脑	胆囊	肋骨	网膜	睾丸	卵巢	大腿骨	肌肉
0.0～5.9	0.0～2.6	0.0～4.1	0.0～1.2	0.0～3.3	0.3～5.4	0.0～8.0	0.1～11.0

血浆中锡浓度约为 $33\mu g/L$。骨骼是无机锡的主要蓄积处，约占吸收部分的40%。二价锡的生物半衰期在鼠肾中为10～20天，四价锡为40～100天。

有机锡一般可通过呼吸道、消化道黏膜和皮肤进入体内，在体内有蓄积作用。但三苯基醋酸锡不易透过无损伤皮肤，三乙基硫酸锡则相反。短链烷基锡化合物可经消化道迅速吸收，但其吸收率亦随有机锡的品种及动物的种属而异。有机锡进入血液后，三甲基锡和三乙基锡主要分布在红细胞内。这是由于这两种化合物与血红蛋白有亲和力，其次分布于肝、肾及脑中。动物实验发现，三乙基锡进入大鼠体内后，约有50%与血红蛋白结合。动物注射二乙基锡和二丁基锡后，在肝脏内浓度最高，肾、脾、心、脑和骨骼肌中较少。经口摄入亦呈类似分布。有机锡的生物半衰期因化合物种类和组织不同而异，如：三乙基锡生物半衰期为5～40天，经脑的排泄最慢；三苯基锡在鼠脑中的生物半衰期为3天，一次给药后38天仍可在鼠脑中检测到锡。

第三节　锡的生物学作用和生理功能

一、锡与生长发育的关系

锡为机体的必需微量元素，能促进蛋白质及核酸的合成，与黄素酶的活性有关，对维持某些化合物的三维空间结构也很重要。适量的锡能明显促进机体生长发育。动物实验表明，缺锡可使动物生长发育障碍，补锡后可加速其生长。Schwarz 等发现，在给大鼠进食含有微量元素的特制氨基酸的情况下，给大鼠饲以含锡量为0.5～2.0mg/kg 的饲料，能促进其生长发育。

二、有机锡的作用

有机锡对海洋鱼类、甲壳类动物、软体动物和海洋藻类的影响是非常大的。海洋生物对有机锡有很强的富集能力，大约在5000～10000 倍之间。因此，在浓度很低的情况下，就能引起上述海洋生物蓄积性中毒或引起可怕的生殖逆向性变化。包括有机锡在内，目前已经发现了近百种这样的化学物质，这些化学物质会影响生物最基本的生殖功能，干扰激素分子，造成生长和遗传方面的不良后果。

研究表明，二烷基锡蓄积于线粒体中，可与邻近的二巯基结合从而影响线粒体的功能，这种毒性作用可被二巯基丙醇逆转。三烷基锡和四烷基锡可抑制氧化磷酸化过程的磷酸化环节，作用于 ATP 形成前的阶段，而不是干扰电子传递系统，此种作用不被含巯基的药物所阻止。三甲基锡中毒引起精神过度兴奋可能是其对海马结构的毒性所致，但确切的机制尚不清楚。烷基锡对机体免疫功能也有影响，可能是由于其影响了胸腺的能量代谢，造成胸腺萎缩。

三、锡的抗肿瘤作用

有研究者发现乳腺癌、肺肿瘤、结肠癌等疾病患者的肿瘤组织中锡含量比较少，明显低于其他正常的组织。1972 年，Broum 发现乙酸三苯基锡有抗肿瘤活性。有机锡化合物与 Schiff 碱的配位化合物具有抗肿瘤作用，例如有机锡化合物与苯甲酰丙酮的配位化合物，对小鼠 S-180 肉瘤有良好的抗肿瘤效果。

胸腺激素中的锡具有抗肿瘤作用。胸腺普遍存在于哺乳动物中，新生儿胸腺重 15～20g，2 岁以内生长很快，青春期达高峰，胸腺重至 30～40g。以后开始萎缩，逐渐变小，老人仅有 10～15g，其实质多被脂肪组织所代替，变为浅黄色。胸腺激素是 T 细胞正常分裂及成熟所必需的，而且对淋巴系统及免疫调节功能有重要作用。标记示踪锡的实验表明，啮齿类动物胸腺有对外源锡的聚集现象，锡进入体内后在胸腺停留一段时间，然后进入淋巴循环。

锡、胸腺与肿瘤有以下关系：①环境中的锡通过食物、水及空气微粒进入体内，通过小肠黏膜进入肠系膜淋巴结，很快通过淋巴循环到胸腺，经过胸腺髓质的处理，形成一个或多个具有抗癌活性的含锡甾族类或肽类化合物，其处理的能力与年龄有关。当这种含锡甾族类化合物或肽类化合物达到足够的生理水平时，便可直接杀死肿瘤细胞或阻止肿瘤增殖。②胸腺也可合成含锌激素或其他产物，锌和锡的化合物具有拮抗效应，锌能促进细胞生长，而含锡甾族类或肽类化合物则延缓细胞生长，两者平衡失调将导致肿瘤发生。③含锡甾族类或肽类化合物的治疗作用可能是通过激活其他淋巴因子去攻击早期肿瘤细胞，或被 T 细胞携带而作用于异常细胞。④适当地补充含锡甾族类化合物可预防癌症发生。

四、锡与其他元素的关系

锡可以影响其他微量元素的代谢，影响较多的是锌，其次是铜、铁、钙和硒。动物实验证明，从食物中每天补充锡 50mg，可提高粪便中锌、硒和尿钙的排出，但减少尿锌、硒的损失。给大鼠注射含锡化合物（2mg/kg）14 天（隔天 1 次），可导致锌的重新分配，肝脏中锌含量增加，而脾、心、脑、肺和肌肉中的锌均降低。

饲喂锡含量>50mg/kg 的饲料，大鼠血浆铜只有对照组的 13%。给大鼠饲喂含锡 5.3g/kg 的饲料时，严重影响大鼠生长，并明显减少血红蛋白含量，当补充铁和铜后，可减少这种影响。锡还可以直接影响肠道铁的吸收，从而减少铁的代谢。而铁缺乏可降低机体对锡的耐受力。

第四节　锡的吸收与排泄

通常情况下，成年人每天从普通膳食中摄入锡 3～4mg，吸收率 1%～2%，其中每天从自来水摄入的锡为 0.012mg，吸收率较高，约为 6%。影响每日锡摄入量的因素有：粮食和蔬菜等食物的地理环境差别；食物的种类和处理方法；灌装食物的储存条件，如温度、pH 值及有无保护层等。

无机锡化合物经消化道吸收甚少，大部分由肠道排出。无机锡在胃肠道内的吸收很弱，其吸收速率取决于其氧化态及阴离子的形式。通常，二价锡>四价锡。锡的吸收还与其所处的离子环境有关，阴离子为焦磷酸根时锡的吸收较少，而为柠檬酸根或氟化物时锡吸收较多。这可能是焦磷酸根更易与锡形成不溶性化合物的缘故。

有机锡化合物通过呼吸道和完整的皮肤黏膜进入机体，消化道吸收较少，在体内有蓄积作用。有机锡化合物在肠道的吸收因化合物及动物种属不同而异，排出途径也不相同。有机锡化合物在体内的吸收率通常为 2%～10%，约 90%随粪便排出。

被吸收的无机锡主要从尿中排出，只有 15%从胆汁中排出，肠道内未被吸收的锡由粪便排出。每天约有 5.5μg 锡滞留体内，故锡有蓄积作用，并且随着年龄的增长而增加。进入机体的有机锡主要经肝微粒体酶脱烷基而代谢转化，降解为二烷基锡、一烷基锡，然后大部分经肾和消化道排出，部分有机锡也可从唾液及乳汁中排出，四乙基锡还可以经呼吸道黏膜排出。

第五节　缺锡与高锡对人体健康的影响

一、缺锡引起的疾病

人体内缺乏锡的症状很少，目前尚未见有因缺锡而出现临床症状的报道。据最新研究的情况可知，人体内缺乏锡可能会导致蛋白质和核酸的代谢异常，阻碍生长发育，尤其是儿童，严重者会患上侏儒症。

二、高锡引起的中毒现象

1.无机锡中毒

金属锡和无机锡化合物，除了锡化氢外，毒性均较小。但锡过多可缩短动物寿命，促使肝脏脂肪变性及肾血管变化。但如果长时间吸入 SnO_2 烟雾或粉尘可引起锡末沉着病（锡肺），临床上可见轻度呼吸系统症状，如咳嗽、胸闷等，仅少数具有降低肺通气的功能。有人认为 SnH_4 的毒性比 AsH_3 大，吸入 SnH_4 后可导致痉挛并损害中枢神经系统。锡过量会使肝脏变性、肾小管变化以及缩短动物的寿命。无机锡化物主要引起生长受阻、睾丸退化和大脑白质改变等疾病。大白鼠饲料中含无机锡化物如氯化锡、硫酸锡、草酸锡及酒石酸锡等达 3g/kg 时，可致大白鼠生长发育停止，出现贫血及肝脏细胞异常改变。

一般情况下，金属锡的毒性极小，动物经口摄入大剂量金属锡，未发现明显毒性，只是有时引起呕吐，少数的锡无机盐类对动物有明显毒性。四氯化锡有强烈刺激性，主要作用于中枢神经系统，吸入可致强烈的痉挛，可引起呼吸道刺激症状、消化道症状及皮肤溃烂和湿疹。工业上无机锡及其化合物的危害，主要是由于吸入锡的烟尘或粉尘引起锡末沉着症。四氯化锡还可引起呼吸道刺激症状、消化道症状及皮肤溃烂和湿疹。

急性无机锡中毒可引起急性胃肠炎。多见于食用铁罐头装的食品、水果等。锡污染发生的食物中毒，可出现恶心、呕吐与腹泻等急性胃肠炎症状。

2.有机锡中毒

有机锡化合物毒性大，是剧烈的神经毒物。短链烷基（如甲基、乙基）锡的毒性比长链烷基锡毒性大。毒性随烷基数的增加而增大，如三乙基锡的毒性比一乙基锡强 10 倍。毒性大小的一般顺序为三烷基锡化合物>二烷基锡化合物>一烷基锡化合物。四烷基锡化合物在体内可经肝脏转化为三烷基锡化合物，故毒性与之相似。在同类化合物中，一般以甲基和乙基化合物毒性最大，毒性随碳链的延长而减弱。生产二丁基锡和三丁基锡的工人可发生皮肤灼伤和接触性皮炎，也可产生过敏反应。工业生产中曾发生呼吸道吸入及皮肤大片污染后引起三乙基锡和硫酸锡中毒事故。二烷基锡主要累及肝脏和胆管，而三烷基锡与四烷基锡则造成神经系统损害如脑和脊髓白质的间质性水肿。

急性有机锡中毒常见于三甲基锡、三乙基锡、四乙基锡中毒，主要表现为皮肤黏膜刺激症状、肝胆症状和中枢神经系统症状。

（1）皮肤黏膜刺激症状　接触二烷基锡类，如二月桂酸二丁基锡、二氯化二丁基锡、溴化三乙基锡、三丁基锡、四乙基锡以及三苯基醋酸锡可引起眼与鼻黏膜刺激症状，如眼刺痛、流泪、流涕、打喷嚏、咽喉干燥及干咳等，严重时可出现咳嗽、胸闷与呼吸困难，肺部有散在干性、湿性啰音，可发生肺炎和肺水肿。接触有机锡蒸气或液体的皮肤部位可发生瘙痒及红色丘疹。脱离接触和清洗后，皮肤症状迅速消失，可见皮肤脱屑和色素沉着。也可发生过敏性皮炎，一般有较长的潜伏期。皮肤或衣服污染二丁基锡和三丁基锡化合物可发生化学性灼伤，一周后留下轻微红斑或瘢痕。

（2）肝胆症状　接触二烷基锡如二氯二丁基锡或二月桂酸二丁基锡，除有呼吸道刺激症状外，还可见肝肿大、肝功能异常和胆道功能异常，如血清转氨酶升高等。患者有时伴有肾功能异常。

（3）中枢神经系统症状　接触三烷基锡或四烷基锡化合物后可出现神经系统症状。潜伏期1~5天。早期出现头痛，先为阵发性，后为持续性剧烈头痛，也常见头晕。患者精神萎靡、疲乏无力、食欲减退、恶心以及频繁呕吐，常出现心动过缓、多汗与手指震颤。早期有过度兴奋，表现为多语、易激动、失眠、精神错乱、定向力减退、幻觉、焦虑不安以及攻击性行为等。后期出现抑制状态，如嗜睡、淡漠、神志恍惚与反应迟钝。严重病人可突然出现昏迷、抽搐与呼吸停止等症状。

临床发现，青少年三甲基锡中毒患者有学习能力降低、癫痫发作、体重降低、震颤和轻度体温降低等边缘系统损害的症状。有报道，三甲基锡中毒大鼠出现活动过度症状。Reuhl 等报道实验性急性三甲基锡中毒猕猴出现震颤、活动过度和共济失调表现，并进一步发展至木僵、昏迷。

长期接触有机锡化合物的工人可发生慢性有机锡中毒，病人常常有神经衰弱综合征，症状以头晕、头痛及乏力为主，可伴有接触性皮炎和轻度呼吸系统刺激症状。

（4）锡中毒的治疗　目前，治疗锡化合物中毒尚无特效解毒药，主要以对症支撑治疗为主。急性有机锡中毒患者应立即脱离现场。皮肤或眼受污染者，立即用清水彻底清洗。中毒早期卧床休息，并密切观察病情变化，然后对症治疗。三乙基锡和四乙基锡中毒应防治脑水肿，控制液体输入量，给予糖皮质激素、高渗脱水药及利尿药等。锡中毒亦可试用巯基类解毒药物，配合血液透析治疗等。1999 年江西赣南医学院报道用脑多肽治疗有机锡中毒取得一定的效果。

知识拓展

锡与锡矿业简史

◆ 锡是人类最早发现和使用的金属之一。早在商代，我们的祖先就能用锡、铜、铅生产青铜器皿。由于锡质软有延展性、化学性质稳定、抗腐蚀、易熔、摩擦系数小，锡盐无毒，因此锡和锡合金在现代国防、现代工业、尖端科学技术和人类生活中得到了广泛的应用。中国锡资源丰富，长期以来一直是锡的生产大国，储量和产量均居于世界前列。

◆ 早在公元前 3700 年埃及人就已用锡。公元前 1800 年，中国就有了青铜制品。我国商代后期是青铜器极盛的时代，是青铜工艺发展的第一个高峰。1939 年出土于河南安阳武官村的我国著名的后母戊大鼎，就是这个时期的产物，重达 875kg 的后母戊大鼎是我国出土青铜器中最大的，也是世界青铜器中所罕见的。

◆ 云南个旧早在公元前就已开采锡矿。清朝乾隆以来，锡业渐兴，迄清末民初，锡业大盛。据海关记录，从 1889 年至 1939 年，个旧共出口锡 300766t。广西、湖南产锡历史也较长，据载，宋元丰元年产锡 2321898 斤（1 斤=500g），其中贺州年产锡 878950 斤。大厂在宋朝采银，至清初采锡。

◆ 21 世纪以来，我国一些重要的锡矿区都做过一些程度不等的地质调查。比较重要的有：1898～1910 年 M.Lecrele 及 J.Deprat、1914 年丁文江对个旧的调查；1934～1940 年孟宪民等对个旧进行了（1：5 万）～（1：1 万）地形地质和坑、硐地质调查；1941 年顾功叙等在个旧老厂进行了电法物探试验。1949 年以后，为了满足我国锡工业发展的需要，开展了大规模的普查勘探工作。20 世纪 50 年代首先对个旧锡矿进行勘查，至 50 年代中期就探明了一系列大、中型砂锡矿床，60 年代提交了老厂、松树脚等几个原生锡矿勘探报告。广西大厂锡矿也于 1955 年开始工作，从前人开采老硐和"三条小矿脉露天"着手，找到了一系列大而富的锡多金属矿床。50 年代还开展了广西富贺钟和广东海陆丰以砂锡为主的普查勘探工作，很快探明了工业储量。随着 1：20 万和 1：5 万区域地质调查、矿产普查的开展和物化探方法的广泛应用，60 年代以来不仅在一些老矿区及外围不断有新的发现，还发现了一些新的锡矿区、带和新的锡矿类型，如 80 年代查明的滇西锡矿带（其中西盟等锡矿已投入开发）、80 年代发现和评价的首例大型斑岩型锡矿——广东信宜银岩锡矿。

◆ 全球的锡矿分布比较集中，主要产于东南亚、南美中部及俄罗斯东部，其次是中非洲东部、欧洲西部及北美西部。据美国地质调查局发布的 *Minerals Commodity Summaries 2011* 数据显示，全球查明储量约 1100 万吨，主要分布在中国、印度尼西亚、秘鲁、巴西、玻利维亚以及马来西亚等地。

◆ 中国锡矿主要集中在云南、广西、广东、湖南、内蒙古与江西 6 个省、区。而云南又主要集中在个旧，广西集中在大厂，个旧和大厂两个地区的储量就占了全国总储量的 40% 左右。

青铜时代

◆ 青铜时代，或称青铜器时代或青铜文明，在考古学上是以使用青铜器为标志的人类文化发展的一个阶段。青铜是红铜（即纯铜）与锡或铅的合金，埋在土里后颜色因氧化而青灰，故名青铜，熔点在 700～900℃ 之间，比红铜的熔点（1083℃）低。含锡 10% 的青铜，硬度为红铜的 4.7 倍，性能良好。青铜时代初期青铜器具比重较小，甚或以石器为主；进入中后期，比重逐步增加。自有了青铜器和随之的增加，农业和手工业的生产力水平提高，物质生活条件也渐渐丰富。青铜出现后，对提高社会生产力起了划时代的作用。

◆ 青铜时代处于铜石并用时代之后，早于铁器时代之前，在世界范围内的编年范围大约从公元前4000年至公元初年。世界各地进入这一时代的年代有早有晚。中国古史上的夏商周时代，一直到春秋战国之交为止，在物质文化上都以青铜礼乐器与兵器为显著的特征，伊朗南部和美索不达米亚一带在公元前4000～前3000年已使用青铜器，欧洲在公元前4000～前3000年、印度和埃及在公元前3000～前2000年，也有了青铜器。埃及和北非以外的非洲使用青铜较晚，大约不晚于公元前1000年～公元初年。美洲直到将近公元11世纪才出现冶铜中心。

◆ 青铜时代具备这样一个特点：青铜器在人们的生产、生活中占据重要地位，偶然地制造和使用青铜器的时代不能认定为青铜时代。

练习题

一、解释概念

胸腺激素

二、选择题

1. 鼎鼎有名的"五金"之一的金属是（　　　）

A. 铝　　　　　　　B. 锌　　　　　　　C. 锡　　　　　　　D. 铬

2. 锡之所以对人类历史有直接的影响，主要是因为（　　　）

A. 青铜　　　　　　B. 黄铜　　　　　　C. 白铜　　　　　　D. 红铜

3. 马口铁是金属铁的表面镀了一层金属（　　　）

A. 锌　　　　　　　B. 锡　　　　　　　C. 铬　　　　　　　D. 铝

三、填空题

1. 植物可从土壤中吸收锡，植物吸收累积的锡随土壤含锡量的增加而_____。

2. 由于三甲基锡和三乙基锡这两种化合物与血红蛋白有_____，因此这两种化合物主要分布在红细胞内。

3. 海洋生物对有机锡有很强的_____能力。

4. 锡还可以直接影响肠道铁的_____，从而减少铁的_____。而铁缺乏可降低机体对锡的_____。

5. 锡可以影响其他微量元素的代谢，影响较多的是_____，其次是铜、铁、钙和硒。

6. 人体对锡的吸收还与其所处的离子环境有关，阴离子为焦磷酸根时锡的吸收_____，而为柠檬酸根或氟化物时锡吸收_____。

7. 金属锡和无机锡化合物，除了_____外，毒性均较小。

四、简答题

1. 有机锡化合物通常有哪几种类型？

2. 为什么食用马口铁制作容器的罐头食品容易引起锡中毒？

3. 为什么马口铁罐头一经开启要及时更换容器？

4. 影响人体每日锡摄入量的因素有哪些？

5. 有机锡化合物是剧烈的神经毒物，其毒性大小与烷基大小、数量的关系如何？

第十五章

硅（Si）与人体
健康

引言

1823 年，硅首次作为一种元素被永斯·雅各布·贝采利乌斯发现，并于一年后提炼出了无定形硅。1854 年，H.S.C.德维尔首次制得晶态硅。硅是极为常见的一种元素，然而它极少以单质的形式在自然界出现，通常以复杂的硅酸盐或二氧化硅的形式广泛存在于岩石、砂砾及尘土之中。但人们对硅重要性的认识时间并不长，直至 20 世纪 60 年代末，硅还被人们认为是一种污染物，一种对人类有害的元素。

1972 年才发现硅是鸡和大鼠生长和发育必不可缺的元素。而后，硅与人体健康和疾病的关系也引起了人们的重视，继而确认硅是人类所必需的微量元素之一。在自然界中，由于硅与氧有高度亲和力，在土壤与岩石中多以难溶于水的二氧化硅或复杂的硅酸盐化合物形式存在。因此，硅不像地壳中其他常量元素，硅在生物体内的含量与其他常量元素相比还是比较低的。尽管硅在成年人体内的含量约为 0.026%，但也仅为人体含量最低的常量元素镁的 1/2 左右，更何况对于正常人体，不同组织硅含量相差较大，有的组织器官硅含量竟然相差 10 倍以上，再加上研究发现硅的生物学作用和生理功能与人体其他必需微量元素同等重要，故 WHO 及其他医学卫生机构仍将其列入人体必需微量元素行列。

第一节　硅元素简介

硅（silicon），原子序数 14，原子量 28.086，旧称矽。碳族元素，化学性质与碳、锗、锡和铅相似。晶体硅属于原子晶体，硬而有金属光泽，密度 2.23g/cm³，熔点 1410℃，沸点 2355℃。常见氧化数+4，在常温下，硅的化学性质有一定的惰性，在空气中易形成极薄的氧化保护层，不溶于水、硝酸和盐酸，溶于氢氟酸和碱液。硅在宇宙中的储量排在第 8 位。在地壳中，它是第二丰富的元素，构成地壳总质量的 26.4%，仅次于第一位的氧。成年人体中含量占体重的 0.026%，是目前已知人体必需微量元素中总含量最多的元素。

第二节　生物体内的硅

各种植物中均含有硅，植物含硅量差异很大，水稻、薹属植物、荨麻和木贼属植物均能富集硅，如稻谷外壳中的硅含量可达干重的 10%。新鲜植物平均含硅量约为 0.2%。含纤维素高的谷物，其硅的含量也较高。豆科植物含硅量相对较低，接近动物组织水平。

蔬菜和粮食中硅含量比肉类丰富，多以单硅酸 $[Si(OH)_4]$ 和固体 SiO_2 形式存在，其含量因品种、生长期和土壤不同而异。谷类总灰分含 SiO_2 达 30%～40%（湿重）或 3%～4%（干重），有些谷类含 SiO_2 高达 6%（干重）。豆类总硅含量较低，大部分为单硅酸，含 SiO_2 很少。

硅含量比较丰富的食物是天然谷物类，如燕麦、荞麦、青稞、薏米、大麦、小麦、高粱、玉米、稻谷及黑麦等，它主要存在于这些食物全谷粒的纤维部分。如富含纤维的燕麦比含纤维少的小麦和玉米含硅量高，因此用全麦磨制的面粉含硅量高于精制面粉。

人体组织中硅含量及其分布情况是：人胚胎组织中硅含量为 18～180mg/kg，成人组织为 23～460mg/kg，如按平均 260mg/kg 计算，70kg 体重的成人全身含硅总量约为 18g，占体重的 0.026%。人体每天摄入的硅估计为 0.03～0.6g。人体组织和体液内硅含量见表 15-1。通常在主动脉、气管、肌腱、骨及皮肤等的结缔组织中硅的含量较高，并且这些组织中的硅含量随着年龄的增长而下降，而其他组织中的硅含量并不随年龄而变化。结缔组织中的硅含量高主要是由于硅是氨基多糖及其蛋白质复合物的组成成分，能够促成结缔组织结构框架的形成。成人淋巴结中的硅含量最高，这与材质石英簇和石英颗粒有关。

表 15-1　人体组织和体液内硅含量（湿重）　　　　　　单位：mg/kg

组织或体液	硅含量	组织或体液	硅含量	组织或体液	硅含量	组织或体液	硅含量
脑	23～300	直肠	86	血浆	0.43	卵巢	3.1～75
肺	57～932	脾	27.6～137	血清	2.5～10.0	胎盘	14～138
肾	14.2～61	肝	6.7～74	脑髓液	0.21	唾液	3.5
膀胱	61	骨	17	胆汁	1832	尿	4700～5170
前列腺	52	肾上腺	127	胰液	532	乳汁	0.34
睾丸	7.4～66	皮肤	128～1390	胰	106～110	牙齿	78～138
食管	79	肌肉	41～95	心	84	头发	375
胃	110	淋巴结	489～7918	主动脉	117	指甲	310～3550
十二指肠	194	全血	1.2～8.9	乳腺	56		
盲肠	99	红细胞	4.1	子宫	33		

第三节　硅的生物学作用和生理功能

硅能维持骨骼、软骨和结缔组织正常生长，对心血管有保护作用，硅还是一种与长寿有关的微量元素，而且能促进植物生长，同时还参与其他一些重要的生命代谢过程。

一、硅对骨骼钙化与形成作用的影响

通过电子微探针技术研究证明，幼年小鼠和大鼠骨质生长活跃区有硅的聚集。在钙化早期的生长活跃区，硅与钙的含量都很低，随着钙化过程的进行，两者含量均有所增加，接近钙化完成阶段，骨组织中硅含量显著下降，骨组织发育成熟时，硅的含量更低。

骨组织的生长主要取决于胶原含量的增加，硅主要通过促进胶原的合成而影响骨的形成过程。在鸡缺乏硅的实验中发现，鸡的小腿骨的周围长度缩小，骨皮质变薄，头颅变小，且形状不正常，颅骨变得扁平。大鼠硅缺乏也可造成头颅变形。

实验发现，硅对骨骼形成的作用与维生素 D 的作用无关，而主要影响结缔组织的胶原含量。所有食用缺硅饲料的鸡，无论饲料中维生素 D 的含量多少，都出现颅骨结构不正常，胶原含量减少，骨基质没有正常的带细槽的小梁。缺硅鸡的成骨细胞数明显减少。鸡胚颅骨器官培养研究证明，硅与骨生长关系密切，骨组织的生长主要取决于胶原含量的增加，补硅组骨中的胶原含量为缺硅组的 2 倍，基质的己糖胺合成速度也加快。

硅与骨骼的生长及结构有关。硅摄入不足时，可使骨灰中含硅量减少，补充硅后，骨骼中的硅含量可显著增加，骨骼生长旺盛的地方也有硅渗入。缺硅使动物生长迟缓、骨骼异常和畸形、牙本质及牙釉质发育不良。

二、硅对软骨和结缔组织形成的影响

软骨和结缔组织的形成和生长都需要硅的参与。硅可以促进结缔组织细胞形成细胞外的软骨基质，主要是使胶原含量增加，基质中的多糖含量升高。脯氨酰羟化酶的活性可以反映胶原生物合成的速度，该酶的活性有赖于硅的作用。在鸡胚颅骨器官培养液中添加硅，可使 14 天鸡胚额骨中脯氨酰羟化酶的活性升高，说明硅对软骨的生物合成过程有一定影响。缺硅时，小鸡的关节软骨和结缔组织亦受累，股骨变细，胫骨关节和胫趾关节的软骨组织减少，体积也缩小，关节软骨中的己糖胺含量下降。鸡冠中己糖胺含量也显著下降。在补充硅以后，鸡冠中的结缔组织和己糖胺的含量都显著提高。

在幼骨生长区的成骨细胞中，硅是重要元素之一，其含量与钙、镁及磷接近。硅主要聚积在成骨细胞的线粒体内，这进一步说明硅在结缔组织基质形成过程中起着重要的生理作用。硅缺乏可表现为关节软骨和结缔组织的异常。

硅不仅在结缔组织的形成过程中具有一定的生理意义，同时还作为结缔组织的组分起着结构的作用。硅是蛋白多糖复合物的一个组分，硅与糖胺聚糖、透明质酸、硫酸软骨素及硫酸角质共价结合，作为细胞外无定形基质，包围着胶原纤维、弹力纤维和细胞表面。植物组织中的多糖如纤维素、果胶以及无脊椎动物中的壳聚糖均含有较高量的硅，说明硅也是这些化合物的重要组成成分。硅有助于生物大分子化合物的形成，它能在多糖链内或链间以及多糖链与蛋白质多肽链之间形成交联，促进细胞外骨架网状结构的形成，促进结缔组织纤维成分的充分发育，并增强其强度和抗性，以便维持结构的完整性。

三、硅对心血管的影响

硅对心血管有保护作用。研究发现，心血管疾病的发病率与饮水中硅的含量呈负相关。硅含量较高的地区，冠心病死亡率较低，而缺硅地区居民冠心病死亡率较高。动物实验结果表明，给予实验动物致动脉硬化饲料的同时补硅，有利于保护其主动脉结构的完整性。人体动脉中的硅含量随着年龄的增长和动脉硬化的形成而降低。硅可降低兔子的动脉粥样硬化的发病率和严重程度。硅的抗粥样硬化的作用可能与其保护弹力纤维的完整性、减少粥样斑块的形成有关。

四、硅对衰老的影响

硅是一种与长寿有关的微量元素，硅缺乏可导致过早衰老。结缔组织的生长与硅关系密切，而在衰老过程中，结缔组织的变化又十分明显。多种动物的主动脉、动脉与皮肤中的硅含量随着年龄的增长而逐渐降低，其他组织的硅含量则基本保持不变或变化很小。18～24 个月龄家兔与 12 周龄的家兔比较，主动脉及皮肤中的硅含量分别下降 84%和 83%。人主动脉的硅含量也随着年龄的增长而降低。在人动脉粥样硬化发展过程中，动脉壁中的硅含量也逐渐降低。可以认为，动脉粥样硬化与硅缺乏有关，而动脉硬化必然导致衰老。此外，衰老过程中内分泌功能减退也与组织中硅水平下降有关。

随着年龄的增长，受周围环境的影响，某些组织中硅的含量增高，同样也影响衰老过程，如在支气管周围的淋巴结中，硅的含量是随着年龄的增长而升高的。

对于早老年性痴呆症患者，其脑内的神经胶质斑和老年斑中硅的含量较高。在患者的大脑皮质中，老年斑较多。仪器检测发现，老年斑中心和边缘部位硅和铝的含量都很高。硅可沉积在早老年性痴呆症患者的神经元纤维缠结的神经细胞内，是导致痴呆症的原因之一。

五、硅对植物生长的影响

硅能促进植物生长。硅主要存在于植物的表皮和脉管壁内，能增加植物的强度，保持水分，增加植物对昆虫和真菌的抵抗力，防止真菌的侵袭。可溶性硅可刺激植物生长，可能与硅促进植物对磷和钼的吸收有关。硅拮抗植物对硼、锰和铁的吸收，增强糖的磷酸化过程，改善代谢所需的能量供应，促进糖的合成，以保证植物正常生长。

第四节　硅的吸收与排泄

自然情况下，硅主要经呼吸道与消化道进入人体。对一般人而言，饮食摄入、含硅药物及生物材料的使用是较为常见的接触方式，而对于职业性接触来说，通过呼吸道吸入是主要的接触方式。

环境中的硅通常以 SiO_2 的形式通过呼吸道进入机体。按照空气动力学，直径大于 15μm 的粉尘一般不能进入呼吸道深部，大部分被鼻腔所阻留，称为非吸入性粉尘；直径 5～15μm 的粉尘多被阻留在上呼吸道，称为可吸入性粉尘；直径小于 5μm 的粉尘则可进入呼吸道深部，到达肺泡内，称为呼吸性粉尘。其中 0.2～2μm 的粉尘在肺内的沉积率最高，而 0.5～5μm 的粉尘具有最强的致病作用。

通过呼吸道进入人体的 SiO_2 沉积于肺部实质上也与颗粒大小有关，约 90%颗粒直径为 5μm 的 SiO_2 可在肺内沉积。硅沉着病患者气管和支气管内 SiO_2 沉积量比正常人高，是患者气管和支气管清除 SiO_2 能力降低所致，而通常情况下，人的气管和支气管有很强的清除异物的能力。硅沉着病患者痰液中的硅比正常对照组高 4 倍。从硅沉着病患者肺冲洗液的巨噬细胞中也可检出石英颗粒。人体长期吸入 SiO_2 后，部分颗粒被储留于肺内，虽然吸入 SiO_2 的量可能相差悬殊，但肺内 SiO_2 含量范围较窄，约为 0～5g，即使严重的硅沉着病患者也是如此。人吸入尘埃中的 SiO_2 可沉积在肺、肾及肝等组织，甚至还可以通过胎盘进入胎儿体内。

进入终末细支气管与肺泡的粉尘，可溶性部分可迅速被吸收进入血液循环，不溶性的粉尘，或被吞噬细胞吞噬，或通过淋巴系统进入肺门淋巴结，或穿过肺泡壁进入肺间质和呼吸性细支气管周围。未被吞噬的粉尘可长期潴留在肺泡内。

硅可通过硅酸盐、SiO_2 或糖胺聚糖中有机结合硅的形式进入消化道。部分可经过胃、小肠黏膜吸收入血和淋巴系统。人对硅的吸收率仅为 1%，较易被肠壁吸收。动物平衡实验表明，绝大部分的硅没有被消化道吸收而直接随粪便排出，被吸收的一小部分也由尿排出体外。食物和饮料中的硅酸易经肠道吸收，但很快经尿排出。膳食中硅的形式是影响硅吸收的重要因素，与胃肠道中溶解性硅或可吸收硅的产生率有关。硅的利用率也受膳食中某些矿物元素的影响，使可溶性硅生成量减少，导致硅的吸收率降低，例如摄入钼能明显降低血浆硅的水平，同时血浆钼水平也明显受到硅摄入量的逆向影响。此外，硅还能影响锰的利用率。

相关研究数据证实，随着硅摄取量的增加，尿排泄硅的量也增加。但尿、粪中硅含量较低，一般不超过摄入量的 1%。研究发现，实验动物尿硅量与饲料中 SiO_2 含量呈正相关，每天摄入 8g SiO_2 时，尿中排出 200～250mg 的硅，如果腹腔中再注入 SiO_2，尿硅仍然会继续增加，这说明尿硅的变动域较宽，提示肾脏是硅的主要排泄器官。尿硅含量与尿镁、钠含量及渗透压有关。膳食因素对人尿排泄 SiO_2 的量影响较大。此外，由于皮肤、毛发和指（趾）甲中硅含量较高，因此脱落的皮肤细胞、毛发和指（趾）甲也是较为重要的排泄途径。

第五节　缺硅引起的疾病

硅是人类必需微量元素之一。它的摄入及代谢不平衡与心血管、骨、肾疾患甚至衰老都有关系。硅能维持骨骼、软骨和结缔组织的正常生长，硅也能影响人体的衰老过程。硅缺乏可引起骨质发育不良、动脉粥样硬化及冠心病等。

一、缺硅与骨质发育不良

硅是胶原、弹力纤维和细胞外无定形连接物质的组成成分。硅也存在于亚细胞结构中的各种酶结构中。硅与维持机体的正常生长和骨骼的形成有关。硅是成骨细胞的主要成分之一，参与骨的钙化过程。患骨质疏松、指甲脆弱、肺部疾患与生长缓慢者，组织内硅的含量与正常人相比可减少 50%。

动物实验发现，鸡和大鼠缺硅，可表现为结缔组织和骨代谢紊乱。给鸡饲喂合成的缺硅饲料，可导致颅骨畸形、长骨畸形和胫骨的关节软骨、水分、己糖胺和胶原的含量降低。大鼠表现为骨的羟脯氨酸降低。研究表明，硅缺乏小鸡瘦小、衰弱、发育不良、骨骼变细、骨皮质薄、腿骨弹性差、头颅小以及颅骨扁平。对发育不良的硅缺乏小鸡补充硅后可恢复正常。缺硅大鼠骨发育受阻，颅骨变小，牙釉质受损，并见牙齿色素沉着，补硅后症状可明显改善。

二、缺硅影响胶原的形成

硅是高等动物糖胺聚糖、透明质酸、硫酸软骨素以及硫酸角蛋白的重要组成成分，这些物质与蛋白质共价结合作为细胞外无定形基质围绕胶原、弹力纤维和细胞，可促进胶原的形成。硅缺乏可影响与软骨基质、结缔组织生成有关的糖胺聚糖。缺硅小鸡腿部和鸡冠较小，胫骨、跗骨与胫-股关节明显变小，胫骨近侧骺端与干骺端关节软骨窄小。

饲喂缺硅饲料小公鸡的颅骨变窄且短，额骨窄，发育不良，骨小梁数量减少呈幼稚状态，钙化不良，胶原量明显减少，而其他成分无明显改变。表明硅主要作用于结缔组织基质的胶原，由于缺硅可影响胶原形成从而导致颅骨异常。硅对动物长骨的胶原和糖胺聚糖的合成也有明显作用。缺硅动物胫骨远端和近端骺板变窄，位于骺板下的新海绵层稀松，阻碍软骨内成骨作用。

三、缺硅与动脉硬化及冠心病

硅对心血管系统的保护作用已经被大量的流行病学调查所证实。如英国饮水硅含量为 17mg/L 地区的人群中，冠心病死亡率比饮水硅含量为 7.6mg/L 地区的人群低。芬兰的饮水硅含量普遍较低，而冠心病患病率和死亡率均较高。人体主动脉粥样硬化程度与硅含量呈负相关。正常主动脉、主动脉中度损伤和严重损伤的硅含量间有显著差异。

动物实验也证明硅对心血管具有保护作用。硅能增强血管弹力纤维，特别是内膜弹力层，可构成一道屏障以阻碍脂质内侵。因此，硅的抗粥样硬化作用可能与其保持弹力纤维和间质的完整性，以减少粥样斑块的形成有关。

第六节 高硅对机体的损害

硅与职业病的关系在各个国家都是备受关注的，而且高硅不仅仅对职业人群构成威胁，对相关的大多数居民的危害也不容忽视。硅过量可引起硅沉着病、肺结核、肺肿瘤等，同时对骨和肾也有毒害作用。

一、硅沉着病

硅沉着病旧称硅肺、矽肺，是肺尘埃沉着病（尘肺）中最为常见的一种类型，是由于长期吸入大量含游离 SiO_2 的粉尘（硅尘）而引起的以肺组织纤维性病变为主的全身性疾病。硅沉着病是肺尘埃沉着病中发病快、病情严重及愈后较差的一种，也是我国目前患病人数最多、危害最大的一种职业病。引起硅沉着病的常见工种有金、铜、铁、铅、锰矿矿工以及耐火材料厂工人和石工等。

到达肺部的 SiO_2 首先被肺泡巨噬细胞吞噬，造成巨噬细胞损伤，导致溶酶体酶的释放和生物活性物质的分泌，继而产生炎性反应、细胞增生、纤维异常增多，最后形成结节。

硅沉着病结节形成的主要原因有：①在硅尘沉着部位导致中性粒细胞和巨噬细胞增生，释放溶酶体酶，破坏其他细胞；同时，硅尘还可损伤 I 型肺泡上皮细胞，使之坏死、脱落，引起肺间质暴露，使间隔内的成纤维细胞向外移动，与硅尘接触，并在一些生物活性物质的刺激下产生大量胶原纤维，并形成结节。②硅尘被巨噬细胞吞噬后，与次级溶酶体膜相互作用，损伤了次级溶酶体膜，引起溶酶体内水解酶释放，使细胞水解死亡。③硅尘可直接造成细胞膜损伤，改变细胞膜的通透性，引起细胞外 Ca^{2+} 内流，激活 Ca^{2+}-依赖性蛋白酶等，引起一系列细胞功能改变，导致细胞死亡。④吞噬了硅尘的巨噬细胞可释放出某种物质形成抗原，刺激机体产生抗体，形成抗原-抗体复合物，沉积在新生的纤维组织上，成为结节的透明样物质。

硅肺结核是硅沉着病合并肺结核。硅沉着病合并活动性肺结核的病变可分为结合型和分离型。分离型是指肺内分别存在结核结节与硅沉着病结节两种病变；结合型为两种病变的特征都不明显，是结核菌与硅尘共同作用的表现，此种类型较为多见。硅肺结核的发病原因在于：硅沉着病病人抵抗力降低，易于感染肺结核；SiO_2 可增加结核菌的毒力和活性，降低机体对结核菌的防御力；肺组织广泛纤维化导致局部缺血、乏氧，有利于结核菌的生长和繁殖。硅沉着病合并肺结核可加速病变恶化，是致死的主要原因之一。

硅酸盐沉着症是指有些硅酸盐粉尘被吸入后，在肺组织中呈现异物反应，并继发轻微纤维性变。在 X 射线片上表现为边缘清晰的点状阴影。对机体的危害相对较小，脱离粉尘作业后，病变可无进展，阴影也逐渐消退。

二、肿瘤

结晶形 SiO_2 对动物有致癌作用，而无定形 SiO_2 的致癌性还不能肯定。硅对人类是否具有致癌作用尚不能肯定。

不同种类啮齿类动物对硅致癌敏感性有明显差异。动物实验表明，给大鼠、小鼠和豚鼠气管内一次性注入硅，可发现豚鼠肺内有众多吞噬硅颗粒的巨噬细胞聚积，未见纤维化，小鼠有硅结节伴纤维化，这两类动物都未见上皮细胞增生和肿瘤形成，而大鼠则出现硅结节、纤维化、灶性肺泡 II 型细胞增生、腺瘤样增生，最终发展成为腺癌。SiO_2 与已知致癌物合并使用时，还有协同致癌作用。

虽然已有较多证据表明结晶形 SiO_2 对实验动物有致癌性，但硅对人类致癌作用的证据仍然有限。初步流行病学调查表明：澳大利亚一金矿的矿下工人肺癌发病率比矿上工人高 40%；我国某食管癌高发区小米糠中 SiO_2 含量高达 20%；伊朗食管癌高发区面粉中 SiO_2 含量也较高。

三、肾脏疾病

正常情况下，尿中的硅容易被排出体外，但在某些条件下，尿中一部分硅可沉积在肾脏、膀胱及尿道中，易形成结石或尿石。尿结石可由各种矿物质组成，尤其是钙、镁、磷和硅。在澳大利亚、加拿大和美国等地放牧的牲畜中有硅尿路结石存在。尿石大部分为无定形蛋白石，主要来源于吸收的单硅酸。有关人类患硅尿路结石的报道极少。有学者曾报道 5 例患者有此类结石，他们大多曾服过三硅酸镁。硅尿路结石的形成机制仍不清楚，有人认为糖蛋白起主要作用，但也有人认为尿中无机物包括外来颗粒如 SiO_2 或其他颗粒的过饱和的沉淀构成结石核心。有关 SiO_2 与人类肾病的关系已有报道，有至少 3 例吸入游离 SiO_2 后患肾病，临床症状为蛋白尿、肾功能不全，肾组织中硅含量均超过 200mg/kg，比正常人高十几倍。但由于例数太少，尚不能确定硅化合物的肾毒性。

四、骨骼疾病

硅是动物骨形成的必需微量元素。但如果硅的摄入量过大，对骨的发育极为不利。据报道，富硅酸钠饲料可致恒河猴发生与人类大骨节病相似的病变。将 1%硅酸钠水溶液 0.1mL 注入鸡胚卵黄囊内，发现鸡胚体短小、畸形，羽毛粗、硬、暗淡，软骨肥大层细胞膜裂解、消失，内质网扩张，线粒体变性，核固缩裂解。

当人体中硅的含量过高时，就会导致钙含量减少，致使骨骼缺钙，造成骨质疏松且骨细胞生长缓慢与异常。

知识拓展

结缔组织

◆ 结缔组织由细胞和大量细胞间质构成，结缔组织的细胞间质包括液态、胶体状或固态的基质，细丝状的纤维和不断循环更新的组织液，具有重要功能意义。细胞散居于细胞间质内，分布无极性。广义的结缔组织包括血液、淋巴、松软的固有结缔组织和较坚固的软骨与骨，一般所说的结缔组织仅指固有结缔组织。结缔组织在体内广泛分布，具有连接、支持、营养、保护等多种功能。

◆ 结缔组织是人和高等动物的基本组织之一。由细胞、纤维和细胞外间质组成。细胞有巨噬细胞、成纤维细胞、浆细胞、肥大细胞等。纤维包括胶原纤维、弹性纤维和网状纤维，主要有联系各组织和器官的作用。基质是略带胶黏性的液质，填充于细胞和纤维之间，为物质代谢交换的媒介。纤维和基质又合称"间质"，是结缔组织中最多的成分。结缔组织具有很强的再生能力，创伤的愈合多通过它的增生而完成。

◆ 结缔组织又分为疏松结缔组织（如皮下组织）、致密结缔组织（如腱）、脂肪组织等。结缔组织均起源于胚胎时期的间充质。间充质由间充质细胞和大量稀薄的无定形基质构成。间充质细胞呈星状，细胞间以突起相互连接成网，核大，核仁明显，胞质弱嗜碱性。间充质细胞分化程度低，在胚胎时期能分化成各种结缔细胞、内皮细胞及平滑肌细胞等。成体结缔组织内仍保留少量未分化的间质细胞。

啤酒中的硅

啤酒是人体硅元素的主要来源之一，能促进骨骼生长和增加骨骼强度。英国圣托马斯医院的一家研究所最近证实，经常饮用啤酒对人体健康有益处。

硅藻与硅藻泥

◆ 硅藻是最早在地球上出现的一种单细胞藻类生物，生存在海水或者湖水中，形体极为微小，常常以惊人的速度生长繁殖。经历了亿万年，硅藻及其他浮游生物沉积成了水底的硅藻泥。

◆ 硅藻泥的主要成分是硅藻土，硅藻土是一种生物成因的硅质沉积岩，它主要由古代硅藻的遗骸所组成，硅藻土化学成分以 SiO_2 为主，纯度高的硅藻土为白色，因含有少量的 Al_2O_3、Fe_2O_3、CaO、MgO 和有机杂质等而呈浅灰色或浅黄色。使用电子显微镜观察硅藻泥，发现硅藻矿物是一种孔道大小为微米级的多孔材料，其粒子表面具有无数微小的孔穴，规则、整齐地排列成圆形和针形，单位面积上的微细孔数量比木炭还要多出数千倍。硅藻泥的这种分子筛结构，使其具有极强的物理吸附性能和离子交换性能。经过精加工后被广泛应用于酒精及医用注射液过滤、净水器、食品添加剂、核放射吸附剂等众多领域。它还能够缓慢持续释放负氧离子，能分解甲醛、苯及氡气等有害致癌物质。硅藻泥主要由纯天然无机材料组成，是绿色环保材料，本身无任何污染，无异味。硅藻泥具有天然环保、手工工艺、调节湿度、净化空气、防火阻燃、吸声降噪、保温隔热、保护视力、墙面自洁、超长寿命等多种特性和功能，是乳胶漆和壁纸等传统装饰材料无法比拟的。用来替代乳胶漆和壁纸，适用于别墅、酒店、家居、公寓及医院等内墙装饰，硅藻泥被誉为是"墙上的空气净化器"。

练习题

一、解释概念

硅沉着病

二、选择题

1.通常在人体结缔组织中如主动脉、气管、肌腱、骨及皮肤等硅的含量较高，这些组织中的硅含量随着年龄的增长而（　　　）

A. 下降　　　　　　　B. 升高　　　　　　　C. 不变　　　　　　　D. 不确定

2.硅对骨骼形成的影响的主要原因是硅影响结缔组织的胶原含量，与维生素D的作用（　　　）

A. 有关　　　　　　　B. 无关　　　　　　　C. 较大　　　　　　　D. 较小

3.人和许多种动物的主动脉、动脉与皮肤中的硅含量随着年龄的增长而（　　　）

A. 逐渐增多　　　　　B. 逐渐降低　　　　　C. 变化不大　　　　　D. 维持不变

4.人体支气管周围的淋巴结中，硅的含量随着年龄的增长而（　　　）

A. 降低　　　　　　　B. 基本不变　　　　　C. 升高　　　　　　　D. 不定

三、填空题

1.自然界中的硅通常以复杂的_____或_____的形式广泛存在于岩石、砂砾及尘土之中。

2.在自然界中，由于硅与_____有高度亲和力，在土壤与岩石中多以难溶于水的二氧化硅或复杂的硅酸盐化合物形式存在。

3.蔬菜、粮食中硅含量比肉类_____，多以单硅酸和固体_____形式存在。

4.硅含量比较丰富的食物是天然谷物类，它主要存在于这些食物全谷粒的_____部分。如富含纤维的燕麦比含纤维少的小麦和玉米含硅量_____，因此用全麦磨制的面粉含硅量_____精制面粉。

5.通常在人体结缔组织中如主动脉、气管、肌腱、骨及皮肤等硅的含量_____，这些组织中的硅含量随着年龄的增长而_____。

6.硅能维持骨骼、软骨和_____组织正常生长，对心血管有_____作用，硅还是一种与长寿有关的微量元素。

7.硅与骨骼的生长及结构有关。硅摄入不足时，可使骨灰中含硅量_____；补充硅后，骨骼中的硅含量可显著_____，骨骼生长旺盛的地方也有硅渗入。缺硅使动物生长_____、骨骼异常和畸形、牙本质及牙釉质发育_____。

四、简答题

1.硅在成年人体内的含量约为0.026%，为什么WHO仍将其视为人体必需微量元素？

2.为什么硅能作为结缔组织的组分起着结构的作用？

3.硅抗粥样硬化的作用的可能原因是什么？

4.硅影响植物生长的可能原因是什么？

5.为什么硅对心血管具有保护作用？

6.硅肺结核病的发病原因是什么？

第十六章

锶（Sr）与人体
健康

引言

1808 年，英格兰化学家戴维发现锶元素，并用电解的方法得到了金属锶的单质。锶虽然和钙、镁一样都属于碱土金属，但由于它在地壳中的丰度小，以前没有引起人们的足够重视。锶用于制造合金和光电管，以及分析化学试剂及烟火等。

锶的一种放射性同位素 ^{89}Sr，可以产生 β 射线，具有杀死癌细胞和镇痛功能，其氯化物（$^{89}SrCl_2$）常用于治疗原发性和转移性骨肿瘤，有助于缓解疼痛，减少痛苦，可使转移灶缩小或消失，缓解病情，延长寿命，提高病人临终生活质量。

早在 1883 年，Ringer 从蛙的心脏实验中就已经认识到锶具有某种生理功能。1949 年，Rygh 证明锶对大鼠和豚鼠有营养作用。1966 年，Ballention 发现锶和钙有各自独立的代谢途径，其代谢过程可能对高能电子的传递起重要作用。1972 年，Schroeder 发现锶能透过动物胎盘和乳房屏障供给胎儿和新生儿。1976 年，Sheithaner 观察到，当海水中锶和钙的比值从 1∶306 增加到 1∶25 时，腔肠动物的生长和组织干重增加。1985 年，李晓明观察到，合适浓度的锶对梨形四膜虫细胞的生长和分裂有促进作用。1986 年，Bidwell 证实锶对许多软体动物的胚壳发育和耳石形成是必需的。1995 年，刘汴生证明锶可明显延长实验动物的寿命，培养基中加 0.5mg/L 的锶时，四膜虫的寿命可达 246 天，而对照组仅为 90 天。

另外，人们早已认识到稳定性锶有治疗作用。1894 年，英国药典首次记述锶盐的医学应用，接着锶盐被载入美国、法国、德国、西班牙、意大利和墨西哥等国的药典中，并用于治疗多种疾病。1950 年，Shorr 第一次用乳酸锶治疗骨质疏松症。1961 年，Gothoni 用乳酸锶结合常规疗法成功治愈 1 例成人范可尼综合征患者。1987 年，Skoryna 报道用低剂量锶化合物可成功治疗转移性骨癌。许多流行病学调查也发现，锶与龋齿及心血管病的发病流行密切相关，人类已观察到至少 34 种疾病与锶缺乏或不足有关。虽然目前锶尚未被 WHO 和多数国际学术组织认可，但以上研究成果表明，锶已基本具备了人体必需微量元素的条件，是人体必需的微量元素。

第一节　锶元素简介

锶（strontium），原子序数 38，原子量 87.62，位于元素周期表第五周期、ⅡA 族，常见氧化数为+2。锶单质为银白色带黄色光泽的质软碱土金属，属立方晶系，容易传热导电，密度 2.5g/cm³，熔点 757℃，沸点 1460℃，在空气中加热到熔点时即燃烧，呈红色火焰。锶是碱土金属中丰度最小的元素，在自然界以化合态存在，其单质可由电解熔融的氯化锶制得。锶在地壳中的丰度为 370×10⁻⁶，世界范围内的土壤样本都含有大约 300mg/kg 的锶。锶最重要的矿物是天青石（SrSO₄）和菱锶矿（SrCO₃）。天青石组成了浮游生物棘谷虫的骨骼，其灰烬中有 21.8% 的锶。动物骨骼中的锶含量比人的高。锶和碳酸锶均是根据 Strontian 来命名的，这是苏格兰的一个小村庄的名字。

第二节　生物体内的锶

食品中含锶量与当地水和土壤含锶量有关。一项研究测试结果表明，小麦锶含量 0.48～0.86mg/kg，大米锶含量 0.31～0.49mg/kg，黄豆锶含量 3.7～4.8mg/kg，以黄豆的锶含量为最高。此外，山楂、海参、紫菜、黑枣、莴苣及黑芝麻也富含锶。成年人体内含锶 320mg，约 90% 分布在骨骼和牙齿内，血液和体液中的锶含量不到 1%。正常人全血锶 39μg/L，血清锶 46μg/L，头发锶 3.9mg/kg。

第三节　锶的生物学作用和生理功能

人体内虽然含锶甚微，但几乎所有组织都含有锶，而且有随年龄增加而增多的趋势。锶与细胞（特别是线粒体）的结构和功能、心血管的结构和功能、骨骼和牙齿的发育和保护，以及神经系统的刺激和调节等有密切的关系。锶是与长寿有关的元素。

一、锶与骨骼发育

骨质疏松是一种骨吸收大于骨合成的骨代谢性疾病：破骨细胞活性增加，导致骨质丢失和密度降低。用于防治骨质疏松的药物可分为降低骨吸收与提高骨形成两类。医学研究发现，锶在适当剂量下能够增强前成骨细胞的增殖，促进成骨细胞介导的骨形成，同时可抑制前破骨细胞的分化，减少破骨细胞介导的骨吸收，从而提高骨量和骨密度。临床用的雷尼酸锶在体外实验中能够增加成骨细胞标记物的表达，促进和引起骨保护素（osteoprotegerin，OPG）的分泌，促进成骨细胞成熟和分化，抑制骨吸收。雌激素减少，OPG 表达降低，致使破骨细胞活性增加，骨吸收增加，是导致绝经后妇女骨质疏松的主要原因，因此临床上用雷尼酸锶缓解和治疗绝经后妇女的骨质疏松症。

另外，锶可以直接参与骨骼构成，取代骨组织中的部分钙原子，掺入骨骼中，改善骨骼显微结构。锶原子先被吸附在羟基磷灰石表面，随着时间推移，逐渐和骨骼内的钙进行交换而沉积，未被掺入的锶则通过肾脏随尿液排出体外。长期服用锶盐，骨骼组织中钙锶比例最高可达100∶1。在一项新西兰大白兔的下颌骨牵张技术实验中，服用柠檬酸锶的处理组，骨骼成熟度和密度均有明显提高，且骨骼最大载荷明显高于对照组。

锶在人体内的代谢与钙极为相似。成人在低钙饮食条件下，口服锶可吸收 20%左右。口服后在肠道内吸收很快，服后 15min 即可在血浆中发现，4h 达到高峰。锶可促使动物骨骼钙的代谢，对血清无机磷也有作用。锶是人体骨骼及牙齿的正常组成成分。骨化旺盛部分，如骨折处，锶的聚集也多。研究发现维生素 D 不仅影响钙的吸收，同时也影响锶的吸收，缺乏维生素 D 的佝偻病患者，尿内锶的排泄量增加，骨骼内锶的含量也明显减少。由缺钙引起搐搦症时，血内锶也减少。这也说明锶与钙的作用一样，也影响着神经肌肉的兴奋性和骨骼的发育成长。但锶过量也不利于骨骼的生长发育。

二、锶与高血压及心血管病

研究发现，锶与钙、镁、硅及锂一样，可预防高血压、降低心血管病的死亡率。美国学者 Dawson 等对美国得克萨斯州 24 个社区人们饮用水和尿液中的锶水平进行调查时发现，钠锶比值异常与多种心血管疾病有关。其作用机制可能是通过在肠腔内与钠竞争，减少钠的吸收并增加钠的排泄。而如果体内钠过多，则易引起高血压及心血管疾病。因此，锶有可能是通过减少人体对钠的吸收，表现出具有预防高血压和心血管疾病的作用。

近年来调查发现冠心病与肺心病病人头发内锶含量明显低于健康对照组。长寿老人聚居地的土壤和水中锶明显高于对照组地区。这些都表明锶与维持人体正常生理功能有密切关系。

三、锶与精子活性

细胞外钙对人体精子获能和顶体反应是必需的。研究发现，锶对精子获能和顶体反应的作用与钙相似。用氯化锶代替氯化钙，可明显增加精子的穿透能力。

有实验将分离出的精子置于泰洛液（含钙或锶）中，培养 12h，第二天清晨将分离出来的精子再置于含钙或锶和有仓鼠卵细胞的培养液中，发现含锶介质中培养的受精率明显高于含钙介质的。

四、锶与其他元素的关系

锶与钙有协同作用，都是人体骨骼和牙齿的组成部分，并参与骨骼生长、发育、代谢；锶与磷、硅、锂元素有关，共同使用可降低心血管病的发病率，有助于长寿；锶与钠有竞争作用，从而影响钠的吸收和排泄，缺钠引起热痉挛病；锶与钡和锌比例失调也会影响人体代谢，对此有待进一步研究。

第四节 锶的吸收与排泄

锶主要经口摄入，经口摄入的锶能够取代骨骼中的钙，在骨代谢活跃的地方沉积。实验数据证明，当食物中的锶增加时，骨矿化物中的锶也会增加，亦可显著减少龋齿发生。骨质疏松症患者服用低剂量锶盐能够使椎骨的骨量增加。短期服用低剂量的锶也能明显改善骼嵴骨形成过程中的组织形态学指标。

锶主要从消化道吸收，从呼吸道和皮肤吸收的机会较少。成人每天摄入 2mg 锶即可满足机体的生理需要。

经口摄入的锶主要经肠道由粪便排出。静脉注射的锶可以经尿排出，锶静脉注射后一天经尿排出 20%，两周后排完。锶可以从乳汁排出，以供给婴儿。

第五节　缺锶引起的疾病

一、龋齿

龋齿是牙齿硬组织损害的一种慢性疾病，在 20 世纪 30 年代就已测出牙组织内含有多种微量元素。有众多的流行病学和分析数据表明，釉质中的锶含量与龋齿呈负相关关系，全釉质和釉表面中的锶含量直接与环境接触相关。流行病调查中发现，龋齿患病率与水和土壤中含有的锶、钡及钒有关，这些元素与牙齿硬组织有密切关系，缺锶会引起龋齿。有实验检测数据显示，龋齿中锶含量在 79.70～85.80mg/kg 之间，而健康齿中锶含量在 128.00～156.77mg/kg 之间，龋齿中锶含量显著低于健康齿锶含量。

二、骨质疏松症

骨质疏松症主要是钙和锶代谢紊乱引起的，老年人发病率较高，易引起骨折。关于骨质疏松症，它不是维生素 D 缺乏，而是蛋白质合成失常，成骨细胞生成骨基质和有机质障碍，使骨盐无法沉积生成骨骼所致。

在临床上并发骨质增生与关节炎，引起疼痛和影响骨关节正常功能。X 射线四肢、脊柱和骨盆片，网状结构明显为骨质疏松症。检验发现，患者尿和血中钙和锶水平降低。

第六节　锶中毒与防治

目前，人类尚无因口服过多的锶而导致中毒症状的实验数据。静脉注射高剂量的锶有可能导致低血钙血症。在高锶饮食的同时，维持钙的合理浓度能降低锶对机体的危害。幼猪在饲喂 6700×10^{-6} 的锶，而钙浓度低至 0.16% 时有可能导致行为紊乱、虚弱及瘫痪；成年母鸡日摄入 30000×10^{-6} 的锶时候，产蛋量和蛋重没有明显改变，在浓度达 50000×10^{-6} 时，两者有所下降。从动物实验数据来看，锶对机体产生危害的浓度远远高于日常饮食中的含量。虽然缺乏人类摄入锶过量的数据，但从已有骨质疏松症患者口服锶数年没有明显健康危害来看，日摄入 680mg 对患者来说是安全的。健康成人日摄入锶的推荐量尚需更多的科学依据，但从目前的数据来看，日常饮食中的锶含量不足以对人体产生危害。

医学上曾用溴化锶、碘化锶、水杨酸锶、乳酸锶治疗荨麻疹、皮疹、甲状旁腺功能不全引起的抽搐。用量过量时除产生轻微的消化道反应，如恶心及胃部不适外，并无其他毒性。也有人报道锶过多对人体也有不利影响，可引起骨骼生长发育过快，表现为关节粗大与疼痛，严重时可引起骨骼变形、脆弱、肌肉萎缩及贫血等。在工业生产中使用金属锶引起中毒的病例报道较少。

动物实验证明，枸橼酸钠可使锶从尿中排出，果胶、硫酸钡和硫酸钠等在一定程度上可防止锶从胃肠道吸收。

知识拓展

矿泉水及其指标

◆ 矿泉水是从地下深处自然涌出的或者是经人工揭露的、未受污染的地下矿水；含有一定量的矿物盐、微量元素或二氧化碳气体；在通常情况下，其化学成分、流量及水温等在天然波动范围内相对稳定。矿泉水是在地层深部循环形成的，含有国家标准规定的矿物质及限定指标。

◆ 矿泉水是含有溶解的矿物质或较多气体的水，国家标准中规定的 9 项界限指标包括锂、锶、锌、硒、溴化物、碘化物、偏硅酸、游离二氧化碳和溶解性总固体，矿泉水中必须有一项或一项以上达到界限指标的要求，其要求含量分别为：锂、锶、锌、碘化物均≥0.2mg/L，硒≥0.01mg/L，溴化物≥1.0mg/L，偏硅酸≥25mg/L，游离二氧化碳≥250mg/L 和溶解性总固体≥1000mg/L。目前，市场上大部分矿泉水属于锶型和偏硅酸型，同时也有其他矿物质成分的矿泉水。

矿泉水分类

矿泉水按特征组分达到国家标准的主要类型分为 9 大类：①偏硅酸矿泉水；②锶矿泉水；③锌矿泉水；④锂矿泉水；⑤硒矿泉水；⑥溴矿泉水；⑦碘矿泉水；⑧碳酸矿泉水；⑨盐类矿泉水。根据身体状况及地区饮用水的差异，选用合适的矿泉水饮用，可以起到补充矿物质，特别是微量元素的作用。盛夏季节可通过饮用矿泉水补充因出汗流失的矿物质。

巴马——长寿之乡

◆ 巴马位于广西壮族自治区西北部巴马瑶族自治县，是世界五大长寿之乡中百岁老人分布率最高的地区，被誉为"世界长寿之乡，中国人瑞圣地"。巴马水系发达，暗河密布，山泉水和地下水由于反复进出于地下溶洞而被矿化，使之含有十分丰富的矿物质，如锰、锶、偏硅酸、锌及硒等。巴马长寿山天然锶型矿泉水，其锶含量为 0.438～0.570mg/L。当地知名矿泉水品牌"巴马–铂泉"饮用水锶含量为 0.1～0.570mg/L。

◆ 按国家医疗热矿水和饮用天然矿泉水的水质标准，水中锶含量在 10mg/L 以上为医疗锶水，水中锶含量在 0.2mg/L 以上为饮用锶水。据此认定广西巴马矿泉水为饮用锶水。

长寿地区矿泉水的主要特征

①洁净无污染，不含有害物；②含适量有益于人体健康的矿物质；③分子团小，溶解力和渗透力强；④负电位；⑤弱碱性；⑥富含氧。

顶体与顶体反应

◆ 顶体是覆盖于精子头部细胞核前方、介于核与质膜间的囊状细胞器，其本质是来源于高尔基体的特化的溶酶体，外包单层膜，呈扁平囊状，内含糖蛋白和多种水解酶，是顶体反应相关酶的储存场所。

◆ 顶体反应是指精子获能后，在输卵管壶腹部与卵相遇后，顶体开始产生的一系列改变。具体地说，就是精子释放顶体酶，溶蚀放射冠和透明带的过程。在精子成熟过程中，精子膜的通透性发生改变，如对钾离子的通透性增加，出现了排钠的功能，这对酶活力及代谢有重要的影响。精子在附睾运动过程中表面负电荷增加，这可使精子在附睾内储存时，由于电荷同性相斥的作用，而不至于凝集成团。

练习题

一、解释概念

骨保护素

二、选择题

1. 自然界丰度最小的碱土金属元素是（　　　）

A. 锶 B. 钡 C. 镁 D. 铍

2. 在人体内，与常量元素钙代谢极为相似的微量元素是（　　　）

A. 铁 B. 锌 C. 锶 D. 铜

3. 锶有可能是通过减少人体对（　　　）的吸收，从而表现出具有预防高血压和心血管疾病的作用。

A. 钾 B. 钠 C. 钙 D. 镁

4. 标志矿泉水品质的一种金属微量元素是（　　　）

A. 铁 B. 锌 C. 铜 D. 锶

三、填空题

1. 锶最重要的矿物是天青石和菱锶矿。天青石组成了浮游生物_____的骨骼，动物骨骼中的锶含量比人的_____。

2. 成年人体内的锶，约90%分布在_____和_____内。

3. 锶可促使动物骨骼_____的代谢，对血清无机_____也有作用。

4. 锶是人体_____及_____的正常组成成分。

5. 维生素D不仅影响钙的吸收，同时也影响_____的吸收，缺乏维生素D佝偻病患者，尿内_____的排泄量增加，骨骼内_____的含量也明显减少。由缺钙引起搐搦症时，血内_____也减少。

6. 长寿老人聚居地的土壤和水中锶明显_____对照组地区。

四、简答题

适量的锶对骨骼发育有什么影响？

第十七章

锗（Ge）与人体健康

引言

1886年，锗被德国分析化学教授文克勒发现。他在分析弗莱堡附近发现的一种新的矿石辉银锗矿（$4Ag_2S \cdot GeS_2$）时发现了锗这种新元素，并以德国的拉丁名 germania 将该元素命名为 germanium（锗），以纪念他的祖国。

锗、锡和铅在元素周期表中同属ⅣA族元素，后两者早被古代人们发现并利用，而锗长时期以来没有被工业规模地开采。这并不是由于锗在地壳中的含量少，而是因为它是地壳中最分散的元素之一。已发现的锗矿有硫银锗矿（含锗5%～7%）、锗石（含锗10%）和硫铜铁锗矿（含锗7%）等。锗还常夹杂在许多铅矿、铜矿、铁矿及银矿等矿物中，就连普通的煤中，一般也含有十万分之一左右的锗。在普通的泥土、岩石甚至泉水中也含有微量锗。

随着人类对自然界认识的不断深化，以往认为人体不必需的微量元素，现在可能发现它对生物体是有益和必需的。1978年，Venugopal 报道饲料中含 10mg/kg 锗（GeO_2 形式）能刺激大鼠生长；1984～1986年，刘元方证明在 10～20mg/L 浓度范围内锗对梨形四膜虫、啤酒酵母和衣藻的生长分裂有促进作用。1994年，Seaborn 和 Nielsen 证明大鼠饲料低锗使骨和肝中矿物质成分改变、胫骨 DNA 含量降低。适量的锗还可逆转大鼠缺硅的某些症状。虽然研究尚未完全证实锗是人体必需微量元素，但已经证明它是对人和动物有益的微量元素，相信通过进一步研究，锗在将来有可能列为人体必需微量元素。

第一节　锗元素简介

锗（germanium），原子序数32，原子量72.64，位于元素周期表第四周期、ⅣA族，属于碳族。锗单质是一种灰白色准金属，有光泽，质硬，熔点938.25℃，沸点2830℃。化学性质与同族的锡和硅相近，不溶于水、盐酸、稀苛性碱溶液，溶于王水、浓硝酸或硫酸，具有两性，故溶于熔融的碱、过氧化碱、碱金属硝酸盐或碳酸盐，在空气中较稳定。在自然界中，锗共有五种同位素：^{70}Ge，^{72}Ge，^{73}Ge，^{74}Ge，^{76}Ge。在 700℃以上与氧作用生成 GeO_2，在 1000℃以上与氢作用，细粉锗能在氯或溴中燃烧。它能形成许多不同的有机金属化合物，例如四乙基锗及异丁基锗烷。锗是优良的半导体材料，用于制造晶体管及各种电子装置。可作高频率电流的检波和交流电的整流用。此外，锗可用于红外光材料、精密仪器及催化剂中。锗的化合物可用以制造荧光板和各种折射率高的玻璃。

第二节　生物体内的锗

尽管对锗的生态效应研究还不系统，锗在迄今公开报道的资料中还未被列为生物体所必需的元素，但锗的一些神奇功效仍可用"让人瞠目结舌"来形容，在法国与西班牙边境上发现了被誉为"圣水"的含锗泉水，为世人传颂。被我们视为大补极品的灵芝、人参及枸杞等含锗的水平也较其他植物要高很多。锗已被开发应用于医疗、食品和保健品中。从食品来看，被实践证明的抗癌食品如魔芋、蘑菇及大蒜也都富含锗。

1968 年，Mladenor 在保加利亚蜂蜜中发现有锗。有人在熊猫体内测出了锗。1981 年，Kjellir Kig 从正常人脑脊液中发现有锗。Voinar 也报道了人体大脑和小腿无论是皮质还是灰质内均含有锗。Underwood 在实验小鼠的肝、肾、心及脾中均测到了锗。在小鼠对照试验中也有类似的结论，骨、肝及心中均有锗的存在，含量范围为 0.4～7.4mg/kg。

在生物圈中，锗含量为：植物 1～2.4mg/kg，哺乳动物的肌肉 0.14mg/kg，海洋鱼类 0.3mg/kg。除 GeH_4 外，锗化合物几乎无毒。灵芝锗含量可达（700～2000）×10^{-6}，生长 20 年的野山参锗含量 400×10^{-6}。大蒜内锗含量 0.35×10^{-6}。以致中国地球化学家认为不少草药的药物活性可能与所存在的微量元素有关。

成年人体含锗约 20mg，某些组织器官中的锗含量为：血液 0.2×10^{-6}，头发 2.2×10^{-6} [（0.9～3.7）×10^{-6}]，肾脏 9.1×10^{-6}，肝脏 0.04×10^{-6}，肌肉 0.03×10^{-6}，指甲（0.48～10.8）×10^{-6}，红细胞 650×10^{-6}。

第三节　锗的生物学作用和生理功能

关于锗在微量元素中的生物学地位及生物活性的研究报道文章较多，有机锗化合物具有抗癌、抗衰老、抗高血压、抗炎镇痛、抗氧化和调节免疫功能的作用。有机锗又分为合成有机锗、天然有机锗及生物有机锗三类。合成有机锗主要为 β 羧乙基锗倍半氧化物或称为倍半氧化羧乙基锗（即 Ge-132，化学式 $Ge_2C_6H_{10}O_7$）、螺锗、呋喃锗衍生物等一类抗病毒、抗炎、抗癌有机锗，是具有广泛药理作用的化合物，但服用过多易引起缺钙；天然有机锗可从天然植物中提取，或通过直接食用进入人体，对人体无任何不良反应；生物有机锗是将锗化合物植入生物体内，如可将锗化合物植入酵母、细菌、大型真菌及蔬菜等中。

1950 年，日本浅井一彦首先合成有机锗并从事锗的研究工作，他发现人参、灵芝等滋补中药材中含有丰富的锗，1980 年有机锗的合成及其生物活性研究引起了我国学者的兴趣和重视。

30多年来，世界各国学者在药理及临床方面做了大量研究工作，基本证实有机锗几乎无毒性，且具有诱发自身干扰素、增加 NK 细胞活性、活化巨噬细胞、促进抗体产生、抗肿瘤以及抗衰老的作用。

一、在体内不蓄积

日本学者鹿儿岛等研究发现，有机锗 Ge-132 进入人体内很快被吸收，并迅速均匀地分布于各器官中。经过 3h 后，90%被尿排出体外，12h 后几乎未见残留，证明 Ge-132 在体内不蓄积，锗是体内不蓄积的微量元素。

二、免疫调节功能

日本水岛等曾对 Ge-132 的免疫调节作用进行了探讨，证明 Ge-132 不仅是一种免疫强化剂，还是一种免疫调节剂。麻生等实验证明了 Ge-132 抗癌、抗高血压、抗衰老作用是通过基体诱发干扰素及增强 NK 细胞活性、巨噬细胞活化实现的。苗健等在进行有机锗对硅沉着病鼠免疫功能影响实验时发现，有机锗对硅沉着病鼠胸腺细胞增殖反应和脾细胞增殖反应都有增加，硅沉着病的主要病因为免疫功能低下，有机锗对硅沉着病大鼠的免疫功能有一定改善。

有机锗能增加机体免疫功能已被临床证明，现在国内有学者进行用有机锗治疗艾滋病的尝试。朱炳法等将蘑菇多糖与有机锗按一定比例混合压片，送美国旧金山治疗 30 例艾滋病患者获得满意疗效。病人症状及 NK 细胞活性、T 细胞亚群等有明显改善。

三、抗肿瘤效应

日本佐佐木研究所佐藤博士等在大鼠腹水型肝癌及膀胱癌研究中，首先证实了有机锗的抗癌作用。日本应用 Ge-132 治疗 5 万多肿瘤患者取得明显疗效，包括肺癌、肝癌、生殖系癌和白血病。

吉林延边医学院有机锗研究室报道，用 Ge-132 治疗各类晚期癌 112 例，病情好转率达 64%，且无不良反应。上海报道对恶性肿瘤 Ge-132 与抗癌药物合用治疗可提高疗效，有效率 60%～70%。河南 1992 年用合成有机锗治疗肺癌、肝癌及骨髓瘤等，用有机锗 300mg，每日口服 3 次，并合用其他抗癌药物，疗效可达 80%，而且没有不良反应。

有机锗化合物抑制肿瘤活性的可能机制包括增强机体免疫力、清除自由基和抗突变等多个方面。许多生物活性的有机锗化合物分子中，与锗原子配位的通常是氧、硫和氮之类的强电负性原子，它们对电子的吸收作用导致锗原子周围的电子云偏离原子核而形成一个正电中心。但有机锗化合物遇到肿瘤细胞时，其正常中心可增加肿瘤细胞的电势能，降低其活动能力，从而起到抑制和杀死肿瘤细胞的作用，这就是有机锗化合物能抑制肿瘤活性的生物电位学说。

四、抗脂质过氧化作用

用酒精灌胃引起小鼠肝线粒体内丙二醇升高的脂质过氧化效应，可明显地被锗氨基酸（Ge-

401）所抑制，说明了有机锗能降低脂质过氧化。白明章等报道了 Ge-132 的抗氧化作用，实验表明 Ge-132 对自由基有显著的清除作用。高琦等报道用有机锗进行超氧化物歧化酶活性和抗脂质过氧化的动物实验研究，结果大鼠血锗明显增高，提高了超氧化物歧化酶活性，同时清除了超氧化物，因此脂质过氧化酶下降，各组都有显著差异，表明了有机锗有抗脂质过氧化作用。

Ge-132 抗脂质过氧化活性可能具有抗肿瘤、抗高血压、抗炎症、调节免疫功能、抗脂质过氧化、调节内分泌功能、抗癌和抗高血压作用，才能体现有机锗的抗衰老作用。

五、对血压的影响

有机锗作为降压药最早报道于日本的专利，有机锗可以同时改善收缩压与舒张压，无低血压、头痛、下垂症和一般麻木等不良反应，而且可使头痛得到缓解。长期使用不会引起食欲减退。

有机锗对正常大鼠血压和心率无影响。动物实验用 Ge-401 对实验大鼠给药 0.5～8h 观察有明显的持续降压作用，进一步证实有机锗对原发性高血压症表现出明显的降压作用，但对心率无明显影响，这说明其降压作用与传统的降压作用有明显的不同。李兆中等报道用 0.3g/L 有机锗口服液治疗 10 例高血压患者，结果显示有机锗能有效降低收缩压和舒张压，明显改善高血压的临床症状，志愿受试者对此药的效果也感到满意。

六、消炎止痛

有机锗可止痛消炎，还可提高吗啡的镇痛作用，给小鼠每日口服 50mg/kg，服用 21 天，具有抗二期关节炎活性，其抗炎作用是由其免疫活性所传递的。

徐晓璐报道用有机锗 0.3g/L 口服液治疗 10 例风湿性关节炎，治疗 30 天后症状逐渐好转，关节肿消退，化验指标明显改变，血沉逐渐趋于正常。有机锗具有调节免疫功能、抗炎和抗疼痛作用，因此能治疗风湿性关节炎。

七、对血液系统的影响

上海医科大学在做 Ge-132 毒性动物实验时发现，实验动物的白细胞和血小板升高。高崎等报道升白灵治疗职业性白细胞症 40 例，升白灵由 Ge-132 和维生素组成，3 个月为一个疗程，Ge-132 每日 90mg，1～2 个疗程，临床症状好转，白细胞和血小板趋于正常。

日本学者报道用有机锗治疗白血病，有机锗具有抗辐射引起白细胞减少的作用。张洹等报道曾进行有机锗的辐射防护和造血功能的实验研究，上海已有病例报告临床疗效。

上述试验的作用机制可能是通过有机锗调节免疫功能和抗氧化作用而刺激骨髓再生完成的。

八、锗与其他元素的关系

动物实验证实锗与硒和锌有协同作用。锗和适量的硒可以防止动脉硬化，在临床上锗与硒还可以抗肿瘤，防治肝病，抗衰老。有人报道有机锗 30mg 加有机硒 5mg 在治疗冠心病时比单独用锗或硒效果好。硒可以增加锗的生物活性。钟萍等报道锗与硒在生物功能上相互作用，结果发现锗与硒有协同作用。

锗与镉有拮抗作用，氧化锗可以拮抗氯化镉引起的小鼠精子畸形率增高及睾丸 DNA 合成抑制作用，还具有拮抗氯化镉抑制睾丸山梨醇脱氢酶和葡萄糖-6-磷酸脱氢酶活性的作用。另外，也有研究发现氧化锗能明显抑制氯化镉诱发睾丸微核率的升高。说明氧化锗对氯化镉所致的雄性生殖系统损伤有保护作用。

锗与硅之间存在相互竞争作用。锗和硅在周期表中同属ⅣA族元素，两者有相似的原子外壳和半径（Ge=47pm、Si=42pm），化学性质相似。不少学者在一些生物体如硅藻、大鼠组织细胞和细胞器中已证实锗与硅之间存在相互作用。1966 年，Lewin 在硅藻的实验中首次报道生物体中的锗与硅之间存在相互竞争的作用。其后的实验也证明，硅能抑制硅藻中锗的运输能力，而锗也能抑制细胞对硅的摄入，表明硅与锗不仅在代谢作用的第一个阶段——运输过程有作用，甚至在最后阶段即锗对 SiO_2 在细胞内的沉积亦有作用，即两者有共聚作用。高浓度的锗可抑制硅藻生长。

目前，有关锗和硅相互作用的研究大多是在硅藻类物质中进行，而在哺乳动物体内进行的实验为数甚少。哺乳动物体内实验初步表明，锗和硅在大鼠体内和硅藻内的摄入情况相似。

第四节　锗的吸收与排泄

锗经口服、皮下注射、肌内注射或腹腔注射后被快速吸收，吸收途径主要是肠胃黏膜。通过静脉注射的锗直接与红细胞结合或呈非结合态转运，锗在体内主要存在于肾、肝、肺和脾等器官，在骨中储存时间较长。

动物试验证明，锗的排泄较快，一般在 24～28h 范围内可由出汗、粪和尿排出体外，其中通过肾脏经尿排出的占大部分。有文献报道，成人每日从饮食中摄取 1.5mg 的锗，其中 1.4mg 从尿液中排出，0.1mg 从粪中排出。

第五节　锗的毒性

锗及其化合物属低毒，锗吸收排泄迅速，经肝、肾从尿中排出，肝脏和肾脏只含微量的锗。动物实验给含 GeO_2 10mg/kg 饲料 14 周，未产生明显的毒性作用，相反可刺激动物生长。当给以含 GeO_2 1000mg/kg 的饲料时则抑制生长，4 周后有 50％动物死亡，尸检发现肺气肿、肝肿大、肾小管变性和死亡。

经过调查半导体工厂和锗厂，尚未见锗及其化合物引起职业中毒。上海和广州进行有机锗试验，有机锗毒性很低，几乎无毒。

正确认识有机锗

　　有机锗是一种具有极大争议的物质，一些人称其为 21 世纪救世锗，人类健康的保护神，是抗癌新秀，具有清洁血液、增强人体免疫功能、促进人体器官各种细胞正常循环、防治疾病、滋润皮肤、抗衰老等功能。而另外有足够的证据证明其具有一定的肾脏毒性，可能导致肾衰等一系列不良反应，甚至可能致命。关于有机锗的研究进行较早的是苏联和日本，20 世纪 70 年代提出了有机锗的新理论，并应用于食品工业。我国对有机锗的研究起源于 80 年代，主要是对有机锗的药效学、毒性、药代动力学、稳定性方面的研究和临床试验。由于有机锗对人体的影响尚无定论，所以消费者应当谨慎对待，不宜盲目选择，即使需要使用有机锗，还是需要在医生指导下进行食用或使用，以免造成锗中毒。

含有锗的"圣水"

　　据传，法国与西班牙边境上的鲁鲁洛小村的泉水，治愈了一名三岁女孩的难治之症而被称为"圣水"，一百多年后，才发现法国鲁鲁洛"圣水"的治病神力，不是"神"的力量，而是"锗"生物活性的作用。我国黑龙江五大连池的矿泉水也因含锗，而被人们誉为"神水""圣水"。

晶体管

　　◆ 晶体管（transistor）是一种固体半导体器件，可以用于放大、开关、稳压、信号调制和许多其他功能，半导体材料分为元素半导体、无机化合物半导体、有机化合物半导体和非晶态与液态半导体。其中元素半导体中的锗、硅仍是所有半导体材料中应用最广的两种材料。在 1947 年，由约翰·巴丁、沃尔特·布喇顿和威廉·肖克利所发明。当时巴丁、布喇顿发明了半导体三极管；肖克利发明了 PN 二极管。

　　◆ 晶体管由半导体材料组成，至少有三个端子（称为极）可以连接外界电路。晶体管是一种可变开关，基于输入的电压，控制流出的电流，因此晶体管可作为电流的开关。相较于继电器或其他机械开关，晶体管由于利用电信号来控制，开关速度可以比机械开关快很多，在实验室中的切换速度可达 100GHz 以上。

　　◆ 晶体管输出信号的功率可以大于输入信号的功率，因此晶体管可以作为电子放大器，有许多市售的分立晶体管，但集成电路中的晶体管数量远大于分立晶体管的数量。例如超大规模集成电路（VLSI）中至少有一万个晶体管。

　　◆ 晶体管被认为是现代历史中最伟大的发明之一，可能是 20 世纪最重要的发明。在重要性方面可以与印刷术、汽车和电话等发明相提并论。晶体管是所有现代电器的关键主动（active）元件。晶体管在当今社会如此重要，主要是因为晶体管具有使用高度自动化的过程进行大规模生产的能力，因而可以不可思议地达到极低的单位成本。1947 年，贝尔实验室发明晶体管已被列在 IEEE（电气和电子工程师协会）里程碑列表中。

元素半导体材料

　　◆ 半导体材料（semiconductor material）是一类具有半导体性能（导电能力介于导体与绝缘体之

间，电阻率约在 1mΩ·cm～1GΩ·cm 范围内）、可用来制作半导体器件和集成电路的电子材料。在一般情况下，半导体的电导率随温度的升高而升高，这与金属导体恰好相反。

◆ 半导体材料可按化学组成来分，再将结构与性能比较特殊的非晶态与液态半导体单独列为一类。按照这样的分类方法可将半导体材料分为元素半导体、无机化合物半导体、有机化合物半导体和非晶态与液态半导体。

◆ 元素半导体：在元素周期表的ⅢA族至ⅥA族分布着11种具有半导性的元素，如 C（金刚石）、P、Se、B、Si、Ge、Te、Sn、As、Sb、I 等。C、P、Se 具有绝缘体与半导体两种形态；B、Si、Ge、Te 具有半导性；Sn、As、Sb 具有半导体与金属两种形态。P 的熔点与沸点太低；I 的蒸气压太高，容易分解，所以它们的实用价值不大。As、Sb、Sn 的稳定态是金属，半导体是不稳定的形态。B、C、Te 也因制备工艺上的困难和性能方面的局限性而尚未被利用。因此这11种元素半导体目前只有 Ge、Si、Se 三种元素已得到利用。Ge 和 Si 仍是所有半导体材料中应用最广的两种材料。

练习题

一、解释概念

Ge-132

二、选择题

1.根据发现者自己的祖国的拉丁名命名的元素是（　　　）

A.锗　　　　　　　　B.铬　　　　　　　　C.铜　　　　　　　　D.硒

2.目前，研究和应用较多的有机锗是（　　　）

A.GeO$_2$　　　　　　B.Ge-132　　　　　　C.Ge-133　　　　　　D.Ge-401

3.倍半氧化羧乙基锗可以简写为（　　　）

A.GeO$_2$　　　　　　B.Ge-131　　　　　　C.Ge-132　　　　　　D.Ge-401

三、填空题

1.大补极品的灵芝、人参及枸杞等，含锗的水平也较其他植物要_____。被实践证明的抗癌食品如魔芋、蘑菇及大蒜也都富含_____。

2.机体中锗与硒和锌有_____作用；锗与镉和锌有_____作用；锗与硅之间存在相互_____作用，高浓度的锗可_____硅藻生长。

四、简答题

1.目前有机锗通常分为几类？

2.有机锗有哪些生物学作用？

3.有机锗抑制肿瘤活性的可能机制是什么？

4.有机锗为何能治疗风湿性关节炎？

第十八章

有害元素简介

第一节　有害元素铅（Pb）

铅（Pb）是一种古老的金属，人类生产和使用铅已经有几千年的历史，早在 7000 年前人类就已经认识铅了。在《圣经·出埃及记》中就提到了铅。公元前 3000 年，人类已会从矿石中熔炼铅，直到现在铅仍被广泛应用。2007 年，全球铅的消费比例为：汽车蓄电池 69.7%，电缆护套 2.5%，轧制材和挤压材 6.5%，弹药、军火 6.9%，合金 2.8%，染料和其他化合物 8.9%，其他 2.7%。

铅的应用：铅砖或铅衣可防护 X 射线及其他放射线；等量铅与锡组成的焊条可用于焊接金属；制成活字用于印刷；铅与锑的合金熔点底，用于制造保险丝；还可用于制造合金、铅弹等。到中世纪，在富产铅的美国，一些房屋，特别是教堂，屋顶是用铅板建造的，因为铅具有化学惰性，耐腐蚀。最初制造硫酸使用的铅室法也是利用铅的这一特性。

16 世纪，在用石墨制造铅笔以前，在欧洲，从希腊、罗马时代起，人们就是手握夹在木棍里的铅条在纸上写字，这正是今天"铅笔"这一名称的来源。

一、铅元素简介

铅（lead），原子序数 82，原子量 207.2，位于元素周期表的第六周期、IVA 族。稳定氧化数+2、+4。新切开的铅表面有带蓝色的银白色金属光泽，但很快变成暗灰色。这是由于它与空气中的氧、水和二氧化碳作用生成了致密的碱式碳酸铅保护层。金属铅有延伸性及毒性，熔点 327.5℃，沸点 11620℃，密度 $11.35g/cm^3$，硬度 1.5，是密度很大、易熔、质地柔软以及抗张强度小的重金属。

铅在地壳中的含量为 0.0016%，太平洋表面含量 $0.00001×10^{-6}$，主要矿石是方铅矿（PbS）。在自然界中有 4 种稳定同位素：^{204}Pb、^{206}Pb、^{207}Pb、^{208}Pb。还有 20 多种放射性同位素。

二、铅污染

铅对环境的污染：一是由冶炼、制造和使用铅制品的工矿企业，尤其是来自有色金属冶炼过程中所排出的含铅废水、废气和废渣造成的。二是由汽车排出的含铅废气造成的，汽油中用四乙基铅作为抗爆剂（每千克汽油用 1～3g），在汽油燃烧过程中，铅便随汽车排出的废气进入大气。世界上已有两亿多辆汽车，每年排出的总铅量达 40 万吨，成为大气的主要铅污染源。

我国于 2000 年 7 月 1 日起全面停止使用含铅汽油，全国强制实现了车用汽油的无铅化。使用无铅汽油能够减少汽车尾气排放的铅化合物，使大气中铅的浓度明显下降，对保障和促进人群健康，特别是儿童健康有积极作用。另外，油漆、水管、报纸及玩具都含有铅。

含铅涂料主要是由涂料中含有的铅化合物造成的，如黄丹、红丹和铅白等。由于这些铅化合物能使涂料颜色持久保持鲜艳，所以越是颜色鲜艳的涂料，越可能含有大量的铅。

铅与颗粒物一起被风从城市输送到郊区，从一个省输送到另一个省，甚至到国外，影响其他地区，成了世界公害。科学家在北美格陵兰地区的冰山上逐年积冰的地区打钻钻取冰柱，下层的年头久远，顶层的年头较短，依不同层次测定冰的铅含量。结果表明，1750 年以前铅含量仅为 20μg/t，1860 年为 50μg/t，1950 年上升为 120μg/t，1965 年剧增到 210μg/t。随着近代工业的发展，全球范围的铅污染日趋严重。

室内环境铅污染也不容忽视。室内环境铅污染主要来源于以下四个方面：一是来源于室内某些装饰品。如使用含铅涂料进行住房墙壁、地板和家具等装饰，造成室内尘土含铅量升高。新装修的住宅最好在有效通风换气 3 个月后入住；要加强儿童房间的通风换气，减少儿童在污染环境里的活动时间。二是来源于煤及煤制品。煤在燃烧过程中会释放出铅尘。三是来源于室内吸烟。烟草具有富集铅的作用，是含铅量较高的植物之一。四是来源于空气污染。室外大气铅浓度会直接影响室内铅污染水平。

三、铅在人体内的吸收、分布及排泄

铅吸收的主要途径为消化道（主要是肠道）和呼吸道，皮肤也能吸收。铅在人体内的分布有三种模式：血液、软组织和骨骼。血液和软组织为交换池，交换池中的铅在 25～35 天左右转移到储存池骨组织中，储存池中的铅与交换池中的铅维系着动态平衡。

铅通过三条途径排出体外：约 2/3 经肾脏随小便排出，正常人由尿排铅 0.02～0.08mg/d；约 1/3 通过胆汁分泌排入肠腔，然后随大便排出；另有极少量的铅通过头发、指甲脱落及乳汁、汗、唾液排出。

四、儿童铅代谢的特点

1.吸收多

儿童对铅的吸收率高达 42%～53%。无论是经呼吸道还是消化道，儿童均较成人吸收较多的铅。由于儿童有较多的手-口动作，因此消化道是儿童吸收铅的主要途径。儿童单位体重摄入食物较成人明显为多，通过食物途径摄入的铅量也相对较多。儿童胃排空较成人快，铅的吸收率会大幅度增加。

铅多积聚在离地面 1m 左右的大气中，而距地面 75～100cm 处正好是儿童的呼吸带；儿童对氧的需求量大，故单位体重的通气量远较成人为大；铅在儿童呼吸道中的吸收率较成人高，是成人的 1.6～2.7 倍。这就是儿童从呼吸道吸入的铅较成人多的原因。

2.排泄少

儿童铅的排泄率仅有 66%左右，而仍有约 1/3 的铅留在体内。成人每天的最大排铅量为 500μg，而 1 岁左右的幼儿每天排铅量仅相当于成人的 1/17。

3.储存池的铅流动性大

儿童储存池（主要指骨组织）中的铅流动性较大，较容易向血液和软组织中移动，因而内源性铅暴露的概率和程度均较高。

五、铅的毒性

铅在细胞内可与蛋白质的巯基结合，通过抑制磷酸化而影响细胞膜的运输功能，抑制细胞呼吸色素的生成，导致卟啉代谢紊乱，使大脑皮质兴奋和抑制功能紊乱，大脑皮质和内脏的调节发生障碍，引起神经系统的病变，主要累及神经、血液、造血、消化、心血管和泌尿系统。

急性毒性：大鼠经静脉注射铅，LD_{50} 为 70mg/kg。亚急性毒性：0.01mg/m³，职业接触，出现泌尿系统炎症，血压变化甚至死亡，并有妇女、胎儿死亡的案例。慢性毒性：长期接触铅及其化合物会导致心悸，易激动，血象红细胞增多。血铅水平往往要高于 2.16μmol/L 时，才会出现临床症状。因此许多儿童体内血铅水平虽然偏高，但却没有特别的不适，轻度智力或行为上的改变也难以被家长或医生发现。这也是儿童铅中毒在国外被称为"隐匿杀手"的原因。中国卫生部和美国 CDC 的儿童铅中毒分级标准见表 18-1。

表 18-1 中美两国儿童铅中毒分级标准

患儿血铅水平/（μg/L）	中国卫生部（2006 年）	美国 CDC（1991 年，2002 年）
100～199	高铅血症	轻度铅中毒
200～249	轻度铅中毒	中度铅中毒
250～449	中度铅中毒	
450～699	重度铅中毒	重度铅中毒
≥700		极重度铅中毒

致癌：动物试验表明，铅的无机化合物可能引发癌症。据文献记载，铅是一种慢性和积累性毒物，不同的个体敏感性很不相同，对人来说铅是一种潜在性泌尿系统致癌物质。

致突变：用含 1%的醋酸铅饲料喂小鼠，白细胞培养的染色体裂隙-断裂型畸变的数目增加，这些改变涉及单个染色体，表明 DNA 复制受到损伤。

环境中的无机铅及其化合物十分稳定，不易代谢和降解。铅对人体的毒害是积累性的，人体吸入的铅 25%沉积在肺里，部分通过水的溶解作用进入血液。

铅是一种积累性毒物，人类通过食物链摄取铅，也能从被污染的空气中摄取铅，美国人肺中的含铅量比非洲、近东和远东地区都高，这是由于美国大气中铅污染比这些地区严重。人体解剖的结果证明，侵入人体的铅 70%～90%最后以磷酸氢铅（$PbHPO_4$）形式沉积并附着在骨骼组织上，现代美国人骨骼中的含铅量和古代人相比高 100 倍。这一部分铅的含量终生逐渐增加，而蓄积在人体软组织包括血液中的铅达到一定程度（人的成年初期）后，几乎不再变化，多余部分会自行排出体外。鱼类对铅有很强的富集作用。

六、铅中毒的临床表现

1.急性中毒

症状为口内有金属味、流涎、恶心、呕吐、阵发性腹痛、便秘或腹泻、头痛、血压升高、出汗多及尿少等。严重者出现痉挛、抽搐甚至昏迷，合并有中毒性肝病、中毒性肾病和贫血等。一般急性中毒比较少见。

2.慢性中毒

症状为消化不良、口内金属味、食欲不振、恶心呕吐以及便秘等。贫血伴有心悸、气短、疲劳、易激动与头痛等，引起高血压和肾炎，严重合并震颤、麻痹、血管病变及中毒性脑病。齿龈及颊黏膜上由于硫化铅的沉着而形成灰蓝色铅线等。铅侵犯神经系统后，出现失眠、多梦、记忆减退、疲乏以及肌肉关节酸痛等症状，进而发展为狂躁、失明、神志模糊乃至昏迷，最后还会因脑血管缺氧而死亡。

七、儿童铅中毒及其预防

儿童发生铅中毒的概率是成年人的 30 多倍，原因与下列因素有关：儿童正处在生长发育阶段，许多器官尚不成熟，解毒功能不完善，对铅较敏感，以及接触铅的机会较多等等。

国际上普遍认为儿童血铅达到或超过 100μg/L 为血铅偏高。铅超标会影响儿童的智力，包括说话能力、记忆力和注意力等。儿童血铅超标一般不会有明显的症状，主要表现为注意力不集中，会有攻击性，有时肚子会疼。由于这些症状不具有特异性，因此往往会被许多家长忽略。

2007 年 3 月 24 日北京儿科研究所报告，由世界卫生组织儿童卫生合作中心牵头，历时 3 年的中国部分城市儿童铅中毒调查结果显示，6 岁儿童的血铅值位居各年龄组儿童之首，北京7%的孩子血铅含量超标。

儿童也是室内空气铅污染的首要受害者，要加强儿童房间的通风换气，减少儿童在污染环境里的活动时间。另外，每克香烟中含 0.8μg 的铅。孩子被动吸烟会增加血铅水平过高的危险性。有人对在吸烟家庭中长大的孩子与在不吸烟家庭中长大的孩子进行对比发现，前者患铅中毒的比例比后者要高出 10 倍以上。对被动吸烟与幼儿血铅水平关系的研究也表明，幼儿的血铅水平和铅中毒率随家庭中吸烟量的增加及吸烟时间的延长而升高，年龄越小，血铅水平和铅中毒率越高，2 岁左右为最高。一般认为，年龄越小越对烟雾铅污染易感和脆弱，2 岁时可能是儿童被动吸烟铅吸收的关键时期。

以下 11 个方面让儿童远离铅危害：①勤洗手，勤剪指甲，养成饭前洗手好习惯；②经常清洗儿童的玩具和其他一些有可能被孩子放到口中的物品；③应经常用湿布抹去儿童能触及的部位的灰尘，食品和奶瓶的奶嘴上要加上罩子；④直接从事铅作业劳动的工人下班前必须按规定洗澡、更衣后才能回家；⑤注意室内通风，特别是以煤为燃料的家庭应尽量多开窗通风；⑥家长不要在室内吸烟；⑦少食某些含铅较高的食物，如松花蛋、爆米花等；⑧自来水中含铅量不容忽视，每天早上用自来水时，应将水龙头打开约 1～5min，以减少水中铅污染，最好使用家用净水器，如使用 RO 反渗透水过滤器等；⑨儿童应定时进食，空腹时铅在肠道的吸收率可成倍增加；⑩要保证儿童的日常膳食中含有足够量的钙、铁及锌等元素，以促进铅的排出；⑪不要从不正规的渠道购买含铅量超过规定标准的油画棒或者蜡笔。

八、铅中毒的治疗

目前常用和疗效较好的首选驱铅药物为依地酸二钠钙（CaNa$_2$-EDTA），剂量为 1g/d 加入 100g/L 葡萄糖内静脉滴注，3 天为一个疗程，间隔 3～4d，也可以用二巯丁二钠进行驱铅治疗，青霉胺也是治疗铅中毒的特效药。维生素 C 也有排铅作用，苹果酸的排铅作用是通过维生素 C 排铅作用实现的。另外，补锌可以预防铅中毒。含有大量维生素 C 和锌的儿童口服液，在动物实验及临床观察中有明显的排铅增智作用，在防止儿童铅污染方面有明显的效果。

第二节　有害元素镉（Cd）

1817 年，德国哥廷根大学化学和医药学教授斯特罗迈尔从不纯的氧化锌中分离出褐色粉末，使它与木炭共热制得镉。

镉在自然界中主要以硫镉矿存在，也有少量存在于锌矿中，所以镉也是锌矿冶炼时的副产品。镉的主要矿物有硫镉矿（CdS），储存于锌矿、铅锌矿和铜铅锌矿石中。镉的世界储量估计为 900 万吨。

镉是提取锌的副产品。自 1920 年以来，随着电解锌生产的发展，镉的用途日益扩大。如：①镉作为合金组成元素能配成很多合金。如含镉 0.5%～1.0%的硬铜合金有较高的抗拉强度和耐磨性；镉（98.65%）镍（1.35%）合金是飞机发动机的轴承材料；很多低熔点合金中含有镉，著名的伍德易熔合金中含镉达 12.5%。②镉具有较大的热中子俘获截面，含银（80%）、铟（15%）、镉（5%）的合金可作原子反应堆（中子吸收）的控制棒。③镉的化合物曾广泛用于制造黄色颜料、塑料稳定剂、荧光粉（电视映像管）、杀虫剂、杀菌剂及涂料等。④镉用于钢、铁、铜、黄铜和其他金属的电镀。因镉氧化电位高，故可用作铁、钢、铜的保护膜，广泛用于电镀防腐上，但因其毒性大，这项用途有减缩趋势。⑤对碱性物质的防腐蚀能力强，镉可用于制造体积小和电容量大的充电电池，如镍-镉、银-镉和锂-镉充电电池具有体积小、容量大等优点。硫化镉、硒化镉和碲化镉用于制造光电池。⑥镉还用于制造电工合金，如电器开关中的电触头大多采用银氧化镉材料，具有导电性能好、燃弧小、抗熔焊性能好等优点，广泛用于家用电器开关和汽车继电器等。

由于镉有毒并且受欧盟《报废电子电器设备指令》（WEEE）和《关于在电子电器设备中限制使用某些有害物质的指令》（ROHS）两项指令的影响，电器开关中的银氧化镉材料逐渐被环保材料如银氧化锡和银镍材料所取代。

一、镉元素简介

镉（cadmium），原子序数 48，原子量 112.41，位于元素周期表第五周期、ⅡB 族。镉源自 kadmia，"泥土"的意思，单质是银白色有光泽的有色金属，熔点 320.9℃，沸点 765℃，密度

$8.65g/cm^3$，硬度 2.0，有韧性和延展性。在潮湿空气中缓慢氧化并失去金属光泽，加热时表面形成棕色的氧化物层，若加热至沸点以上，则会产生氧化镉烟雾。高温下镉与卤素反应激烈，形成卤化镉。也可与硫直接化合，生成硫化镉。镉可溶于酸，但不溶于碱。镉的氧化数为+1、+2。氧化镉和氢氧化镉的溶解度都很小，它们溶于酸，但不溶于碱。镉在太阳中的含量为 $0.006×10^{-6}$，太平洋表面为 $0.0000011×10^{-6}$，地壳中含量为 $0.11×10^{-6}$。

二、镉污染

镉是人体非必需元素，在新生婴儿的身体里几乎查不到镉。镉在自然界中常以化合物状态存在，一般含量很低。正常环境状态下，不会影响人体健康。

镉和锌是同族元素，在自然界中镉常与锌、铅共生。当环境受到镉污染后，镉可在生物体内富集，并通过食物链进入人体引起慢性中毒。镉被人体吸收后，在体内形成镉硫蛋白，选择性地蓄积在肝、肾中。其中肾脏可吸收进入体内近 1/3 的镉，是镉中毒的"靶器官"。其他脏器如脾、胰、甲状腺和毛发等中也有一定量的蓄积。由于镉损伤肾小管，病者出现糖尿、蛋白尿和氨基酸尿。尤其是镉能使骨骼的代谢受阻，造成骨质疏松、萎缩及变形等一系列症状。

镉主要来自被污染的环境，主要污染源就是土壤和植物，植物的根部对镉有特殊的吸收和富集作用。

自 20 世纪初发现镉的应用以来，镉的产量逐年增加。镉广泛应用于电镀工业、化工业、电子业和核工业等领域。镉是炼锌业的副产品，主要用在电池、染料或塑胶稳定剂中，它比其他重金属更容易被农作物所吸附。相当数量的镉通过废气、废水、废渣排入环境，造成污染。污染源主要是铅锌矿，以及有色金属冶炼、电镀和用镉化合物作原料或催化剂的工厂。

大气中的镉主要来自工业生产，如有色金属的冶炼、煅烧，矿石的烧结，含镉废弃物的处理，包括废钢铁的熔炼、从汽车散热器回收铜、塑料制品的焚化等。进入大气的镉的化学形态有硫酸镉、硒硫化镉、硫化镉和氧化镉等，主要存在于固体颗粒物中，也有少量的氯化镉能以细微的气溶胶状态在大气中长期悬浮。

水体中镉的污染主要来自地表径流和工业废水。硫铁矿石制取硫酸和由磷矿石制取磷肥时排出的废水中含镉较高，每升废水含镉可达数十至数百微克；大气中的铅锌矿以及有色金属冶炼、燃烧、塑料制品的焚烧形成的镉颗粒都可能进入水中；用镉作原料的催化剂、颜料、塑料稳定剂、合成橡胶硫化剂、杀菌剂等排放的镉也会对水体造成污染；在城市用水过程中，往往由于容器和管道的污染也可使饮用水中镉含量增加；工业废水的排放使近海海水和浮游生物体内的镉含量高于远海，工业区地表水的镉含量高于非工业区。

土壤含镉量为 0.01～2mg/kg，平均含镉 0.35mg/kg。炼铝厂附近及其下风向地区土壤中含镉浓度很高，造成土地荒废。含镉废渣堆积，使镉的化合物进入土壤和水体。磷肥的施用面广而且量大，从长远来看，土壤、作物和食品中来自磷肥和某些农药的镉，可能会超过来自其他污染源的镉。

20 世纪 40 年代，在日本富山县神通川流域发现一种奇怪病"痛痛病"，就是典型的镉污染事件之一。检测发现，死者骨中镉比正常人高出 159 倍，其他脏器中的镉含量比正常人高出数十倍至百倍。1968 年经调查研究，证实了该病的起因：由于神通川上游有一座锌矿石冶炼厂，炼锌副产品镉污染了河水，也污染了土壤和稻田。这是一起严重的镉污染事件，"痛痛病"也被日本称为"第一公害病"。

经调查分析，痛痛病是该流域河岸的锌、铅冶炼厂等排放的含镉废水污染了水体，使稻米含镉。而当地居民长期饮用受镉污染的河水，以及食用含镉稻米，致使镉在体内蓄积而中毒致病。此病以其主要症状而得名。截至 1968 年 5 月，共确诊患者 258 例，其中死亡 128 例，到 1977 年 12 月又死亡 79 例。痛痛病在当地流行 20 多年，造成 200 多人死亡。

长期饮用受镉污染的自来水或地表水，并食用受镉污染的水灌溉的稻谷，会导致镉在体内蓄积，造成肾损伤，即损坏肾小管功能，使体内蛋白质从尿中流失，进而导致骨软化症，周身疼痛，故称为"痛痛病"。痛痛病不仅在日本发生过，在其他国家也有发现，我国广西某些地区曾有人患"痛痛病"。

三、镉在人体内的吸收、分布及排泄

镉主要由呼吸道和消化道吸收，通过食物、水和空气进入人体，并可迅速转移到血液中。循环于血液中的镉约 90%～95%位于红细胞内，与血红蛋白结合，分布在全身各器官中，主要储存于肝、肾和骨组织中。

镉的排泄主要通过粪便，也有少量从尿中排出。在正常人的血中，镉含量很低，接触镉后会增高，但停止接触后可迅速恢复正常。

实验证明，大鼠食入镉，88%由粪便排出，约 10%由肾脏排出，少量可随胆汁排出。静脉注射镉后，同样由尿和粪便排出，静脉注射镉比食入排泄快。

四、镉的毒性

动物实验发现，微量的镉能干扰大鼠肝脏线粒体中氧化磷的酸化过程，镉可抑制各种氨基酸脱羧酶、组氨酸酶、淀粉酶和过氧化物酶等酶的活力，可能是镉与羧基、氨基特别是含巯基的蛋白分子结合，使许多酶系统的活性受到抑制，从而使肝、肾等组织中酶系统正常功能受损。

镉的致癌、致畸和致突变的作用已经被学者关注。1962 年进行流行病调查，结果表明肿瘤发病率较高，认为前列腺癌和肾癌与镉接触有关。动物实验结果证明镉具有致畸作用，镉对动物细胞的染色体有破坏作用，导致基因物质的改变，引起突变。镉还可以干扰铜、锌和钴在体内的代谢，产生毒性作用。

镉的慢性毒性主要造成肝、肾、肺、骨及睾丸等组织的损害，其中以肾脏损害最为明显。镉还会严重损伤 Y 因子。

五、镉中毒的临床表现

1.急性中毒

吸入高浓度的镉雾后，经过 2～10h 潜伏期，首先会出现呼吸道刺激症状，患者口干、口内有金属味、流涕、咽干、咽痛等，伴有头晕、头痛、乏力、寒战和发热，少数病人可有恶心、呕吐、

腹痛及腹泻等症状。有的病人出现似流行性感冒、急性肠胃炎的症状。重症病例24～36h可产生中毒性肺水肿或化学性肺炎。个别病例可伴有肝肾损害，产生黄疸和血尿，会出现急性重型肝炎或急性肾功能衰竭。

2.慢性中毒

长期接触镉化合物引起的主要病变是肺气肿和肾脏损害。病程呈进行性发展，早期表现为乏力、消瘦、头晕、失眠、多梦、食欲减退等神经衰弱症状，并有鼻出血、慢性鼻咽炎、鼻黏膜萎缩和溃疡、嗅觉减退甚至丧失等表现。齿颈部釉质呈黄色环（镉环）也是镉中毒的特征，多见于门齿和犬齿，牙龈颜色没有改变。肺气肿缓慢进展，病人有进行性呼吸困难，活动加重并伴有心悸。在X射线片上可有典型肺气肿表现。肾脏损害的特点是产生特殊的蛋白尿，主要为肾小管型蛋白尿。

"痛痛病"首先在日本发现，由于镉污染了水源和农田，人们长期食用高镉的食物从而引起疾病。本病有三个特点：肾小管再吸收障碍，消化吸收不良，骨软化症。患者主诉腰背痛、关节疼、全身痛等，易发生病理性骨折，导致骨骼变形。X射线片检查可见骨萎缩、多发性骨折、骨变形（骨盆、肋骨、胸椎、腰椎等）、骨弯曲和骨改变层形成。骨改变层形成是骨骼病变的特点，最后发生废用性萎缩和并发慢性肾功能衰竭。

六、镉中毒的诊断与治疗

主要根据职业病或地方病史和临床症状诊断。实验室检查有低色素性贫血，血清蛋白含量降低，血清无机磷降低而碱性磷酸酶明显增高，尿蛋白和尿糖多阳性，尿钙排泄增加，尿磷排泄减少。尿镉含量每天可达32.7～127.4μg，远高于正常为每天尿镉<2.7μg的量。肾功能测定，肾小管再吸收功能明显下降。

急性镉中毒治疗关键在于防止肺水肿。吸氧，保持呼吸道通畅，必要时给抗泡沫剂，用肾上腺皮质激素降低毛细血管通透性，限制液体入量，给予抗感染治疗。用依地酸、二巯基丙酸及二巯丙磺钠等进行排镉治疗。

慢性镉中毒除排镉治疗外，可服用维生素D和钙剂。肺气肿对症治疗防止呼吸道感染，有肾脏损害时应低盐饮食，使用肾上腺皮质激素。贫血用铁剂，有肾病变者不宜用排镉药物。"痛痛病"通常采用大量维生素D，每天肌内注射（5～10）×10^{4}U。此外，也可并用蛋白同化激素苯丙酸诺龙和康力龙治疗，结合采用改善营养和调整内分泌等措施。

七、防止镉中毒的措施

为了预防镉中毒，熔炼、使用镉及其化合物的场所应具有良好的通风和密闭装置。焊接和电镀工艺除应有必要的排风设备外，操作时应戴个人防毒面具。不应在生产场所进食和吸烟。我国规定的生产场所氧化镉最高容许浓度为0.1mg/m³。另外，镀镉器皿不能存放食品，特别是醋类等酸性食品。做好环境保护工作，严格执行镉的环境卫生标准，防止镉对环境的污染。严禁使用含镉工业废水灌溉农田。

第三节 有害元素汞 (Hg)

汞也是一个古老的金属。随着现代化工农业和国防科学技术的发展，汞的应用日益广泛。提取金、银冶炼及仪表电力都用汞，军事工业的起爆剂为雷汞，汞在原子能工业作反应堆冷却剂。在节能灯、制汞的各种合金——汞齐等方面也有许多应用。制汞的广泛使用导致汞的污染日益严重，正越来越严重地威胁着人类的健康。

一、汞元素简介

汞（mercury），原子序数 80，原子量 200.59，位于元素周期表的第六周期、ⅡB 族。其单质是常温常压下唯一以液态存在的金属，俗称水银，熔点 $-38.87\,℃$，沸点 $356.6\,℃$，密度 $13.59\mathrm{g/cm^3}$。汞是银白色闪亮的重质液体，化学性质稳定，不溶于酸也不溶于碱；能溶于硝酸和热浓硫酸，分别生成硝酸汞和硫酸汞，过量则生成亚汞盐；能溶解许多金属，形成合金，形成的合金叫作汞齐。常见氧化数为+1、+2。与银类似，汞也可以与空气中的硫化氢反应。汞具有恒定的体积膨胀系数，在常温下即可蒸发，汞蒸气和汞的化合物多有剧毒。

汞在自然界中分布量极小，自然界的汞主要以硫化汞（HgS）的形式存在，极少数的汞在自然中以纯金属的液体状态存在。汞被认为是稀有金属，但在自然界中普遍存在，随着其在自然中演化，环境各个因素中都可能含有汞，形成汞的天然本底。因此，一般动植物中都含有微量的汞，通常的食物中，也有微量的汞存在，可以通过排泄、毛发等代谢。

二、汞污染

1.汞污染物形态

各种汞化合物的毒性差别很大。无机汞中的升汞是剧毒物质；有机汞中的苯基汞分解较快，毒性不大，而甲基汞进入人体很容易被吸收，不易降解，排泄很慢，特别是容易在脑中积累，毒性最大。金属汞在常温下能蒸发，蒸发量随温度升高而增加，且蒸气可随气流移动，吸附在地面、墙壁、桌面及工作服等处，成为二次污染源。

如果把含汞工业废渣、废气任意排放，还会造成水源、大气和土壤的污染，引起公害病。世界上第一个出现的由环境污染所引起的公害病就是日本报道的汞污染所致的水俣病。

2.汞污染来源

人类活动造成水体汞污染，主要来自氯碱、塑料、电池及电子等工业排放的废水以及废旧医疗器械。据估计，1970～1979 年全世界由于人类活动直接向水体排放汞的总量约 1.6 万吨，排向大气的总汞量达 10 万吨左右，排入土壤的总汞约为 10 万吨，而排向大气和土壤的也将随着水循环回归入水体。

天然本底情况下汞在大气、土壤和水体中均有分布，所以汞的迁移转化也在陆、水、空之间发生。例如：①大气中气态和颗粒态的汞随风飘散，一部分通过湿沉降或干沉降落到地面或水体中。②土壤中的汞可挥发进入大气，也可被降水冲淋进入地面水和渗透入地下水中。③地面水中的汞一部分由于挥发而进入大气，大部分则沉淀进入底泥。④底泥中的汞，不论呈何种形态，都会直接或间接地在微生物的作用下转化为甲基汞或二甲基汞。二甲基汞在酸性条件下可以分解为甲基汞。甲基汞可溶于水，因此又从底泥回到水中。水生生物摄入的甲基汞可以在体内积累，并通过食物链不断富集。受汞污染水体中的鱼，体内甲基汞浓度可比水中高上万倍，危及鱼类并通过食物链危害人体。

世界八大公害之一的日本九州熊本县的"水俣病事件"，是典型的有机汞污染事件。1925年，有人在水俣湾东北岸建了一家氮肥厂，后来又扩建化工厂生产乙醛和氯乙烯，工厂的废水排入了水俣湾。1953年开始，水俣湾附近的小渔村出现了许多怪异现象，一些平时温顺的猫会突然间纷纷跳海"自杀"，渔民中出现了大批口齿不清、步态不稳、面部痴呆的患者。随着时间的推移，患者又出现了耳聋眼瞎、吞咽困难、全身麻木和精神失常等症状。最后发展到身体曲成弓形，高声嚎叫，直至死亡。

通过研究发现，水俣病的成因是化工厂的废水中含有一种有毒的物质氯化甲基汞，氯化甲基汞排入海湾后被藻类吸收，通过食物链富集到鱼类和贝类中，人们食用了鱼和贝类，使氯化甲基汞在人体内逐渐积聚，最后发生以中枢神经损伤为主的慢性中毒死亡。日本环境法规定自然水中 Hg 基准含量为 1.0×10^{-6}，而当年水俣湾的海水 Hg 含量达到（$3 \sim 5$）$\times 10^{-6}$，鱼类体内 Hg 含量高达（$80 \sim 100$）$\times 10^{-6}$。

三、汞在人体内的吸收、分布及排泄

金属汞及其化合物主要以蒸气和粉尘形态经呼吸道侵入机体，也可以经过消化道、皮肤黏膜侵入。汞进入血液与血浆蛋白和血红蛋白结合得最多，通过血液进入各器官中，以肾脏和脑含量最高。汞蒸气容易通过脑屏障。肺部汞浓度也较高，其次为肝脏、甲状腺及睾丸等。

汞主要由肾脏及消化道排泄，尿的排量与接触汞的浓度和时间有关。汞还能由肺呼吸排出，唾液、乳汁和汗液也可排出少量的汞。

四、汞的毒性

汞离子进入血液与血浆蛋白和血红蛋白结合，主要与细胞蛋白质的巯基结合，而且这种结合又很不容易分离。汞又可作用于细胞膜的巯基，改变细胞膜的代谢功能，汞进入人细胞内，可与某些酶或受体结合抑制某些酶的活性，造成细胞的损害。

汞可与体内组织中的巯基、氨基、磷基及羧基等功能团结合，使组织中很多酶受到抑制。最主要作用于肾脏和神经系统。

五、汞中毒的临床表现

1.急性汞中毒

空气中汞蒸气浓度达到 $1.2 \sim 8.5 \text{mg/m}^3$ 时，短时间吸入即可引起急性汞中毒。该病起病急骤，有头痛、头晕、乏力及低热等全身症状，几天后会出现口腔炎、齿龈红肿酸痛、牙齿松动、齿槽溢脓、流涎、口干、黏膜溃疡、肿胀以及出现汞线等口腔炎症状。部分患者出现皮肤损伤、局部红肿、蜕皮及斑疹等。可有咳嗽、咳痰、胸痛与气短等呼吸道症状。重症可引起化学性肺炎，主要损害肾脏，可有蛋白尿与血尿，严重者可引起急性肾功能衰竭。

液态汞经消化道扩散比较缓慢。2001 年，我国有医务工作者报道，一名 35 岁男性患者吞服水银达 3.5kg，经过对症治疗得以康复，患者在整个病程中并未出现典型的汞中毒表现。

2.慢性汞中毒

慢性汞中毒临床特点为汞兴奋症状、汞性震颤和汞性口腔炎三大特点。神经衰弱症候群为慢性汞中毒最早出现的症状，患者头痛、头晕、失眠、多梦、记忆力明显减退，并伴有自主神经功能紊乱、心悸、多汗、皮划试验阳性等。

易兴奋症是汞中毒的突出症状，主要表现为精神和情绪的变化，易激动，急躁，爱吵闹，哭笑异常，难以控制情感冲动，精神不集中，思绪紊乱，工作效率降低等。有的患者表现焦虑不安、抑郁、沮丧、幻觉、性格发生明显的变化以及精神障碍等。

震颤为意向性，多出现在眼睑、舌和肢体手指。震颤的特点是多频细微的，精神越集中就越明显、越严重。震颤随汞接触时间和浓度的增加而加重，影响写字和精细工作的操作。

口腔炎时，齿龈硫化物与汞形成深蓝色的汞线，牙龈充血并肿胀，有牙龈溢脓、溃疡、疼痛、出血、牙齿松动和脱落等表现，但没有急性中毒明显。

慢性汞中毒还可引起肾脏损害，肾脏损害可出现蛋白尿、管型尿及全身水肿，引起肾脏综合征，甚至可发生胸水和腹水。

六、汞中毒的诊断与治疗

1.汞中毒的诊断

根据临床症状和体征、病史和职业史进行诊断。主要是血和尿中汞的测定，一般规定尿汞正常值不超过 0.01mg/L（蛋白沉淀法）、0.05mg/L（双硫腙法）。血汞较稳定，一般不超过 0.3mg/L。粪汞正常为 0.017～0.055mg/d（双硫腙热馏法）。若尿汞或血汞超过正常值，配合职业史和临床症状，诊断汞中毒并不困难，但职业病诊断要经过省市卫生部门授权专门医疗机构诊断，个人无权诊断。

2.汞中毒的治疗

急性汞中毒时应立即脱离现场，兴奋呼吸中枢，吸氧排毒。口服汞者应立即洗胃，用鸡蛋清和牛奶保护胃黏膜。用温水或 5g/L 活性炭悬浮液洗胃。同时给泻剂 500g/L 硫酸镁 40mL 使毒物排出。

驱汞治疗目前首选药物是二巯丁二钠、二巯丙醇磺酸钠，其次是青霉胺。二巯丙醇磺酸钠驱汞常用剂量为每天 50g/L 溶液 5mL，分 2 次肌内注射。实践证明，尿汞排出量和注射剂量在一定范围内呈正比。但由于该药有不良反应，每日注射不超过 5mL 为宜，个别患者反应大，可考虑减少剂量，每日注射 2.5mL。

七、防止汞中毒的措施

汞在工业上应用很广，造成的污染较为严重，对人类健康影响很大，故对含汞废水必须进行净化处理，符合规定方可排放。另外，对鱼体和底泥中的甲基汞应定期检查。中国《工业企业设计卫生标准》规定，居住区大气中汞的日平均最高容许浓度为 0.3μg/m³，地面水中汞的最高容许浓度为 1μg/L。中国《生活饮用水卫生标准》规定，汞浓度不得超过 1μg/L。中国《工业"三废"排放试行标准》规定，汞及其无机化合物最高容许排放浓度为 50μg/L（按 Hg 计）。

2009 年 2 月，在肯尼亚首都内罗毕举行的联合国环境规划署部长级会议上，140 个国家确定于 2010 年开始起草一份关于防止汞污染的具有法律约束力的国际文书，其中包括全球范围内汞的安全储存、减少汞供应、减少产品中汞含量等内容，并计划在 2013 年 2 月前完成。2010 年 6 月在日本千叶县举办的政府间谈判第二次会议上全球各国代表就文书进行讨论，讨论关键问题包括：如何解决主要来自工业，尤其是燃煤发电厂的汞排放，如何鼓励淘汰医疗器械等产品中的汞，让小规模的金矿停止使用汞法炼金等。中国正大力研究工业无汞催化剂，天然气脱汞设备，含汞血压计、体温计的替代产品。

我国作为全球汞使用量和排放量最大的国家，在"全球汞文书"谈判中面临着巨大的汞减量减排压力。

1.节能灯

节能灯的发光原理就是汞蒸气受激发而发光，每只节能灯都含汞。即便按欧洲最新环保标准，一只节能灯的汞含量也约为 3～5mg。一旦破碎，仅 3mg 就会污染约 1000t 水、300m³ 空气。

中国年消耗节能灯多达 8 亿只，据专家预测，即使按照 500 万只废弃灯管中有 1/2 的汞废物可浸入地下来计算，也会形成每年约 4.5 亿吨水的污染潜能，这一数字远远超过北京所有家庭一年的用水总量。

在节能灯有裂缝或破碎的时候，应根据以下规则减少与汞的接触：①不要惊慌，荧光灯里的汞含量非常小。②小心不要被玻璃碎片划伤。如果灯是在照明情况下破损，确认断电，避免触电的危险。收集好碎片，如果可能把它们扫集在一起。③用可处理的毛巾或者粘贴带来清除碎片。④只在没有办法处理好的地面，如毛毯，才用真空清洁器清理。然后再处理装有碎片的清洁器的真空袋。再把真空袋里的碎片放在垃圾袋里从家里拿走带到郊外。⑤房间通气。

2.医疗器械

我国每年约生产 1.2 亿支充汞式体温计，按照每支含汞量 1g 计算，仅此一项，年用汞量就可达 120t。若将水银血压计也考虑在内，我国医疗卫生领域的汞消费总量非常惊人。可以想象，如果这些含汞器械发生意外破损，在没有采取防范措施的情况下会给人们的健康造成直接危害。而且，如果疏于管理，汞废弃物将通过焚化、固体废弃物或废水等形式流入环境，造成当地甚至更大区域的危害。

第四节　有害元素砷（As）

砷是一种类金属元素，旧称"砒"，其单质为灰白色有金属光泽的结晶块，质脆有毒。化合物可作杀菌剂和杀虫剂。砷主要以硫化物矿形式存在，砷也以氧化物和少量的单质形态存在。

三氧化二砷（As_2O_3）在中国古代文献中称为砒石或砒霜。这个"砒"字由"貔"而来。貔传说是一种吃人的凶猛野兽。这说明在中国古代人们就已认识到它的毒性。常常出现在中国古典小说和戏剧中。

6 世纪中叶，中国北魏末期农学家贾思勰编著的农学专著《齐民要术》中讲到，将雄黄

（As₄S₄）、雌黄（As₂S₃）研成粉末，与胶水泥和，浸纸可防虫蠹。小剂量砒霜作为药用在中国医药书籍中最早出现在公元 973 年宋朝人编辑的《开宝本草》中。中国炼丹家称硫黄、雄黄和雌黄为三黄，视其为重要的药品。西方炼金术士们把雌黄称为帝王黄。

砷作合金添加剂生产铅制弹丸、印刷合金、作冷凝器用的黄铜、蓄电池栅板、耐磨合金、高强结构钢及耐蚀钢等。黄铜中含有砷可防止脱锌，昂贵的白铜合金就是用铜与砷合炼的。高纯砷是制取化合物半导体砷化镓、砷化铟等的原料，也是半导体材料锗和硅的掺杂元素，这些材料广泛用作二极管、发光二极管、红外线发射器与激光器等。

砷的化合物还用于制造农药、杀鼠药、防腐剂、染料和医药等。砷也曾被用于治疗梅毒。大量的羊、微型猪和鸡的生物学研究结果表明，砷有可能是动物必需微量元素。

一、砷元素简介

砷（arsenic），原子序数 33，原子量 74.92，是一种类金属元素，位于元素周期表中第四周期、ⅤA 族，元素符号 As，单质以灰砷、黑砷和黄砷这三种同素异形体的形式存在。单质砷熔点 817℃（28atm，1atm=101325Pa），加热到 613℃，便可不经液态直接升华成为蒸气，砷蒸气具有一股难闻的大蒜臭味。砷元素广泛存在于自然界中，有数百种的砷矿物已被发现。

砷单质很活泼，在空气中会慢慢氧化。砷在空气中加热至约 200℃时，会发出光亮，400℃时会产生一种带蓝色的火焰，并形成白色的 As_2O_3 烟，有独特恶臭。金属砷易与氟和氧化合，在加热情况下亦与大多数金属和非金属发生反应。不溶于水，能溶于硝酸和王水，也能溶解于强碱，生成砷酸盐。

砷在地壳中的含量为 2～5mg/kg，环境中的砷主要以三价和五价态分布于土壤、水、空气及食物中，它通过生物链进入生物体内，几乎所有生物体内都含有微量砷。砷在化学元素周期表中的位置正好位于磷的下方，正是由于两者化学习性相近，所以砷很容易被生物细胞吸收而导致中毒。

二、砷污染

砷污染是指由砷或其化合物所引起的环境污染。砷和含砷金属的开采与冶炼，用砷或砷化合物作原料的玻璃、颜料、原药、纸张的生产以及煤的燃烧等过程，都可产生含砷的废水、废气和废渣，对环境造成污染。含砷废水、农药及烟尘都会污染土壤，砷在土壤中累积并由此进入农作物组织中。

大气含砷污染除岩石风化、火山爆发等自然原因外，主要来自工业生产、含砷农药的使用及煤的燃烧，煤灰中含砷 10～500mg/kg，按体积浓度计含 60～90μg/m³，虽然含量不多，但造成的危害不易忽视。1982 年湖南省一所中学曾经发生了一起燃煤引起的砷中毒事件。

砷和砷化物一般可通过水、大气和食物等途径进入人体，造成危害。元素砷的毒性极低，砷化物均有毒性，三价砷化合物比其他砷化合物毒性更强。

美国规定居民区大气中砷最高容许浓度为 3μg/m³，车间空气中砷化氢最高容许浓度为 0.3μg/m³，饮水中砷最高容许浓度为 0.05mg/L，并建议达到 0.01mgL；欧洲规定饮水中砷最高容许浓度为 0.2mg/L；中国规定饮用水中砷最高容许浓度为 0.04mg/L，地表水包括渔业用水为

0.04mg/L，居民区大气砷的日平均浓度为 $3\mu g/m^3$；世界卫生组织的饮水标准为 0.01mg/L。

三、砷在人体内的吸收、分布及排泄

砷及其化合物可由呼吸道、消化道及皮肤吸收进入人体。工业生产过程中吸入大量的砷氧化物可引起急性中毒，非生产性急性中毒多为误服砒霜引起。

砷吸收后进入血液，95%～99%在红细胞内与血红蛋白结合，随着血液分布到全身组织和器官。主要分布在肝、肾、脾、胃肠壁、肌肉等处。由于砷与角质蛋白有亲和力，储存在皮肤、毛发、指甲和骨骼中，因此毛发和指甲含砷较高。砷主要从尿和粪便中排出，皮肤、肝腺、唾液、乳腺和肺也可排出微量砷。

四、砷的毒性

单质砷几乎无毒性，砷化合物大多都有毒性，尤其 As_2O_3 毒性甚烈。常见无机的砷化合物有 As（III）无机化合物和 As（V）无机化合物。有机砷化合物主要有 MMA（一甲基砷酸）、DMA（二甲基砷酸）、砷甜菜碱和砷胆碱等，此外还有砷糖和砷酯类化合物等。其中无机砷的毒性大于有机砷，砷与有机基团结合越多，毒性越小。它们的毒性排序为 As（III）>As（V）>MMA>DMA，而砷胆碱和砷甜菜碱常被认为是无毒的，砷糖与砷酯类化合物为生物有益物质。

砷是原浆毒，对蛋白质的巯基（—SH）具有巨大的亲和力，作用于酶系统，抑制酶蛋白的巯基，特别是与丙酮酸氧化酶的巯基结合，使其失去活性，从而减弱了酶的正常功能，阻止了细胞的氧化功能。

砷可以损害细胞染色体，抑制细胞的正常分裂，造成广泛的神经系统和肝、肾、脾、心肌的脂肪变性和坏死。

砷与酸或水产生砷化氢，导致急性砷化氢中毒，引起溶血和急性肝肾病变。媒体曾报道急性砷化氢中毒 14 例，就是烟灰和酸产生的砷化氢引起中毒。

长期饮用含砷较高的水可以引起皮肤黑变病。近年来，研究癌症的学者发现砷与癌症有密切的关系。云南锡矿肺癌发病率高，可能与矿石中含砷量有关。广东某地发现了群众因土法生产砒霜，导致居民皮肤癌发病率增高。

五、砷中毒的临床表现

1.急性中毒

急性中毒有以下几种情况：①吸入大量的三氧化二砷烟尘，引起咳嗽、胸痛、气短、头晕和头痛。重者可发生昏迷、血压下降，出现发绀、恶心、呕吐、肠绞痛等胃肠道病状。②误服引起急性中毒，多以"急性胃肠炎症"为特征，潜伏期短，初感上腹不适、恶心、呕吐、腹痛、腹泻及现水样黏膜性便，有里急后重、口渴、肌肉抽搐等。③严重中毒者，除上述症状外，可因呕吐与腹泻脱水而出现休克，并可发生中毒性心肌炎、心脑综合征、中毒性肝炎病和急性肾功能衰竭。

2.慢性中毒

慢性中毒以皮肤黏膜病变为早期症状,黏膜受砷化物长期刺激,可引起鼻出血、嗅觉减退、鼻炎、咽炎、支气管炎和结膜炎。

神经系统可有头晕、头痛、乏力、四肢酸痛、神经衰弱、多发性神经炎、遗精及阳痿等症状。

消化系统可出现口腔炎、齿龈炎、舌炎、胃炎、肠炎和肝损害。常有恶心、呕吐、食欲不振、肝区痛、腹胀及腹泻等。血相改变为白细胞减少症和贫血,血清丙酮酸和巯基含量降低。

3.皮肤病变

砷及其化合物直接刺激皮肤,也可能产生过敏性皮炎。皮肤损伤也是全身中毒的一种表现,主要表现为胸背部色素沉着,呈黑色或棕黑色的散在色素沉着斑。这是由酪氨酸酶活力过度增强所致。还有四肢皮肤过度角化,尤以手掌与后脚掌为明显,并有脱发、脱皮以及甲趾出现逐渐向远端移行的金色横纹。

皮肤长期接触砷化物可以引起皮肤癌,尤以皮肤过度角化部位多见。在慢性砷中毒皮炎和疣状物增生的基础上产生。

六、砷中毒的诊断与治疗

1.砷中毒的诊断与实验室检查

根据职业史和接触史及典型的症状和临床表现进行诊断,实验室检查化验排泄物、头发与指甲等组织是否有多量砷的存在和砷含量增高的现象。正常24h尿砷为 $0\sim0.126mg/L$,尿砷超过 $0.2mg/L$ 视为异常;正常头发砷 $0.25\sim1.0\mu g/g$,高于 $1.0\mu g/g$ 视为异常;若指甲含砷量>$1.0\mu g/g$,初步判断可能为砷中毒。

2.砷中毒的治疗方法

通常根据病人中毒的具体情况给予解毒与治疗。

(1)急性中毒 口服中毒应尽早催吐,或使用温水、生理盐水或 $100g/L$ 碳酸氢钠溶液洗胃,口服牛乳和蛋清保护胃黏膜,使用硫酸钠导泻。同时使用二巯丙酮磺酸钠 5mL 肌内注射或二巯丁二钠 1g 静脉注射。再静脉注射 $100g/L$ 葡萄糖保肝治疗,给予能量和保肝结合剂。

(2)慢性中毒 用 $2.5\sim5mL$ $50g/L$ 二巯丙酮磺酸钠肌内注射,$3\sim5d$ 为一个疗程。每日检查尿砷,停 4 天后再确定下一个疗程。如果病人出现头晕、疲乏无力时给微量元素合剂补充丢失的其他有益元素,同时对症和保肝治疗。

(3)皮肤黏膜损害 砷中毒皮炎可外用 $50g/kg$ 二巯基丙酮油膏和可的松软膏涂抹患处。

(4)眼部损害 可用 $50g/L$ 可的松和氯霉素眼药水及 $20g/L$ 二巯基丙酮眼膏外用。

(5)慢性干燥性或萎缩性鼻炎 可用鱼肝油滴剂或薄荷滴剂外用。

七、防止砷中毒的措施

根据自然环境中砷的含量及当地可能存在的砷污染的具体实际,防止砷中毒可采取以下措施:①加强环境监测,建立重点地区空气、水等流体中的砷污染预报机制,同时加强重点地区土壤中砷的监测,解决好高砷地区人畜用水及农业灌溉用水问题;②加强含砷矿藏及其冶炼过程的管理,取缔土法炼砷的工厂,冶炼砷的工厂和其他冶金工厂的"三废"必须达标排放,对高砷煤采取强制性脱砷处理，从根本上降低空气中砷含量；③加强含砷化工产品管理，特别要加强对含砷农药和医药的监管，要加强这些毒性药物的使用常识培训，最大限度减少人为中毒情况的发生；④避免砷进入食物链，这是防治砷污染引起砷中毒的关键。

中国科学院地理科学与资源研究所研究员、博士生导师、863计划土壤修复领域首席专家陈同斌认为，与水中砷污染的治理相比，土壤砷污染的治理还要困难得多。他建议，防治砷污染，首先不要将高砷水用来灌溉，其次不要让在受到砷污染的土壤上种植的植物进入食物链。对于已经受到污染的土壤，可以用植物来进行环境修复。实验研究发现，蜈蚣草是一种修复砷污染土壤效果很好的植物，蜈蚣草吸收土壤中砷的能力比其他植物高出几万倍甚至10万～20万倍。

知识拓展

四乙基铅

四乙基铅曾用作汽油抗爆剂，为略带水果香甜味的无色透明油状液体，约含铅64%。常温下极易挥发，即使0℃时也可产生大量蒸气，其密度较空气稍大。遇光可分解产生三乙基铅。有高度脂溶性，不溶于水，易溶于有机溶剂。急性四乙基铅中毒是以神经精神症状为主要临床表现的全身性疾病，重者可昏迷致死。多见于意外事故。

标准燃油与辛烷值

◆ 标准燃油是抗爆性很高的异辛烷C_8H_{18}（定其辛烷值为100）和易爆燃的正庚烷（定其辛烷值为0）的混合液。某燃油辛烷值为80，这就是说该燃油与含异辛烷80%和正庚烷20%的混合液的抗爆性相同。

◆ 提高汽油辛烷值的途径有三个：一是选择良好的原料和改进加工工艺，例如采用催化裂化、重整等二次加工工艺。二是向产品中调入抗爆性优良的高辛烷值成分，例如异辛烷、异丙苯、烷基苯等。三是加入抗爆剂。目前，取代四乙基铅的物质主要有芳香烃类、甲基叔丁基醚（MTBE）、三乙基丁醚、三戊基甲醚、羰基锰以及醇类等，其中以MTBE用量最大。

点生日蜡烛或吃烛光晚餐小心铅中毒

研究发现，点蜡烛，特别是点带香味的和慢燃的蜡烛可能发生铅中毒。因为这类蜡烛芯是含铅的，如果点燃后弥漫在空气中，人体吸入过多会危害人的神经系统、心脏和呼吸系统，从而导致不同程度的铅中毒。

废用性萎缩

医学术语，常用在整形外科领域。手腕、大腿、小腿以及股关节等部位，或者骨折、关节发炎等，作为治疗手段，绑上石膏，固定受伤部位。大约一个月后，绑石膏的部位就会因缺乏肌肉锻炼变得越来越细。

雷汞

雷汞又称雷酸汞。化学式 $Hg(CNO)_2$。纯的雷汞是白色晶体，但大部分情况下呈棕黄色。它溶于热水、乙醇和氨水，在干燥时受轻微摩擦、撞击或加热就会爆燃。雷汞可用于制造雷管。雷汞与雷管是诺贝尔于 1865 年发明的。

增白美容小心汞中毒

有些美容化妆品中含有汞，其可通过皮肤和呼吸道被吸收进人体。化妆品汞中毒患者具有以下共同特点：①接触时间较长。多数人是在接受定期的美白美容服务 3～6 个月发病的。②临床症状不明显。病情较轻的患者仅表现为乏力、多梦等症状。随着病情的发展，患者可逐渐出现头晕、失眠、多梦、性情烦躁、记忆力减退等症状。③治疗不及时。由于没有意识到汞的危害，患者往往经历了曲折的就医过程，从接受美容服务到确定汞危害存在，往往经过了半年到一年的时间，因而延误了治疗时机。

管型尿

管型是指在肾小管内由蛋白质凝固而形成的圆柱体。在正常人尿内可有少量透明及细胞颗粒管型。如管型数量增加或尿中出现它种管型时，称为管型尿。肾小管上皮细胞所分泌的蛋白，由于浓缩和在酸性环境中凝固形成透明管型，有时还可以同时有红细胞、白细胞凝聚在内，称为细胞管型。若有退行性变的细胞碎屑，则形成颗粒管型。若管型基质中含有脂肪滴或嵌入含有脂肪变性的上皮细胞，则称为脂肪管型。正常人 12 小时尿内管型应少于 5000 个，每毫升尿内含 2～5 个，或每低倍镜视野少于 1 个。如果尿液中管型增多，特别是颗粒管型增多，常提示肾脏实质受损害。

雄黄

◆ 雄黄是四硫化四砷（As_4S_4）的俗称，又称作石黄、黄金石、鸡冠石，通常为致密粒状或土状块体。呈橘红色，条痕呈浅橘红色。硬度 1.5～2，密度 3.5～3.6g/cm³。性脆，熔点低。用炭火加热，会冒出有大蒜臭味的三氧化二砷（As_2O_3）白烟。置于阳光下曝晒，会变为黄色的雌黄（As_2S_3）和砷华。

◆ 雄黄不溶于水和盐酸，可溶于硝酸，溶液呈黄色。雄黄主要产于低温热液矿床中，常与雌黄、辉锑矿及辰砂共生；产于温泉沉积物和硫质火山喷气孔内沉积物的雄黄，常与雌黄共生。橘红色、透明到半透明的雄黄晶体，显得艳丽、富贵，其柱状晶体长短参差，粗细相伴，多方向生长，势态奇特，再衬上白色方解石等共生矿物，绚丽多彩，构成整体自然美。

◆ 雄黄的药用：①有抗肿瘤作用，能抑制移植性小鼠肉瘤 S-180 的生长，并对细胞有腐蚀作用。②吸收后，对神经有镇痉、止痛作用，体内外均有杀虫作用。水浸剂对金黄色葡萄球菌、人体结核杆菌、变形杆菌、绿脓球菌及多种皮肤真菌均有不同程度的抑制作用。③肠道吸收后能引起吐、泻、眩晕甚至惊厥，慢性中毒能损害肝、肾的生理功能。④有消毒作用。体外试验对常见化脓性球菌，肠道致病菌，人型、牛型结核杆菌，耻垢杆菌及堇色毛菌等常见致病性皮肤真菌有抑制作用。

雌黄

◆ 雌黄是一种单斜晶系矿石，主要成分是三硫化二砷（As_2S_3），有剧毒。雌黄单晶体的形状呈短柱状或者板状，集合体的形状呈片状、梳状、土状等。雌黄的颜色呈柠檬黄色，条痕呈鲜黄色，硬度在 1.5 至 2 之间，相对密度是 3.49，折射率是 2.81，半透明，金刚光泽至油脂光泽，灼烧时熔融，产生青白色的带强烈的蒜臭味的烟雾。

◆ 在中国古代，雌黄经常用来修改错字，因此，在汉语环境中，雌黄有篡改文章的意思，并且有"胡说八道"的引申义，如成语"信口雌黄"。除了修改错字外，雌黄作为一种罕见的清晰、明亮的黄色颜料还被东西方文明长期用于绘画。在东方，敦煌莫高窟壁画使用的黄色颜料里面就有雌黄的存在；在西方，雌黄也一直在碾碎之后作为颜料用于画画。由于雌黄具有强烈的毒性，加之和石墨以及铜基颜料不能很好地共存，在西方，镉黄和其他染料在 19 世纪之后逐渐替代雌黄在这个用途上的应用。但是中国的国画仍然还有使用雌黄的。

◆ 雌黄的药用：在中国古代，雌黄是一种中药。《神农本草经》里面将雌黄列为中品，其他古代医药书籍也有雌黄入药的记载，雌黄还可用于杀虫、解毒、消肿等。《本草纲目》记载：①心痛吐水，不下饮食：雌黄二两、醋两斤，慢火煎取膏，加干蒸饼和丸，如梧子大。每次服 7 丸，姜汤送下。②癫痫抽筋：雌黄、炒铅丹各一两，共研为末，加麝香少许，在牛乳汁半升中熬成膏，仔细捣匀，做成丸，如麻子大。每次服三五丸，温水送下。③癞疮：用雌黄粉加醋和鸡蛋黄调匀，抹疮上。④牛皮顽癣：用雌黄粉加水银粉，调猪油抹患处。但在现代的医疗活动里面很少见到使用雌黄的记录，《中华人民共和国药典》也已经不再将雌黄列入中药材名录。

原浆毒、神经毒、肠病毒及溶血毒

◆ 原浆毒：指能使人体大部分器官发生细胞变性的一类有毒物质或毒素，如铊、砷、砒霜、甲醛和苯酚等。与原浆毒相应的还有神经毒、肠病毒和溶血毒等。

◆ 神经毒：对神经组织有毒性或破坏性的内毒素，可使周围神经有髓鞘、脑和脊髓及其他组织产生脂肪性变。多为天然存在，如蛇毒、蝎毒、蜂毒等动物毒素、植物毒素、海洋毒素、微生物毒素中含有神经毒素。

◆ 肠病毒：一群病毒的总称，包括小儿麻痹病毒 3 型、克沙奇 A 病毒 23 型、克沙奇 B 病毒 6 型、伊科病毒 31 型、肠病毒 68～71 型，共 67 种类型。肠病毒引发的疾病十分广泛，不同型的病毒可能会有相同症状。典型的症状包括疱疹性咽峡炎、手足口病、无菌性脑膜炎。而心肌炎、心包膜炎、病毒性脑膜炎、肢体麻痹症候群是属于较严重的疾病。也不是所有受肠病毒感染的人都会有症状，因免疫力不同，约 50%～80% 是无症状感染，部分人会有轻微类似感冒或肠胃炎的症状。

◆ 溶血毒：是许多病原微生物所产生的，能导致机体红细胞及其他有核细胞裂解的毒素类物质。多数由革兰氏阳性菌所产生。

砷中毒案例——致命的食物搭配

◆ 美国芝加哥大学的研究人员通过实验发现，虾等软壳类食物含有大量浓度较高的五价砷化合物。这种物质食入体内，本身对人体并无毒害作用！但在服用"维生素 C"之后，由于化学作用，原来无毒的五价砷转变为有毒的三价砷，就是人们俗称的砒霜！所以为慎重起见，在服用"维生素 C"期间，应当忌食虾类。

血浆蛋白和血红蛋白的区别

血浆蛋白和血红蛋白二者的区别是：血浆蛋白存在于血浆中，是由白蛋白和球蛋白组成的；而血红蛋白是红细胞的重要组成成分，血红蛋白是由珠蛋白和血红素组成的。二者的功能也不同：血浆蛋白中的白蛋白是人体内的营养物质，能够维持人体的胶体渗透压，球蛋白由各种抗体组成，具有免疫功能；血红蛋白存在于红细胞内，主要的功能是运输氧气和二氧化碳，血红蛋白可以与氧气结合形成氧合血红蛋白，又能与二氧化碳结合，形成碳氧血红蛋白，发挥运输的作用。

化妆品中的微量元素

◆ 化妆品中微量元素的作用：着色剂，化学脱毛剂，防腐、杀菌剂，功能性作用。

◆ 化妆品中最常见的化学毒物为汞、铅、砷和甲醇。国家强制标准规定化妆品中有毒物的限量为汞不超过 1mg/kg，铅不超过 40mg/kg，砷不超过 10mg/kg，甲醇不超过 0.2%。

◆ 常见的有害元素超标化妆品主要是美白类化妆品和祛斑类化妆品。美白类化妆品中的有害成分主要是汞，包括氟化汞和碘化汞等。祛斑类化妆品中的有害成分主要有汞、铅等。

练习题

一、解释概念

1.痛痛病；2.水俣病

二、选择题

1.目前，可防护X射线及其他放射线的金属砖或金属衣使用的金属是（　　　）

A.铅　　　　　　　　B.钡　　　　　　　　C.铜　　　　　　　　D.镉

2.自然界中所有化学元素中质量最大的稳定元素是（　　　）

A.氡　　　　　　　　B.铅　　　　　　　　C.金　　　　　　　　D.钨

3.由于儿童有较多的手口动作，因此儿童吸收铅的主要途径是（　　　）

A.呼吸道　　　　　　B.消化道　　　　C.皮肤　　　　　　　D.其他

4.人体解剖的结果证明，侵入人体的铅沉积并附着在骨骼组织上的主要形式是（　　　）

A.磷酸铅　　　　　　B.硫酸铅　　　　C.磷酸氢铅　　　　　D.碳酸铅

5.通常储存于锌矿、铅锌矿和铜铅锌矿石中的有害金属是（　　　）

A.汞　　　　　　　　B.铋　　　　　　　　C.钯　　　　　　　　D.镉

6.和锌是同族元素，在自然界中常与锌、铅共生的元素是（　　　）

A.汞　　　　　　　　B.锰　　　　　　　　C.铜　　　　　　　　D.镉

7.首先发现于日本的"痛痛病"，是哪种元素的污染事件（　　　）

A.铅　　　　　　　　B.汞　　　　　　　　C.镉　　　　　　　　D.砷

8.被日本称为"第一公害病"的是哪种元素的污染事件（　　　）

A.铅　　　　　　　　B.汞　　　　　　　　C.镉　　　　　　　　D.砷

9.镉的慢性毒性主要造成肝、肾、肺、骨、睾丸等组织的损害，其中损害最为明显的是（　　　）

A. 肝　　　　　　　　B. 肾　　　　　　　　C. 肺　　　　　　　　D. 睾丸

10. "痛痛病"首先在哪个国家发现（　　　）

A. 日本　　　　　　　B. 美国　　　　　　　C. 英国　　　　　　　D. 韩国

11. 在中世纪炼金术中与硫黄、盐共称炼金术神圣三元素的金属是（　　　）

A. 汞　　　　　　　　B. 金　　　　　　　　C. 银　　　　　　　　D. 铅

12. 常温常压下唯一以液态存在的金属是（　　　）

A. 钠　　　　　　　　B. 钾　　　　　　　　C. 汞　　　　　　　　D. 银

13. 首次由日本报道的水俣病是哪种金属污染所致的（　　　）

A. 铅　　　　　　　　B. 镉　　　　　　　　C. 汞　　　　　　　　D. 铊

14. 砒霜的化学名称是（　　　）

A. 三氧化二砷　　　　B. 三硫化二砷　　　　C. 四硫化四砷　　　　D. 砷

三、填空题

1. 16世纪以前铅笔是用_____做的，现在的铅笔是用_____做的。

2. 环境中的无机铅及其化合物十分_____，不易_____和_____。铅对人体的毒害是_____性的，鱼类对铅有很强的_____能力。

3. 水体中镉的污染主要来自地表_____和工业_____。

4. 工业废水的排放使近海海水和浮游生物体内的镉含量_____远海，工业区地表水的镉含量_____非工业区。

5. 循环于血液中的镉约90%～95%位于红细胞内，与_____结合，分布在全身各器官内。

6. 慢性镉中毒对人体生育能力也有所影响，它会严重损伤_____因子，使出生的婴儿多为_____性。

7. 镀镉器皿不能存放_____，特别是醋类等_____性食品。严禁使用含镉_____灌溉农田。

8. 无机汞中的_____是剧毒物质；有机汞中的_____基汞分解较快，毒性不大，而甲基汞进入人体很容易被吸收，不易降解，排泄很慢，特别是容易在脑中积累，毒性_____。

9. 世界上第一个出现的由环境污染所引起的公害病就是_____报道的汞污染所致的_____病。

10. 汞进入血液与_____蛋白和_____蛋白结合得最多，通过血液进入各器官中，以肾脏和脑含量_____。汞蒸气容易通过_____屏障。

11. 汞离子进入血液与血浆蛋白和血红蛋白结合，主要与细胞蛋白质的_____结合，而且这种结合又很不容易_____。

12. 中国炼丹家称硫黄、雄黄和雌黄为_____，视为重要的药品。西方炼金术士们把雌黄称为_____。

13. 单质砷加热到613℃，便可不经液态，直接_____，成为蒸气，砷蒸气具有一股难闻的_____臭味。

14. 无机砷的毒性_____有机砷，砷与有机基团结合越多，毒性_____。

15. 砷胆碱和砷甜菜碱常被认为是_____的，砷糖、砷酯类化合物为生物_____物质。

四、简答题

1. 根据当前铅污染实际，说明室内环境铅污染主要来自哪几个方面？

2.为什么儿童经消化道吸收的铅比成人多？

3.儿童从呼吸道吸入的铅较成人多的原因是什么？

4.为什么儿童铅中毒在国外被称为儿童的"隐匿杀手"？

5.由镉污染引起的"痛痛病"有哪些特点？

6.水中的甲基汞是怎样通过食物链危害人体健康的？

7.日本水俣病发病的原因是什么？

8.砷及其化合物的毒性情况怎样？

参考文献

[1] 杨克敌.微量元素与健康 [M].北京：科学出版社，2003.

[2] 苗健，高琦，许恩来.微量元素与相关疾病 [M].郑州：河南医科大学出版社，1997.

[3] 涂长信.现代生活与化学 [M].济南：山东大学出版社，2006.

[4] 王三根.微量元素与健康 [M].上海：上海科学普及出版社，2004.

[5] 周琼棠，谢英彪.来自微量元素的报告 [M].北京：人民军医出版社，2005.

[6] 郭媛珠，凌均棨，陈成章.氟与口腔医学 [M].北京：科学技术文献出版社，2000.

[7] 秦俊法，李增禧，梁东东.头发微量元素分析与疾病诊断 [M].郑州：郑州大学出版社，2003.

[8] 于占洋，侯哲.微量元素与疾病诊断及治疗 [M].北京：人民卫生出版社，2001.

[9] 杨维东，刘洁生，彭喜春.微量元素与健康 [M].武汉：华中科技大学出版社，2007.

[10] 魏复盛.水和废水监测分析方法 [M].4版.北京：中国环境科学出版社，2002.

[11] 柴之芳，祝汉民.微量元素化学概论 [M].北京：原子能出版社，1994.

[12] 袁汉尧.临床检验学 [M].广州：广东科技出版社，2002.

[13] 曹治权.微量元素与中医药 [M].北京：中国中医药出版社，1992.

[14] 何燧源.环境毒物 [M].北京：化学工业出版社，2002.

[15] 迟锡增.微量元素与人体健康 [M].北京：化学工业出版社，1997.

[16] 陈清，卢国珵.微量元素与健康 [M].北京：北京大学出版社，1989.

[17] 王夔.生命科学中的微量元素 [M].2版.北京：中国计量出版社，1996.

[18] 吴梧桐主编.生物化学 [M].6版.北京：人民卫生出版社，2007.

[19] 徐文军，韩长秀.过氧化氢氧化麦塔喇红催化光度法测定痕量铜 [J].冶金分析，2006，26（1）：25-27.

[20] 徐文军.巯基棉分离富集-石墨炉原子吸收光谱法测定环境水样中痕量钴 [J].冶金分析，2007，27（3）：55-57.

[21] 徐文军.顺序注射氢化物发生-原子荧光光谱法测定富硒鸡蛋中的硒 [J].食品科学，2007，28（8）：318-321.

[22] 徐文军.顺序注射氢化物发生-原子荧光光谱法同时测定环境水样中铋和汞 [J].冶金分析，2009，29（11）：61-64.

[23] 徐文军.顺序注射氢化物发生-原子荧光光谱法同时测定环境水样中铅和锡 [J].冶金分析，2007，27（11）：29-32.

[24] 刘彤彤，徐文军，李倩，等.顺序注射氢化物发生-原子荧光光谱法同时测定环境水样中砷和镉 [J].广东微量元素科学，2013，20（3）：18-23.

[25] 徐文军.顺序注射氢化物发生-原子荧光光谱法同时测定硒和砷的研究 [J].分析试验室，2007，26（5）：42-45.

[26] 徐文军.顺序注射氢化物发生-原子荧光光谱法同时测定中草药中铋和汞 [J].分析试验室，2009，28（11）：102-104.

[27] 徐文军，王立斌，孔祥雪.顺序注射氢化物发生-原子荧光光谱法同时测定中药材中砷和镉 [J].药物分析杂志，2011，31（4）：709-712.

[28] 徐文军.微波消解火焰原子吸收光谱法连续测定甘草中铁、锌、铜、锰 [J].药物分析杂志，2007，27（7）：1059-1061.

［29］徐文军.微波消解火焰原子吸收光谱法连续测定金银花中铁、锌、铜和锰［J］.分析试验室，2007，26（7）：61-63.

［30］徐文军.微波消解石墨炉原子吸收法测定中草药中痕量锗［J］.药物分析杂志，2010，30（2）：307-309.

［31］高彩，李雪，徐文军，等.微波消解-石墨炉原子吸收光谱法测定蔬菜中痕量钼［J］.福建分析测试，2016，25（5）：24-27.

［32］刘长增，付艳，徐文军.三溴偶氮氯膦-Mn(Ⅱ)-KIO$_4$催化体系分光光度法测定痕量锰的研究［J］.冶金分析，2008，28（8）：32-35.

［33］刘长增，刘庆利，徐文军.溴酸钾氧化考马斯亮蓝 G250 反应的催化动力学光度法测定痕量钒和亚硝酸根［J］.冶金分析，2009，29（5）：45-49.

［34］徐文军.顺序注射氢化物发生-原子荧光光谱法同时测定大蒜中的硒和砷［J］.食品科技，2007（8）：218-221.

［35］刘长增，解伟欣，徐文军.催化动力学光度法测定水中痕量钒［J］.分析试验室，2007，26（8）：61-64.

［36］徐文军.微波消解石墨炉原子吸收光谱法测定蔬菜中痕量铅［J］.理化检验-化学分册，2007，43（6）：485-487.

［37］徐文军.顺序注射氢化物发生-原子荧光光谱法测定富硒平菇中的硒［J］.食品研究与开发，2007，28（1）：129-132.

［38］袁兆岭，徐文军.动力学催化光度法测定痕量钒［J］.信阳师范学院学报（自然科学版），2006，19（3）：337-338.

［39］刘长增，徐文军.铍试剂Ⅲ-Mn^{2+}-H$_2$O$_2$催化体系测定痕量锰［J］.分析试验室，2006，25（7）：71-74.

［40］韩长秀，徐文军，宋学省.Co(Ⅱ)-棉红-H$_2$O$_2$体系测定痕量钴的研究与应用［J］.分析试验室，2005，24（8）：5-7.

［41］徐文军，朱化雨.微波消解石墨炉原子吸收法分析中药灵芝中的痕量镉［J］.微量元素与健康研究，2005，22（2）：26-27.

［42］吴茂江.硅与人体健康［J］.微量元素与健康研究，2012，29（2）：65-67.

［43］吴茂江.锶与人体健康［J］.微量元素与健康研究，2012，29（5）：65-67.

［44］陶勇.锶与健康（综述）［J］.卫生研究，1993，22（4）：213-217.

［45］秦俊法.微量元素锶与龋齿［J］.广东微量元素科学，1994，1（4）：1-5.

课后练习题
参考答案

第一章　练习题参考答案

一、解释概念

1.生命必需元素：生物赖以生存的化学元素称为生命元素，又称生物的必需元素。

2.常量元素：通常指含量大于体重 0.01％，每人每日需要量在 100mg 以上的元素称为常量元素。人体必需的常量元素有 11 种，包括 O、C、H、N、Ca、P、K、S、Na、Cl、Mg，这 11 种元素共占人体总质量的 99.95%，是人体不可缺少的造体元素，因此，被称为人体必需的常量元素。

3.微量元素：通常指含量小于体重 0.01％，每人每日需要量在 100mg 以下的元素。据机体对微量元素的需要状况可分为必需微量元素和非必需微量元素。如按照微量元素在人体生物作用过程中的影响也可分为必需的、无害的及有害的微量元素三类。常量元素以外的其余 70 余种元素都是微量元素，仅占人体总质量的 0.05%。

4.地方病：某些在特定地域内经常发生并相对稳定，与地理环境中物理、化学和生物因素密切相关的疾病。如地方性甲状腺肿、克山病、氟骨症等疾病属于地方病。

5.必需微量元素：人体中具有明显营养作用及生理功能，维持正常生命活动不可缺少的微量元素。必需微量元素是保证生物体健康存活所必不可少的元素。但缺乏这些元素，生物体往往也能在不健康的情况下继续生存，正如有人缺乏某种维生素后，虽然身体不健康，但也能活着是一样的道理。目前主要指 WHO 公认的铁、碘、铜、锌、硒、钴、锰、铬、钼、氟、镍、钒、锡、硅 14 种元素和近年来研究较多的锶、锗等元素。

6.非必需微量元素：指无明显生理功能的微量元素。其实必需与非必需、有益和有害元素是相对的，没有绝对的界限。随着医学研究的发展、先进仪器的制造，相信会有更多的微量元素逐步加入必需微量元素的行列。

7.调查性研究：主要是通过医学流行病学或卫生调查的方法，有目的地采集样本、收集数据，并对数据进行统计分析。了解环境、食品和人体内微量元素与健康、疾病的关系，探索微量元素环境客观指标对人体微量元素的含量及健康的影响规律。其中有现状调查、回顾调查、对比调查、前瞻调查。

二、选择题

1C 2C 3D 4B 5D 6A 7D 8D 9B 10B 11D 12C 13C 14A 15C 16D 17A 18A 19B 20A 21D 22B 23C

24B 25C 26D 27C 28A 29C 30C 31B 32C 33C 34D 35C

三、填空题

1.碘，锌，铁，钙。2.11，70，14。3.微量营养物质，不能合成。4.样品预处理。5.代表性。6.分离出来，对分析测定有干扰。7.合理膳食，适量运动，戒烟限酒，心理平衡。

四、简答题

1.WHO（1990年）对健康的定义是什么？

1990年世界卫生组织（WHO）在其宪章中对健康所下的定义是："一个人在躯体健康、心理健康、社会适应良好和道德健康四个方面皆健全才算健康。"

2.为什么说必需微量元素比维生素更重要？

必需微量元素自身不能合成，必须从体外摄取，它们在食物的消化、能量交换和活组织生长中都是不可缺少的元素，是组织器官的重要组成成分之一。而维生素不参与机体组织器官构成部分，大多数是辅酶，催化体内生理生化反应，部分维生素人体自身能够合成。

3.缺钙会造成哪些疾病？

（1）儿童生长时期如缺乏钙，不仅发育缓慢，且骨骼发育不健全，可使身体矮小，牙齿不整齐，并可患软骨症。在软骨症中，骨质松软，以致有腿骨弯曲、胸骨下凹等畸形现象出现。

（2）孕妇和乳母的膳食中如果没有足够的钙质，胎儿和婴儿自母体中摄取的钙质得不到补充，会使母亲在产后骨质软化、奶汁减少。这种骨质软化，在我国西、北部常有发现。

（3）成人如长期缺少钙质，可产生手足抽筋的痉挛症。

4.影响钙消化吸收的因素是什么？

（1）膳食中的磷酸盐含量过多时，能在肠道中与钙结合成难溶于水的正磷酸钙，从而可降低钙的吸收。一般而言，成人膳食中钙、磷比例以1：1.5为适宜；婴儿幼儿则以1：1较好。肠道的pH低，有利于钙的吸收，这可能是由于容易形成溶解度较高的酸性磷酸钙。婴儿吃奶，奶中乳糖可被肠道微生物发酵产酸，使局部肠道pH下降，有利于钙的吸收。

（2）膳食中植酸含量过高，可以和钙结合成不溶性植酸钙，影响钙的吸收。谷类含植酸较多，故以谷类为主的膳食，应当供给更多的钙。钙与草酸结合也可形成不溶性草酸钙。故当食物中草酸过高时，不但其本身的钙不易吸收，而且还影响一同食入的其他食物中钙的吸收。有的食物，如菠菜，虽然含钙相当丰富，但由于含草酸更多，因此会影响钙的吸收。

（3）膳食中脂肪的含量亦影响钙的吸收和利用，有人做实验证明，膳食中含脂肪20%时效果最好；如含量达40%及60%，则可降低钙和磷的吸收率以及两者在骨中的储存量。蛋白质的含量影响钙的吸收。

（4）口腔炎性腹泻、脂肪痢、胆瘘及其他脂肪消化不良等，常观察到钙的吸收下降。其原因可能是钙与未吸收的脂肪酸形成了钙皂而排出。

（5）维生素D可以促进钙的吸收和骨骼的钙化。乳糖、蛋白质都可以促进钙的吸收。

5.人体常量元素共多少种，都有哪些元素？

人体常量元素共11种，包括：碳、氢、氧、氮、硫、磷、钠、钾、钙、镁和氯。

6.目前WHO认可的人体必需微量元素共多少种，都有哪些元素？

WHO认可的人体必需微量元素有14种，它们是：铁、锌、铜、锰、碘、钼、钴、钒、硅、锡、氟、铬、硒、镍。

7.为什么说人体必需微量元素的种类可能发生变化？

有些微量元素的生物学作用或许尚未被人们认识，另外，对有的元素作用还存在不同的看法。所以，必需与非必需、有益与有害元素的划分是我们目前得到的相对结论，随着对医学及微量元素研究的深入和测试仪器的发展，元素所归类别可能会发生变化，必需微量元素的数目也可能发生变化。

8.生物地球化学性疾病是什么原因引起的？

由于地壳运动和许多其他复杂因素的影响，地壳表面的元素分布不均匀时，就会造成某地区某种（些）元素含量过多或过少。通过饮水、摄食等途径就会使生活在当地的居民摄入某种元素过多或过少，造成人体与环境之间元素交换的平衡紊乱，从而导致机体出现某些与之相关的疾病，即生物地球化学性疾病。

9.为什么说必需微量元素具有生物学效应双重性？

当必需微量元素缺乏时，人体的生理、生化反应不能正常进行，导致人体出现相应的疾病。随着微量元素摄入量的增加，与微量元素有关的人体各种功能得以正常发挥，机体处于健康状态；当摄入量超出最佳剂量范围时，机体的正常功能又会受到不良影响，严重时机体会出现中毒反应甚至死亡。所以必需微量元素既有最低摄入量，同时对最高摄入量也有限制。因此，必需微量元素具有生物学效应双重性。

10.为什么样品测定前通常要预处理？

样品分析时，有的待测组分存在的形态难以被仪器检测，或者样品基体中存在的物质对分析测定有干扰，因此，要通过样品预处理将试样转化成适于测定状态，使被测组分从复杂样品中分离出来，或除去对分析测定有干扰的物质。

11.人体需要的七大营养素是什么？简要介绍它们的功能和作用。

人体需要的营养素可分为碳水化合物、脂肪、蛋白质、无机盐、维生素、水和膳食纤维等七大类。

碳水化合物和脂肪主要提供能量，人体为维持生命活动和从事劳动，每天必须从食物中获得能量，以满足机体需要。

蛋白质的主要生理功用为：①构成和修补身体组织；②调节生理功能；③构成有特殊生理功用的物质，如酶、激素、抗体等；④供给热能，但不甚经济。

无机盐的主要生理功用为：①构成机体组织，如钙、磷、镁，是骨骼和牙齿的重要成分，磷、硫是构成组织蛋白的成分；②无机盐与蛋白质协同、维持组织细胞的渗透压；③酸性、碱性无机离子的适当配合，加上重碳酸盐和蛋白质的缓冲作用，维持着体液的酸碱平衡；④各种无机离子，特别是保持一定比例的钾、钠、钙、镁等离子是维持神经肌肉兴奋和细胞膜通透性的必要条件；⑤无机元素是机体某些具有特殊生理功能的重要物质成分，如血红蛋白和细胞色素酶系中的铁，甲状腺激素中和谷胱甘肽过氧化物酶中的硒；⑥无机离子是很多酶系的激活剂或组成成分，如盐酸对胃蛋白酶元、氯离子对唾液淀粉酶等。

维生素的主要功用是调节生理功能，已知许多维生素参与辅酶的组成，在物质代谢中起重要作用。当膳食中长期缺乏某种维生素时，最初表现为组织中维生素的储备量下降，继则出现生化缺陷和生理功能异常，进而引起组织学上的缺陷，最后出现各种临床症状。

水的生理功能很多，除了构造人体的主要成分外，它是摄入人体内各种营养物质的载体，没有水，其他营养素就像干结于干涸河床上的泥沙，失却了它们的功能；体内物质代谢所产生的废物也是靠水来运载，并通过粪、尿、汗液及呼吸等途径排出体外；水可通过蒸发或出汗调节体温；水还可滋润皮肤，润滑关节等组织。

膳食纤维是一种多糖，它既不能被胃肠道消化吸收，也不能产生能量。因此，曾一度被认为是一种"无营养物质"而长期得不到足够的重视。然而，随着营养学和相关科学的深入发展，人们逐渐发现了膳食纤维具有相当重要的生理作用，并被营养学界补充认定为第七类营养素。膳食纤维的主要功能有：①抗腹泻作用，如树胶和果胶等；②预防某些癌症，如肠癌等；③治疗便秘；④解毒；⑤预防和治疗肠道憩室病；⑥治疗胆石症；⑦降低血液胆固醇和甘油三酯；⑧控制体重；⑨降低成年糖尿病患者的血糖。如果膳食纤维过少，则可导致一些所谓"现代文明病"，如肥胖症、糖尿病、高脂血症等，以及一些与膳食纤维过少有关的疾病，如肠癌、便秘、肠道息肉等发病率日渐增高。

12.生命必需元素需要具备哪些条件？

（1）该元素参与生命过程中的某一环节（一个或一组反应），直接影响生物功能。

（2）生物体具有主动摄入并调节其体内分布和水平的机构。

（3）在体内存在发挥正常生物功能、含该元素的生物活性化合物，作用不能被其他元素所取代。

（4）缺乏时引起生化生理变化或发生病变，补充后可以恢复。

第二章　练习题参考答案

一、解释概念

1.内源性铁：由衰老的红细胞破坏后释放出的铁被重新利用，称为内源性铁。

2.外源性铁：从食物中摄取的铁，称为外源性铁。

3.细胞呼吸：生物大分子的氧化称为细胞呼吸。

4.缺铁性贫血：缺铁性贫血主要是体内铁缺乏，影响正常铁血红蛋白合成所引起的贫血。

5 再生障碍性贫血：再生障碍性贫血是由于红骨髓显著减少，造血功能衰竭而引起的一种综合征，以全血细胞减少为主要临床表现。

6.高铁血红蛋白症：血红蛋白分子的辅基血红素中的亚铁被氧化成三价铁，即成为高铁血红蛋白，同时失去带氧功能。

7.运铁蛋白：运铁蛋白又名转铁蛋白，是血浆中主要的含铁蛋白质，负责运载由消化管吸收的铁和由红细胞降解释放的铁。

二、选择题

1C 2B 3D 4C 5B 6A 7B 8D 9A 10A 11C 12C

三、填空题

1.晚于。2.阴铁。3.铁不易冶炼。4.生理功能，重要标志。5.四，Ⅷ。6.肝，脾，肺。7.配位键，卟啉，卟啉，卟啉。8.血红蛋白，肌红蛋白，细胞色素酶类。9.运铁蛋白，铁蛋白，乳铁蛋白，含铁血黄素，无机铁。10.空气，呼吸，肺泡，血液，血红蛋白，细胞。11.血红蛋白，鲜红色，紫红色。12.无机，有机。13.促进。

四、简答题

1.纯铁是银白色的，为什么人们常常称铁为"黑色金属"？

因为铁的表面常常生锈，盖着一层黑色的四氧化三铁与棕褐色的三氧化二铁的混合物，看上去就是黑色的。

2.铁在人体内的作用是什么？

铁是人体发育的"建筑材料"，主要用于合成血红蛋白，构成各种金属酶的必需成分或活化某些金属酶和它的辅助因子，在机体运送氧和细胞内电子传递中发挥极其重要的作用。

3.影响人体铁吸收的因素有哪些？

① 食物因素：动物食品的铁的吸收率大于植物食品。动物食品与植物食品混合，有利于植物食品铁的吸收。无机铁与动物食品和还原性物质（如维生素C）混合食用，可提高吸收率。

② 铁的性质及制剂：二价铁易于吸收，其中硫酸亚铁、琥珀酸亚铁、乳酸亚铁、葡萄糖酸亚铁、卟啉铁较好。另外，铁的剂量适当吸收率高。

③ 胃肠的因素：胃内酸度和分泌成分对铁的吸收起着重要作用。胃酸缺乏往往引起铁的吸收障碍，胃切除的病人吸收铁的能力降低。小肠本身具有控制铁的吸收机能。当人需要铁时，肠黏膜加速提高铁的吸收；当不需要铁时，肠黏膜阻碍铁的吸收。

④ 不同个体与机体的状态因素：个体对铁的需要量影响着铁的吸收率，婴幼儿、青少年与老年吸收率差别较大。老年人铁的吸收量减少；消化道酸度偏低也将影响铁的吸收；不贫血的献血者或孕妇的铁吸收量显著增加；患急慢性传染病的人，铁的吸收明显减少。而且不论用任何治疗，都不能增加铁的吸收。

另外，体内储存铁的数量、红细胞生成率、骨髓功能状态、促红细胞生成素的含量、运铁球蛋白饱和度、血清铁清除率、铁蛋白合成的数量等都影响铁的吸收。

4.哪些物质有助于机体对铁的吸收？

维生素C、维生素B_2、叶酸、氨基酸、果糖、脂肪等有助于铁的吸收，比如牛乳加维生素C能使铁的利用率增加300%。

5.哪些物质可抑制机体对铁的吸收？

大量纤维素、鞣酸、植酸盐、草酸盐、磷酸盐等可抑制铁吸收。原因大多是其易与铁形成不溶复合物，因而不宜被机体吸收。

6.缺铁性贫血患者铁缺乏的原因是什么？

一是摄入量不足；二是丢失过多；三是吸收障碍；四是干扰铁质吸收的食物摄入过多；五是先天储铁不足；六是生长发育迅速导致铁需要量增加。

7.人体一氧化碳中毒的根本原因是什么？

一氧化碳（CO）与血红蛋白的亲和力是O_2的210倍，因而，即使很低浓度的CO也可从氧合血红蛋白中夺取O_2，阻断其结合位点，使血红蛋白失去输送O_2的能力，从而危及生命。这就是一氧化碳中毒的根本原因。

8.因口服铁剂引起的急性铁中毒，一般怎样救治？

可先用50g/L碳酸氢钠溶液洗胃，继而用牛奶、豆浆、鸡蛋清、活性酸等洗胃。

第三章　练习题参考答案

一、解释概念

1.甲状腺肿：是由机体缺碘而引起的甲状腺代偿性增生、肿大，是碘缺乏病的主要表现形式之一。

2.克汀病：是一种呆小症，大多是在地方性甲状腺肿病病区居民后代中出现的一种先天性疾病。其临床表现为智力低下，聋哑，生长发育迟缓，身材矮小，神经运动障碍及甲状腺功能低下。

二、选择题

1C 2A 3D 4B 5C 6B 7B

三、填空题

1.19，40。2.1994，碘，5，5，15。3.甲状腺，脏器，肌肉，血液。4.酪氨酸，碘，酪氨酸，碘。5.四碘甲腺原氨酸（或甲状腺素），T_4，三碘甲状腺原氨酸，T_3。6.低于。7.食物。8.肾脏，尿。9.冰岛。10.碘。11.地方，散发。

四、简答题

1.造成地球陆地环境普遍缺碘的主要原因是什么？

人类出现以前，陆地环境是存在含碘元素在内的多种微量元素的。但当地球进入第四纪冰川时期，大部分陆地布满了冰层。随着地球逐渐变暖，冰川融化，水流将地球表面富含腐殖质和化学元素的成熟土壤冲刷，致使碘等微量元素流入海洋，陆地上的岩石经过千万年的淋溶、风化而成为缺乏碘元素的新土壤，这是造成地球陆地环境普遍缺碘的主要原因。

2.甲状腺素对蛋白质代谢有什么影响？

甲状腺素能促进蛋白质的合成。甲状腺素分泌不足，蛋白质合成减少，肌肉收缩无力，组织间的黏液增多，并结合大量正离子和水分子，从而产生黏液性水肿。但甲状腺素分泌过多，可使蛋白质分解加快，特别是骨骼肌蛋白分解速度加快，使代谢产物肌酐含量降低，肌肉收缩无力，尿酸含量增加，引起血钙升高和骨质疏松。

3.甲状腺素对糖代谢有什么影响？

甲状腺素可刺激小肠黏膜对单糖的吸收，促进肝糖原的分解，抑制肝糖原的合成，并有增强肾上腺素、胰高血糖素、皮质醇和生长素的升糖作用，因此甲状腺素有升高血糖的功效。但甲状腺素也可以增加外周血对糖的利用，能加强胰岛素对糖代谢的作用，能降低血糖。甲状腺功能亢进时，血糖常常会升高，有时会出现尿糖。

4.甲状腺素对脂质代谢有什么影响？

甲状腺素对脂肪的分解氧化、胆固醇的转化与排泄都有促进作用。甲状腺素能促进胆固醇转化为胆酸经肠道排出，促进胆固醇的利用、转化和排泄。当甲状腺素过多时，血中胆固醇降低；甲状腺功能减退时，甲状腺素分泌不足，血中胆固醇常升高。甲状腺功能亢进者血中胆固醇的含量低于正常人。

5.甲状腺素对神经系统有什么影响？

甲状腺素不仅影响中枢神经的发育，对成熟的神经系统也有影响，甲状腺功能亢进时，可出现心跳加快、情绪急躁、多愁善感、喜怒无常、手指震颤、睡眠不好且多梦等症状。甲状腺功能低下时，则有感觉迟钝、行为迟缓、记忆力减退、嗜睡等表现。甲状腺素与大脑的发育和功能活动有关，过多或过少都可引起神经精神症状。

6.为什么尿碘可以作为人体内碘营养水平高低的一个标志？

尿碘来自血浆无机碘，其排出量一般占总排出量的40%～80%。在碘平衡状态下，尿碘相当于人体碘的摄入量。因此，尿碘可以作为人体内碘营养水平高低的一个标志。

7.为什么婴幼儿通过母体即可获取必需的碘？

哺乳期妇女通过乳汁分泌方式排出的碘，约为血浆碘的20～30倍，约为20μg/d。这对于由母体供应哺乳婴幼儿必需的碘具有重要作用。

8.地方性甲状腺肿是怎样形成的？

正常情况下，甲状腺激素分泌与促甲状腺激素（TSH）协调一致，下丘脑的腺垂体分泌TSH促进甲状腺合成和分泌激素，同时促进甲状腺细胞增长和增生。T_3、T_4合成正常。当较长时间得不到碘的补充时，激素的合成和分泌都随之减少，使得TSH不断地作用于甲状腺，甲状腺的腺细胞不断增长和增生，从而导致甲状腺肿大。

9.为什么说亚临床克汀病严重影响人口素质？

虽然该病是轻度的碘缺乏，还没有达到导致甲状腺肿和克汀病的程度，看似正常人，这部分人群的大脑神经受到一定程度的损害，其智商值多在50～69之间，属于轻度智力落后。但该病主要发生于碘缺乏病流行病区，其发病率远远高于甲状腺肿和克汀病。因此，该病严重影响人口素质。

10.为预防碘缺乏病，改善水源是措施之一，怎样改善？

改善水源包括两个方面。一方面是控制饮用水中干扰机体吸收碘的因素的影响。饮水中如含有较多的钙、镁、锰、氟等元素，可以干扰人体对碘的吸收，尤其是钙的干扰作用最强。另一方面是净化水中补充碘。

11.日常生活中怎样科学合理使用碘盐？

要买合格碘盐。碘盐要随吃随买，不要长期存放；防热、防潮，用有盖的棕色玻璃瓶或瓷缸盛碘盐，并把碘盐放在阴凉、干燥处，远离炉火；炒菜、做汤待快熟、出锅时放盐效果好；不要用油炒碘盐；腌制咸菜时用碘盐，不要淘洗碘盐。

第四章　练习题参考答案

一、解释概念

1.青铜：是纯铜（红铜）与锡或铅的合金，埋在土里后颜色因氧化而青灰，故名青铜。

2.青铜器时代：也称青铜时代或青铜文明，是以使用青铜器为标志的人类物质文化发展阶段。青铜器时代处于铜石并用时代之后，早于铁器时代，在世界范围的编年范围大约从公元前4000年至公元初年。

3.铜蓝蛋白：又称铜氧化酶，是一种含铜的α2糖蛋白，主要在肝脏内合成，分子量约为12万～16万。为一个单链多肽，每分子含6～7个铜原子，由于含铜而呈亮蓝色，含糖约10%，末端唾液酸与多肽链连接，具有遗传上的基因多形性。

二、选择题

1D 2C 3C 4A

三、填空题

1.铜，青铜。2.4000，冶炼。3.低，高。4.高，低。5.铜蓝蛋白，肝铜蛋白，血铜蛋白。

四、简答题

1.古代人是怎样用铜矿石冶炼铜的？

把铜矿石在空气中用木炭焙烧后形成氧化铜（CuO），再用碳还原，就得到金属铜。

2.纯铜是红色的，为什么古人炼出的铜不是红铜而是青铜？

因为自然界中铜矿通常与锡矿或铅矿共生，用这种共生矿炼出的不是纯铜，而是铜与锡或铅的合金，这种合金埋在土里后颜色因氧化而青灰，故名青铜。

3.人体中的铜有哪些主要生理功能和生物学作用？

参与造血过程及铁的代谢过程；影响能量代谢；清除体内自由基；影响中枢神经、智力和内分泌；参与色素的形成；增强机体免疫功能；保护骨骼、血管系统和皮肤结构功能。

4.铜是怎样参与造血过程的？

在血红蛋白及细胞色素系统的合成过程中，铜主要影响铁的吸收、运送与利用。铜可促使无机铁变为有机铁，使三价铁变为二价铁，能促进铁由贮存场所进入骨髓，加速血红蛋白和卟啉的合成。铜还可加速幼稚细胞的成熟及释放。

5.为什么缺铜引起的贫血也是一种缺铁性贫血？

由于缺铜影响了铁的吸收、运送、利用及血红蛋白与细胞色素系统的合成，与缺铁影响的结果基本一致，所以缺铜引起的贫血也是一种缺铁性贫血。

6.人体缺铜为什么易发生骨折？

由于人体缺铜后胶原蛋白及弹力蛋白形成不良，骨质中胶原纤维合成受损，骨骼发育受限制。临床表现骨质疏松，易发生骨折。

7. 哪些生活与饮食习惯可使铜锌比适当，降低冠心病的发病率？

一是适当运动，因出汗多而有利锌的排出，从而使铜锌比适当，降低冠心病的发病率；二是饮用硬水的人群，冠心病发病率低，是由于硬水钙镁含量高，抑制锌的吸收，使铜锌比值适当；三是以谷类和豆类为主食的人群，冠心病发病率低，因为谷类、豆类含铜量高，并有利于铜的吸收。

第五章　练习题参考答案

一、解释概念

1.味觉素：味觉素是一种与味觉有关的蛋白质，有营养和促使味蕾生长的作用，它可以作为介质影响味觉和食欲。该蛋白质的分子量为3.7万，每个分子含有两个锌离子。

2.伊朗乡村病：也称营养性侏儒症，因1958～1961年首先在伊朗乡村营养较差地区发现而得名。该病有身材矮小、生殖器官发育不良、缺铁性肝脾大、精神不振、嗜睡、嗜土癖、生长发育停滞、女性月经闭止或不来潮等症状。

3.肠原性肢体皮炎：是一种缺锌性染色体隐性遗传病，多在近亲结婚家族的兄弟姐妹中发病，同一家族内发病较多，发病的机制主要是肠腔内小肠细胞摄取和浓集锌的功能发生缺陷所致。

4.儿童多动症：是由微量元素失衡所致，尤其是锌元素缺乏、铅元素增多，导致中枢神经元之间突触间隙处神经递质不足或平衡失调而引起的一种儿童多发病症。其症状主要为活动过多，表现为兴奋亢进，上课小动作多，思想分散，注意力不集中等。

二、选择题

1A 2D 3B 4A 5C 6C 7A 8B 9C

三、填空题

1.动物性食物，豆类，谷类，水果，蔬菜。2.视网膜，脉络膜，睫状体，前列腺。3.红细胞。4.精液。5.产生，储存，分泌，效能，反应。6.睾酮，睾酮。7.两个。8.磷酸根，巯基。9.硫，氮，氧。10.不良，分化，成熟。11.功能，水平，活性，能力，能力。12.较高，视网膜，脉络膜。13.动物性，β-胡萝卜素，维生素 A。

四、简答题

1.人类对微量元素锌的认识经历了哪三个阶段？

①从营养学角度发现了锌在动植物中都是不可或缺的生命元素；②从生物化学研究认识到锌涉及生物体新陈代谢的每一个方面，包括遗传物质的转录和复制；③从医学实践认识到锌与健康和疾病密切相关。

2.为什么各种水体的底泥中锌含量较高？

因为锌在水中可以与沉淀物、亲水离子、氧化锰等一起沉淀，因此，水系中的底泥中锌含量较高。

3.食物中含锌量的多少与食物的种类有什么关系？

几乎任何食物内都含有锌，但动物性食物比植物性食物的锌含量丰富。食物锌含量的排列次序为：动物性食物>豆类>谷类>水果>蔬菜。

4.为什么碳酸酐酶能把人体微血管循环体系中产生的 CO_2 快速带走？有什么意义？

在没有碳酸酐酶催化剂时，反应 $CO_2 + H_2O \longrightarrow H_2CO_3$ 的速率是十分慢的，而碳酸酐酶存在时能使该反应速率提高 7 个数量级，这对于人体来说，在微血管循环体系中快速地把 CO_2 带走是生命攸关的事情。

5.人和哺乳动物为什么能消化酒精？

人和哺乳动物体内有重要的代谢酶，即乙醇脱氢酶与乙醛脱氢酶构成的乙醇脱氢酶系，能参与体内乙醇代谢。

6.人类能消化酒精，但为什么人的酒量各不相同？

人体中有重要的代谢酶，即乙醇脱氢酶与乙醛脱氢酶构成的乙醇脱氢酶系，所以人类能消化酒精。但不同人体内乙醇脱氢酶和乙醛脱氢酶的含量和活性不同，所以消化酒精的能力有很大差异。

7.为什么人体缺锌及维生素 A 时会影响视力和暗适应能力？

锌参与肝脏及体内的维生素 A 还原酶的合成，这种酶是主宰视觉的物质——视黄醛的合成和变构的关键性酶，该酶可使维生素 A 氧化为视黄醛。所以缺锌及维生素 A 时会影响视力和暗适应能力，引起夜盲、角膜干燥及溃疡和视力障碍等病症。

8.人体缺锌为什么会影响食欲？

锌影响口腔黏膜上皮细胞的结构、功能及代谢，缺锌时口腔黏膜上皮细胞增生及角化不全，半寿期缩短，易于脱落，掩盖和阻塞舌乳头味蕾小孔，使食物难以接触味蕾而影响味觉，从而影响食欲。

9.为什么锌能预防铅中毒？

锌能抑制铅在肠道中的吸收，降低铅毒性，锌有竞争性置换铅的作用，从而预防铅中毒。

10.锌在胃肠道的吸收条件与主要吸收器官是什么？

锌在胃肠道的吸收一般需要在胃内酸性环境下与食糜中的配体形成复合物才易吸收。锌主要被小肠吸收，尤其在十二指肠末端和空肠具有最大吸收。严重缺锌时，在空肠末端及回肠处也有较大吸收。

11.影响锌吸收的因素有哪些？

动物中锌易吸收，植物中锌不易吸收，植酸盐、草酸盐、膳食纤维和多酚类（如单宁）可抑制锌的吸收，例如谷物中因含有6-磷酸肌醇，它与锌形成不溶性复合物而不易被机体吸收。

12.为何运动员和在高温环境下作业的工人应注意锌的及时补充？

因为汗液排锌相对较多。

13.锌缺乏会造成哪些疾病？

锌缺乏可引起营养性侏儒症、肠原性肢体皮炎、原发性男性不育症、视神经疾病、消化系统疾病、厌食症、神经系统疾病、口腔黏膜疾病、肾脏疾病、癌症等。

14.体内锌的缺乏对肝病带来哪些不良影响？

①促进肝纤维化。②诱发肝性脑病发生。③肝脏药物代谢酶活性降低。④肝硬化患者对药物敏感性增加等等。

15.为何饮食不合理很容易导致人体缺锌？

锌与铁、铜不同，在机体中没有特殊的锌储存机制。因此，饮食不合理或疾病等原因很容易导致人体缺锌。

16.人体缺锌的主要原因有哪些？

食物含锌量低，不良的饮食习惯和医源性供锌不足，吸收障碍，高排出锌疾病，生理或病理需锌增加等。

17.儿童最安全的补锌方法是什么？

给小儿补充富锌食物，从饮食中摄取充足的锌是最安全的补锌方法。通过食物补锌，体内可以自行调节过多的锌，不容易造成锌中毒。

第六章　练习题参考答案

一、解释概念

1.克山病：是一种以心肌损伤为主要病变的地方病，该病于1935年首先发现于黑龙江省克山县，故名克山病。克山病发病与缺硒有直接关系，其临床表现有全身不适、"心口"难受（心律失常）、胸闷、恶心、脸色苍白、下肢浮肿、心脏扩大等症状及体征。

2.大骨节病：是一种变形性骨关节病，曾经在我国西北地区流行，它主要发生于青少年，是以发育期的儿童软骨变性坏死为主要病理特征的地方病。主要表现为骨关节粗大、身材矮小、劳动力丧失，往往与克山病在同一地区流行。这种病也与当地的土壤、农作物、水质中缺硒有关。

二、选择题

1A 2C 3D 4A 5B 6D 7A 8C 9A 10C 11A

三、填空题

1.维生素 C，维生素 E，β-胡萝卜素，微量元素硒。2.40～240。3.抗氧化作用，运输硒的功能。4.亚硒酸盐。5.土壤，水。6.克山病，大骨节病。7.无机，亚硒酸钠，有机，硒蛋氨酸。

四、简答题

1.微量元素硒是怎样在人体内连续不断地发挥抗氧化作用的？

硒是构成谷胱甘肽过氧化物酶等抗氧化酶的必需成分，其功能在于催化谷胱甘肽（GSH）还原机体内有害的过氧化物（ROOH），包括过氧化氢（HOOH）的反应，如在 GSH-Px 催化下发生如下反应：

$$2GSH+ROOH \xrightarrow{\text{GSH-Px}} GSSG+ROH+H_2O$$

$$2GSH+HOOH \xrightarrow{\text{GSH-Px}} GSSG+2H_2O$$

从而保护了细胞和细胞膜免受过氧化物的氧化损伤。在反应中，硒由还原态变成氧化态，在 GSH 作用下再恢复到还原态，从而继续催化谷胱甘肽还原机体内的有害过氧化物。

2.哪些外部因素和人自身的原因导致了机体内自由基的产生？

产生自由基的外部因素主要有食品氧化、化学污染、射线辐射、臭氧、异物刺激、高温等；人自身的原因主要有生气、失眠、过量运动、过度性生活、炎症、精神压力、应激等。

3.机体内的自由基反应主要有哪些危害？

自由基反应可能是人类衰老和对人类威胁极大的某些疾病的诱因，如心血管疾病、肿瘤、免疫功能低下和中枢神经系统疾病等都可能是由自由基攻击造成的。

4.微量元素硒的抗氧化作用可能包括哪几个方面？

①清除脂质过氧化自由基中间产物。②分解脂质过氧化物。③修复水化自由基引起的硫化合物的分子损伤。④在水化自由基破坏生命物质前将其清除或转变为稳定化合物。⑤催化巯基化合物作为保护剂的反应。

5.为什么说，大多数情况下联合应用硒和维生素 E 比单独应用任何一种效果更加明显？

维生素 E 控制着膜磷脂上不饱和脂肪酸不被氧化，减少过氧化物的生成。硒以谷胱甘肽过氧化物酶的形式催化脂质氢过氧化物的还原，在细胞质中将水合过氧化物迅速分解成醇和水，使细胞膜结构免受过氧化物的损害，同时阻止其生成能引发膜脂质过氧化的羟基自由基和单线态氧。由于两者的协同效应，联合应用硒和维生素 E 比单独应用任何一种效果更加明显。

6.为什么硒蛋白能解除重金属的毒性作用？

硒蛋白和重金属有很强的结合力，硒蛋白与金属相结合可形成金属硒蛋白复合物，从而使金属毒得到解除和排泄。

7.人类由缺硒引起的疾病主要有哪些？

缺硒引起的疾病主要有心血管病、肿瘤、甲状腺激素代谢疾病、克山病、大骨节病、视力障碍等。

8.硒的抗癌作用主要体现在哪几个方面？

①抑制癌细胞生长及其 DNA、RNA 和蛋白质的合成，抑制癌基因的转录。②干扰致癌物质的代谢。某些致癌物质必须在体内代谢为中间产物后才具有致癌性，硒可使催化中间代谢产

物生成的酶活性降低，使清除中间产物的酶活性增加。③抗氧化作用。许多化学致癌剂和放射性物质致癌均与自由基形成有关。机体在代谢过程中产生大量自由基，这些自由基可启动生物膜的脂质过氧化反应，使膜的结构和功能遭到破坏而有利于癌变。硒是 GSH-Px 和 PHG-Px 的必需成分，这两种酶均具有很强的抗氧化作用，可以清除自由基，使生物膜免受损伤。④对免疫系统的影响。硒能提高机体的免疫功能，增强机体的抗癌能力。

9.为什么人体内的微量元素硒可减少眼疾的发生？

硒是"抗氧化营养剂"，能清除眼晶状体内的自由基，保护晶状体，使晶状体内保持透明状态，减少眼疾发生。动物的眼睛虽然功能各不相同，但视力的好坏都与眼睛含硒的多少成正比。

10.具体说明怎样预防因土壤、水和食物硒含量高而引起硒中毒？

可以采取适当措施控制硒的吸收或加速硒的排泄。例如硫可减少植物对硒的吸收，高蛋白可减少动物对硒的吸收，亚麻子油食物可降低硒的毒性，口服大量的维生素 C 和维生素 E 可加速硒的排泄，低硒地区的主食与高硒地区的主食调配等。

第七章　练习题参考答案

一、解释概念

居里点：居里点又称作居里温度或磁性转变点。是指磁性材料中自发磁化强度降到零时的温度，是铁磁性或亚铁磁性物质转变成顺磁性物质的临界点。或者简单一点就是，在热作用下，磁性物质失去磁性的温度叫居里点。

二、选择题

1A 2B 3C 4C 5D 6C

三、填空题

1.钴，铁，镍。2.维生素 B_{12}，氰钴胺素。3.氰钴胺素，羟钴胺素，5′-脱氧腺苷钴胺素，甲基钴胺素。4.骨髓，贫血。5.钙，钠，钾。

四、简答题

1.结构和性能相似的维生素 B_{12} 与辅酶 B_{12} 的区别是什么？

①生理功能不同。维生素 B_{12} 抗恶性贫血，辅酶 B_{12} 用于多种代谢。②辅酶 B_{12} 的 pK_a 为3.5，维生素 B_{12} 的 pK_a 小于 2。③辅酶 B_{12} 对光不稳定，这也是辅酶 B_{12} 比维生素 B_{12} 发现晚的主要原因。

2.微量元素钴为什么能防止恶性贫血？

钴能刺激促红细胞生成素的生成，促进胃肠道内铁的吸收，还能加速储存铁的动员，使之进入骨髓利用。人体若缺钴及维生素 B_{12}，红细胞的生长发育将受到干扰，出现巨细胞性贫血。

3.为何人们常称微量元素钴和锌为姊妹对元素？

钴与锌有协同作用。锌是氨基酸、蛋白质代谢中不可缺少的元素，而钴能促进锌的吸收并改善锌的生物活性，因而钴也间接影响着氨基酸和蛋白质的代谢。近代研究证明补充锌又可以增加钴的吸收，并改善钴的生物活性。钴和锌能相互促进，都具有抗衰老、增加寿命的作用。

4.为什么缺乏钴及维生素 B_{12} 会造成巨幼细胞性贫血？

钴能通过维生素 B_{12} 参与核糖核酸及造血系统有关物质的代谢。若维生素 B_{12} 及钴缺乏时，可致红细胞中 DNA 合成障碍，核酸合成受阻，骨髓细胞 DNA 的合成期和合成后期的时间延长，此时的红细胞只是体积增大而不能正常成熟，于是骨髓中出现"巨幼红细胞"，造成巨幼细胞性贫血。

第八章　练习题参考答案

一、解释概念

锰结核：又称多金属结核、锰矿球、锰矿团、锰瘤等，它是一种铁、锰氧化物的集合体，颜色常为黑色和褐黑色。其形态多样，有球状、椭圆状、马铃薯状、葡萄状、扁平状、炉渣状等。大小尺寸变化比较悬殊，从几微米到几十厘米的都有，重量最大的有几十千克。

二、选择题

1A 2C 3B

三、填空题

1.氧化铁，氧化锰。2.较多，较少。3.辅助因子，软骨，糖胺聚糖，保温，炎症。4.亚硝酸盐，氨。

四、简答题

1.高锰钢在工业和军事上的主要用途是什么？

工业上，用于制造钢磨、滚珠轴承、推土机与掘土机的铲斗等经常受磨的构件，以及钢轨、桥梁等。在军事上，用高锰钢制造钢盔、坦克钢甲、穿甲弹的弹头等。

2.为什么微量元素锰有"长寿金丹"的美誉？

国际自然医学会于 1965 年 10 月在东京宣布我国新疆为世界长寿地区，专家们分析其长寿的原因，这些百岁老人多生活在红土、黄土地带，红土、黄土中生长的植物含有微量元素锰、硒等，尤其含锰丰富，由于锰有防止心血管病、抗肿瘤、增强新陈代谢等作用，因而生活在这些地区的人极少患这种危及人类生命的疾病，所以获享遐龄。因此，锰有"长寿金丹"的美誉。

3.为什么世界卫生组织认为锰是对心血管有益的元素？

锰有去脂作用，能加速细胞内脂肪的氧化，并减少肝脏内脂肪的堆积，有利于保护心、脑血管。锰对血糖、血脂和血压维持正常水平有生物学作用。

4.为什么说锰对于维持正常的脑功能是必不可少的？

锰是脑发育和功能活动所必需的微量元素，是涉及精神、神经系统功能最广泛的微量元素，缺锰除了可引起神经衰弱综合征、影响智能发展、与癫痫有关外，还与思维、情感、行为有一定关系。因此锰对于维持正常的脑功能是必不可少的。

5.为何经常喝茶的成年人一般体内不会缺锰？

因为茶树是聚锰植物，茶叶中锰含量丰富，成年人可通过喝茶摄取一定量的锰。

6.人长期缺锰为什么易骨折？

人体的骨骼中有"成骨细胞"和"破骨细胞"，二者相辅相成共同维持骨骼的正常代谢。当体内长期锰缺乏时，破骨细胞的破骨作用增强而成骨细胞的活性受到抑制，骨孔增大，于是骨组织的强度和硬度均下降、韧性减退，变得疏松薄脆，受外力易发生骨折。

7.为什么锰有刺激红细胞生成素和促进造血的作用？

锰在线粒体内含量很高，而血红素的合成与线粒体有特殊关系。血红素由一个二价铁离子与原卟啉分子上的 4 个吡咯环上的氮原子结合而成。元素锰可以取代二价铁，使血红蛋白结合氧能力减弱，造成组织细胞缺氧，反馈产生红细胞生成素，从而刺激造血。

第九章　练习题参考答案

一、解释概念

富铬酵母：富铬酵母是在酵母培养的过程中加入无机铬，通过酵母在生长过程中对铬的自主吸收和转化，降低铬的毒性，使铬能够被人体更高效、更安全地吸收利用，是一种含铬量高的营养补充剂。

二、选择题

1B 2B 3A 4C 5D

三、填空题

1.毒性，有益，三价。2.活性，糖尿病。3.高血压。4.低，高。5.低，铬。

四、简答题

1.为什么铬被称为"多彩的元素"？

因为元素铬在自然界中通常以多种不同颜色的化合物的形式存在，故被称为"多彩的元素"。

2.为什么富铬酵母中铬的利用率远高于无机铬？

富铬酵母是在酵母培养的过程中加入了无机铬，通过酵母吸收转化，使人体对铬的吸收利用率远远高于无机铬。

3.为什么严重缺铬的人群容易发生糖尿病？

铬是葡萄糖耐量因子中的重要活性成分。

4.为何头发铬的分析被建议作为衡量机体铬营养状况的指标？

头发铬测定的优点是，头发铬含量一般较血清或尿中铬高，分析方法可靠易行，而且受膳食等因素的影响较小，更能反映铬的长期营养状况。

5.为何富含铬的饮食可以增强胰岛素的效应，预防 2 型糖尿病的发生？

铬参与糖代谢，胰岛素是糖代谢紊乱的关键物质，而胰岛素分泌和发挥作用又必须有铬的参与。

6.为什么缺铬易造成眼睛近视？

人体内铬含量下降会引起眼的晶状体和眼房水的渗透压改变，使晶状体变凸及屈光度增加从而造成近视。

7.为什么通常铬中毒主要指由六价铬污染环境而引起的人体中毒？

三价铬是生物体内最常见的价态，因其在胃肠道不易吸收，而在皮肤表层与蛋白质易结合为稳定的配位化合物，不容易引起皮炎或皮肤溃疡，故毒性不大，目前尚无口服三价铬中毒的报道。而六价铬的毒性比三价铬大 100 倍，通常由工业污染污染环境造成。

第十章　练习题参考答案

一、解释概念

黄嘌呤氧化酶：又称黄嘌呤脱氢酶，每个酶分子中含有 8 个钼原子和 8 个铁原子，主要分布于肝、肾、肺和小肠黏膜内，参与核酸代谢。

二、选择题

1A 2A

三、填空题

1.肝脏，骨骼，牙齿。2.黄嘌呤氧化酶，醛氧化酶，亚硫酸氧化酶。3.亚硝酸，氨，亚硝酸。4.增产，食管。5.铜，硫酸盐。

四、简答题

1.黄嘌呤氧化酶在核酸代谢过程中的作用是什么？

黄嘌呤氧化酶在核酸代谢过程中不仅催化次黄嘌呤氧化为黄嘌呤，而且能进一步使黄嘌呤生成尿酸。

2.醛氧化酶的功能是什么？

醛氧化酶可能参与动物体内的解毒功能，例如能解除人体内有毒醛的毒害作用，清除人体内自由基，有抗癌和抗衰老作用。

3.钼过多怎样影响铜、钙、磷代谢？

钼与铜形成难溶的钼化铜而不能被利用，同时干扰钙和磷代谢，出现骨骼代谢紊乱，使儿童患佝偻病及软骨病。

4.硫酸盐能使钼在肠道内的吸收率降低的可能原因是什么？

因为硫酸盐干扰钼的运转，阻止钼通过细胞膜；或者是钼酸根与硫酸根在消化道的吸收过程中相互竞争一个共同的载体系统，导致竞争性吸收抑制所致。

5.微量元素钼能抗癌的可能原因是什么？

钼可以减少机体对致癌物质的吸收，并加速其分解排泄。当致癌物质进入靶器官时，钼可能起到与致癌物竞争的作用。钼是植物硝酸还原酶的组成部分，缺钼时能导致硝酸盐在植物体内积累，而硝酸盐易转变成亚硝酸胺，亚硝酸胺是被证实并公认的致癌物。

第十一章 练习题参考答案

一、解释概念

1.龋齿：龋齿是牙齿硬组织的一种慢性疾病，是牙齿在外界因素的影响下，牙釉质、牙本质甚至牙骨质发生进行性破坏所致。患者出现牙齿缺损、疼痛，甚至破坏咀嚼器官的完整性，并能引起牙槽及颌骨的炎症，甚至影响全身健康。

2.氟斑牙：氟作用于牙齿使牙釉受到损害，出现斑痕，人们称为氟斑牙，也叫斑釉齿。氟斑牙通常与水、空气、食物中含氟量过高有关。

3.氟骨症：氟骨症主要病理表现为广泛性骨硬化或明显的骨质疏松软化，由机体内氟含量过高引起，通过 X 射线片可诊断。由于过量的氟破坏了正常的钙磷代谢，从而抑制酶的活性而进入人体。此时，氟与钙结合形成氟化钙，沉积于骨组织中使之硬化，并引起血钙降低。血钙降低使甲状旁腺激素分泌增加，动员骨钙入血，骨基质溶解，最终引起骨质疏松和软化。

二、选择题

1A 2B 3B 4C

三、填空题

1.较低，较高，较低，较高，最高。2.协同，有利。3.难溶，降低，铝，促进。4.慢。5.增加，促进。

四、简答题

1.为什么在自然界中找不到单质氟？

氟是已知元素中最活泼的非金属元素，其单质几乎能与所有的元素发生化学反应，因此在自然界找不到单质的氟。

2.为什么适量的氟能增强骨骼的强度？

机体正常的钙、磷代谢离不开适量的氟。在一定酸度条件下，氟有助于钙和磷形成羟基磷灰石，促进成骨过程。但羟基磷灰石易被酸溶解，也容易被骨细胞吸收。补充适量的氟，羟基磷灰石的羟基可被氟取代，形成了均一的氟化磷灰石。而氟化磷灰石的溶解度明显降低，其热力学稳定性明显升高，从而增强了骨骼的强度。

3.为什么适量的氟能预防龋齿？

氟在牙釉质大部分矿化之后，仍能取代羟基磷灰石的羟基，形成氟化磷灰石，在牙齿表面形成氟化磷灰石的致密保护层，提高了牙齿的强度，增强了牙釉质的抗酸能力。另外，氟能抑制嗜酸细菌的活性，以及对抗某些酶对牙齿的损害，从而更有利于牙齿的防龋作用。

4.机体中过量的氟对骨骼有什么危害？

过量的氟进入机体后在血液中与钙结合成难溶的氟化钙，其中大部分沉积于骨组织中，小部分沉积于骨周及软组织中。血中大量的钙和氟结合后可破坏正常的钙代谢。由于氟化钙的沉积，骨质硬化，引起骨密度增加，对骨骼有脱钙作用。

5.由消化道进入机体的氟，其吸收程度主要受哪些因素的影响？

① 溶解度高、易离解的无机氟化物易于吸收，难溶性的氟化物吸收不完全。胃酸能提高难溶性氟化物的吸收率。有机氟化物以分子形式被吸收，其吸收程度取决于分子颗粒的大小。

② 饮水中的氟化物不论其浓度大小几乎都完全被胃肠吸收，固体食物中的氟比水中的氟吸收慢得多。

③ 饮食中的氟化物，在同时摄入钙、镁、铝时，氟与这些元素结合成难溶性的氟化物而降低氟的吸收率，其中以铝的作用更为显著。而摄入磷酸盐、硫酸盐、铁、钼等可促进氟化物的吸收。

④ 膳食中缺乏营养物质，如蛋白质、维生素 C、钙等含量不足时，可增加对氟的吸收。脂肪有促进氟吸收的作用。

此外，氟的吸收与机体的发育状况、生理状态、消化道功能状态、摄入氟化物的频率以及气候因素都有一定的关系。

第十二章　练习题参考答案

一、解释概念

谷草转氨酶：又名天门冬氨酸氨基转移酶，是转氨酶中比较重要的一种。正常情况下，谷草转氨酶存在于组织细胞中，其中心肌细胞中含量最高，其次为肝脏，血清中含量极少。

它是医学临床上肝功能主要检查的指标，用来判断肝脏是否受到损害，也是心肌梗死病人的诊断指标。

二、选择题

1A 2B 3B

三、填空题

1.地核，铁，铁。2.高，低。3.升高，准确可靠。4.铁，铜，锌。

四、简答题

1.微量元素镍、铬缺乏为什么能引发冠心病、高血压？

缺镍、缺铬可使胰岛素的活性减弱，糖的利用发生障碍，血中的脂肪及类脂质含量升高，这些物质沉积在血管壁上，就会导致动脉粥样硬化，从而引发冠心病、高血压。

2.缺乏微量元素镍对人体有哪些不利影响？

人体缺镍容易引起贫血、肝硬化、头痛、神经痛、失眠、慢性尿毒症、肾衰竭、脂肪肝、磷脂代谢异常、糖原代谢低下、氮的利用减少、降低铁的代谢等。

3.目前人体微量元素镍的实际情况是怎样的？

由于人体新陈代谢对镍的需求量极微，而环境中镍的来源充足，因此目前还未发现正常饮食情况下镍缺乏而导致人体健康受影响。相反，镍摄入量过多则会带来麻烦。

4.为什么有人认为镍离子是白内障的致病因子？

研究发现，镍对眼睛晶体有破坏作用。当钙存在时，镍可增加钾、钠离子的通透性，从而损伤晶体。

第十三章　练习题参考答案

一、解释概念

1.Na^+、K^+-ATP 酶：又称钠钾泵，简称钠泵，为细胞膜中存在的一种特殊蛋白质，可以分解 ATP 获得能量，并利用此能量进行 Na^+、K^+的主动转运，即能逆浓度梯度把 Na^+从细胞内转运到细胞外，把 K^+从细胞外转运入细胞内，ATP 酶的主要作用是控制细胞膜内外的 K^+、Na^+的浓度差，维持细胞内外液的渗透压。保持膜内高钾、膜外高钠的分布。

2.Ca^{2+}-ATP 酶：又称钙泵，亦称钙离子泵，它催化质膜内侧的 ATP 水解，释放出能量，驱动细胞内的 Ca^{2+}泵出细胞或者泵入内质网腔中储存起来，以维持细胞内低浓度的游离 Ca^{2+}。由于其活性依赖于 ATP 与 Mg^{2+}的结合，所以又称为（Ca^{2+}，Mg^{2+}）-ATP 酶。

二、选择题

1A 2B

三、填空题

1.很强。2.硬度，黏合性。3.铁，再生。4.协同。5.脱钙。6.铁。

四、简答题

1.微量元素钒刺激造血功能的作用是怎样实现的？

钒的促进造血作用，是由于钒干扰了细胞呼吸，阻碍了体内氧化还原系统引起缺氧而刺激骨髓造血机能实现的。

2.为什么适量的钒能预防龋齿？

钒离子在牙釉质和牙质内可增加羟基磷灰石的硬度，同时也可增加有机物质和无机物质之间的黏合性。牙釉质和牙质都属于磷灰石，钒可以置换到磷灰石分子中，从而起到预防龋齿的作用。

3.人和动物的胃肠道对钒的吸收程度与什么有关？

人和动物的胃肠道对钒的吸收程度与钒化合物的溶解度和化学性质有关。一般说来，水溶性的阳离子钒容易吸收，而阴离子钒则不易吸收。

第十四章　练习题参考答案

一、解释概念

胸腺激素：一般指胸腺肽，是胸腺组织分泌的具有生理活性的一组多肽。临床上常用的胸腺肽是从小牛胸腺中发现并提纯的有非特异性免疫效应的小分子多肽。胸腺肽能连续诱导 T 细胞分化、发育的各个阶段，维持机体免疫平衡状态，增强 T 细胞对抗原的反应，从而提高机体抵抗疾病的能力。

二、选择题

1C 2A 3B

三、填空题

1.增多。2.亲和力。3.富集。4.吸收，代谢，耐受力。5.锌。6.较少，较多。7.锡化氢。

四、简答题

1.有机锡化合物通常有哪几种类型？

有机锡化合物通常有一烷基锡化合物、二烷基锡化合物、三烷基锡化合物和四烷基锡化合物等四种类型。

2.为什么食用马口铁制作容器的罐头食品容易引起锡中毒？

马口铁是镀锡铁，马口铁容器的罐头食品含锡量高。罐头开启后，如不及时更换容器，因空气可促进罐头壁腐蚀而加快锡的溶出，易引起锡中毒。

3.为什么马口铁罐头一经开启要及时更换容器？

因为马口铁是镀锡铁，罐头开启后，如不及时更换容器，因空气可促进罐头壁腐蚀而加快锡的溶出，易引起锡中毒。

4.影响人体每日锡摄入量的因素有哪些？

粮食、蔬菜等食物的地理环境差别；食物的种类和处理方法；灌装食物的贮存条件，如温度、pH 值、有无保护层等都影响锡的摄入量。

5.有机锡化合物是剧烈的神经毒物，其毒性大小与烷基大小、数量的关系如何？

短链烷基（如甲基、乙基）锡的毒性比长链烷基锡毒性大。毒性随烷基数的增加而增大，毒性大小的一般顺序为三烷基锡化合物>二烷基锡化合物>一烷基锡化合物。四烷基锡化合物在体内可经肝脏转化为三烷基锡化合物，故毒性与之相似。在同类化合物中，一般以甲基和乙基化合物毒性最大，而且毒性随碳链的延长而减弱。

第十五章 练习题参考答案

一、解释概念

硅沉着病：旧称硅肺、矽肺，是肺尘埃沉着病中最为常见的一种类型，是由长期吸入大量含游离 SiO_2 的粉尘（硅尘）引起的以肺组织纤维性病变为主的全身性疾病。其是肺尘埃沉着病中发病快、病情严重、预后较差的一种，也是我国目前患病人数最多、危害最大的一种职业病。

二、选择题

1A 2B 3B 4C

三、填空题

1.硅酸盐，二氧化硅。2.氧。3.丰富，SiO_2。4.纤维，高，高于。5.较高，下降。6.结缔，保护。7.减少，增加，迟缓，不良。

四、简答题

1.硅在成年人体内的含量约为 0.026%，为什么 WHO 仍将其视为人体必需微量元素？

尽管硅在成年人体内的含量约为 0.026%，但也仅为人体含量最低的常量元素镁的 1/2 左右，更何况对于正常人体，不同组织硅含量相差较大，有的组织器官硅含量竟然相差 10 倍以上，再加上研究发现硅的生物学作用和生理功能与人体其他必需微量元素同等重要，故 WHO 及其他医学卫生机构仍将其列入必需微量元素行列。

2.为什么硅能作为结缔组织的组分起着结构的作用？

硅有助于生物大分子化合物的形成，它能在多糖链内或链间以及多糖链与蛋白质多肽链之间形成交联，促进细胞外骨架网状结构的形成，促进结缔组织纤维成分的充分发育，并增强其强度和抗性，以便维持结构的完整性。

3.硅抗粥样硬化作用的可能原因是什么？

硅的抗粥样硬化的作用可能与其保护弹力纤维的完整性，减少粥样斑块的形成有关。

4.硅影响植物生长的可能原因是什么？

硅主要存在于植物的表皮和脉管壁内，能增加植物的强度，保持水分，增加植物对昆虫和真菌的抵抗力，防止真菌的侵袭。可溶性硅可刺激植物生长，可能与硅增加植物对磷和钼的吸收有关。硅拮抗植物对硼、锰和铁的吸收，增强糖的磷酸化过程，改善代谢所需的能量供应，促进糖的合成，以保证植物正常生长。

5.为什么硅对心血管具有保护作用？

硅能增强血管弹力纤维，特别是内膜弹力层，可构成一道屏障以阻碍脂质内侵。因此，硅的抗粥样硬化作用可能与其保持弹力纤维和间质的完整性，以减少粥样斑块的形成有关。

6.硅肺结核病的发病原因是什么？

硅肺结核是硅沉着病合并肺结核。硅肺结核的发病原因在于硅沉着病病人抵抗力降低，易于感染肺结核；SiO_2 可增加结核菌的毒力和活性，降低机体对结核菌的防御力；肺组织广泛纤维化导致局部缺血、乏氧，有利于结核菌的生长和繁殖。硅沉着病合并肺结核可加速病变恶化，是致死的主要原因之一。

第十六章 练习题参考答案

一、解释概念

骨保护素：又叫破骨细胞抑制因子，是一种生长因子受体，属于肿瘤坏死因子受体家族。

二、选择题

1A 2C 3B 4D

三、填空题

1.棘谷虫，高。2.骨骼，牙齿。3.钙，磷。4.骨骼，牙齿。5.锶，锶，锶，锶。6.高于。

四、简答题

适量的锶对骨骼发育有什么影响？

适当剂量下，锶能够增强前成骨细胞的增殖，促进成骨细胞介导的骨形成，同时可抑制前破骨细胞的分化，减少破骨细胞介导的骨吸收，从而提高骨量和骨密度。

第十七章 练习题参考答案

一、解释概念

Ge-132：是 β 羧乙基锗倍半氧化物或倍半氧化羧乙基锗的简称，化学式 $Ge_2C_6H_{10}O_7$。Ge-132 是有机锗的一种，是日本著名学者浅井一彦博士通过化学合成的一种目前全世界唯一的无毒且对人体有重要保健价值的 Ge 有机物，能促进胶原蛋白新生，抵御光损伤及微渗透，抗衰效果非常好。

二、选择题

1A 2B 3C

三、填空题

1.高很多，锗。2.协同，拮抗，竞争，抑制。

四、简答题

1.目前，有机锗通常分为几类？

有机锗分为合成有机锗、天然有机锗和生物有机锗三类。

2.有机锗有哪些生物学作用？

有机锗化合物具有抗癌、抗衰老、抗高血压、抗炎镇痛、抗氧化和调节免疫功能作用。

3.有机锗抑制肿瘤活性的可能机制是什么？

有机锗化合物抑制肿瘤活性的可能机制包括增强机体免疫力、清除自由基和抗突变等多个方面。许多生物活性的有机锗化合物分子中，与锗原子配位的通常是氧、硫和氮之类的强电负性原子，它们对电子的吸收作用导致锗原子周围的电子云偏离原子核而形成一个正电中心。但有机锗化合物遇到肿瘤细胞时，其正常中心可增加肿瘤细胞的电势能，降低其活动能力，从而起到抑制和杀死肿瘤细胞的作用，这就是有机锗化合物能抑制肿瘤活性的生物电位学说。

4.有机锗为何能治疗风湿性关节炎？

有机锗具有调节免疫功能、抗炎和抗疼痛作用，因此能治疗风湿性关节炎。

第十八章 练习题参考答案

一、解释概念

1.痛痛病：长期饮用受镉污染的自来水或地表水，并食用受镉污染的水进行灌溉的稻谷，会致使镉在体内蓄积，造成肾损伤，即损坏肾小管功能，造成体内蛋白质从尿中流失，进而导致骨软化症，周身疼痛，故称为"痛痛病"。痛痛病首先发现于日本，被日本称为"第一公害病"。

2.水俣病：水俣病是食入被有机汞污染河水中的鱼、贝类所引起的以甲基汞为主的有机汞中毒或是孕妇吃了被有机汞污染的海产品后引起婴儿患先天性水俣病，是有机汞侵入脑神经细胞而引起的一种综合性疾病。因 1953 年首先发现于日本熊本县水俣湾附近的渔村而得名，水俣病是慢性汞中毒的一种类型。

二、选择题

1A 2B 3B 4C 5D 6D 7C 8C 9B 10A 11A 12C 13C 14A

三、填空题

1.铅，石墨。2.稳定，代谢，降解，积累，富集。3.径流，废水。4.高于，高于。5.血红蛋白。6.Y，女。7.食品，酸，工业废水。8.升汞，苯，最大。9.日本，水俣。10.血浆，血红，最高，脑。11.巯基，分离。12.三黄，帝王黄。13.升华，大蒜。14.大于，越小。15.无毒，有益。

四、简答题

1.根据当前铅污染实际，说明室内环境铅污染主要来自哪几个方面？

一是来源于室内某些装饰品。如使用含铅油漆或涂料进行住房墙壁、地板和家具等装饰，造成室内尘土含铅量升高。二是来源于煤及煤制品。煤在燃烧过程中会释放出铅尘。三是来源于室内吸烟。烟草具有富集铅的作用，是含铅量较高的植物之一。四是来源于空气污染。室外大气铅浓度会直接影响室内铅污染水平。

2.为什么儿童经消化道吸收的铅比成人多？

儿童单位体重摄入食物较成人明显为多，通过食物途径摄入的铅量也相对较多。儿童胃排空较成人快，铅的吸收率会大幅度增加。

3.儿童从呼吸道吸入的铅较成人多的原因是什么？

一是铅多积聚在离地面 1m 左右的大气中，而距地面 75～100cm 处正好是儿童的呼吸带；二是儿童对氧的需求量大，故单位体重的通气量远较成人为大。因此，铅在儿童的呼吸道中的吸收率较成人高，是成人的 1.6～2.7 倍。

4.为什么儿童铅中毒在国外被称为儿童的"隐匿杀手"？

长期接触铅及其化合物会导致心悸，易激动，血象红细胞增多。但血铅水平往往要高于 2.16μmol/L 时，才会出现临床症状。因此许多儿童体内血铅水平虽然偏高，但却没有特别的不适，轻度智力或行为上的改变也难以被家长或医生发现。这就是为什么儿童铅中毒在国外被称为"隐匿杀手"的原因。

5.由镉污染引起的"痛痛病"有哪些特点？

"痛痛病"有三个特点：肾小管再吸收障碍、消化吸收不良和骨软化症。

6.水中的甲基汞是怎样通过食物链危害人体健康的？

水生生物摄入的甲基汞可以在体内积累，并通过食物链不断富集。受汞污染水体中的鱼，体内甲基汞浓度可比水中高上万倍，危及鱼类并通过食物链危害人体。

7.日本水俣病发病的原因是什么？

水俣病的成因是化工厂的废水中含有一种有毒的物质氯化甲基汞，氯化甲基汞排入海湾后被藻类吸收，通过食物链富集到鱼类和贝类中，人们食用了鱼和贝类，使氯化甲基汞在人体内逐渐积聚，最后发生以中枢神经损伤为主的慢性中毒死亡。

8.砷及其化合物的毒性情况怎样？

单质砷几乎无毒性，砷的化合物大多都有毒性，尤其三氧化砷毒性甚烈。其中无机砷的毒性大于有机砷，砷与有机基团结合越多，毒性越小。它们的毒性排序为 As（Ⅲ）>As（Ⅴ）>MMA>DMA，而砷胆碱和砷甜菜碱常被认为是无毒的，砷糖和砷酯类化合物为生物有益物质。